Václav Vojta  Annegret Peters

# Das Vojta-Prinzip

Springer
*Berlin*
*Heidelberg*
*New York*
*Barcelona*
*Hongkong*
*London*
*Mailand*
*Paris*
*Singapur*
*Tokio*

Václav Vojta   Annegret Peters

# Das Vojta-Prinzip

## Muskelspiele in Reflexfortbewegung und motorischer Ontogenese

Erster, korrigierter Nachdruck der zweiten Auflage

Mit 76 Abbildungen in 118 Einzeldarstellungen
davon 59 als zweifarbige Zeichnungen

Springer

Professor Dr. Václav Vojta
Lochhamer Straße 2f
81477 Martinsried

Annegret Peters
In der Schanz 12
69198 Schriesheim

*Fremdsprachige Ausgaben*
1994 – Italienische Ausgabe bei Raffaello Cortina Editore
1995 – Tschechische Ausgabe bei Grada Publishing
1999 – Spanische Ausgabe bei Springer-Verlag Ibérica
2000 – Portugiesische Ausgabe bei Manole/Sao Paulo
2000 – Koreanische Ausgabe bei Dai Hak Publishing Co.
2001 – Japanische Ausgabe bei Ishiyaku Publishers

ISBN 3-540-60576-2 Springer-Verlag Berlin Heidelberg New York

Die Deutsche Bibliothek – CIP-Einheitsaufnahme
*Vojta, Václav:* Das Vojta-Prinzip: Muskelspiele in Reflexfortbewegung und motorischer Ontogenese/Václav Vojta; Annegret Peters. – 2., überarb. Aufl. – Berlin; Heidelberg; New York; Barcelona; Budapest; Hongkong; London; Mailand; Paris; Santa Clara; Singapur; Tokyo: Springer, 1996
ISBN 3-540-60576-2
NE: Peters, Annegret



Springer-Verlag Berlin Heidelberg New York
ein Unternehmen der BertelsmannSpringer Science+Business Media GmbH



Zeichnungen: Frau Ragnic von Mosch, Gauting
Umschlaggestaltung: Design & Production GmbH, Heidelberg
Gedruckt auf säurefreiem Papier     22/3111 is - 5 4 3 2

*Wer sich der Praxis hingibt ohne geordnetes Wissen,*
*ist wie ein Steuermann,*
*der ein Schiff ohne Ruder und Kompaß besteigt*
*und nie weiß, wohin er fährt.*

Leonardo da Vinci

# Vorwort zur 1. Auflage

Die Wurzeln dieses Buches wurden Anfang der 50er Jahre gelegt, als Václav Vojta bei der Manipulation an einem Schulkind mit infantiler spastischer Diparese eine Veränderung der Spastizität beobachtete. Während der folgenden 4 Jahre wurde auf der Grundlage dieser ersten Beobachtung auf empirischem Wege ein therapeutisches Konzept ausgearbeitet. Dieses war mehr eine Hypothese als das Ergebnis einer Forschung im wissenschaftlichen Sinne, und sein Ziel bestand in der Verbesserung des klinischen Zustands der Patienten.

V. Vojta konnte danach in den Jahren 1957 und 1958 bei bestimmten Manipulationen an zerebralparetischen Kindern im Vorschul- und Schulalter Veränderungen ihrer Muskelspiele auslösen, die eine Gesetzmäßigkeit zu haben schienen und deshalb sein besonderes Interesse erregten: Erstmals im Leben dieser Kinder entstanden dabei in deren Skelettmuskulatur *gesetzmäßig* und *automatisch* Muskelfunktionen, die auszuführen diese CP-Kinder bislang nicht in der Lage waren. Ebenso regelmäßig kamen – aus spinalen Segmenten und höheren Regulationsebenen geschaltet – auch vegetative Reaktionen zustande (u. a. Hautrötung und Schweißbildung über bestimmten Muskelgruppen, Blutdruck- und Pulsveränderungen), was auf die reizbedingte Anregung des jeweils getroffenen Segments hinwies.

Waren diese Muskelspiele erst einmal geweckt, so wurden sie vom Patienten automatisch – d. h. unbewußt – in die Spontanmotorik „eingebaut".

Therapeutische Resultate waren und sind „globale" Körperhaltungsveränderungen, die am einfachsten an der Verbesserung der spastischen Spitzfußhaltung zu beobachten sind. Im Kontext der gesetzten Reize und ohne weitere am Fuß direkt angreifende Manipulation erscheint die aktive dorsale Beugung im oberen Sprunggelenk *spontan.*

Ende der 50er Jahre war dann klar, daß es sich um globale Bewegungsmuster handelte, also um Bewegungsmuster, die sich über den ganzen Körper ausbreiten. Diese wurden schon damals als *globale Koordinationskomplexe* bezeichnet.

Seit dieser Zeit wurde die Therapie, nachdem sie schon bei Erwachsenen mit Multipler Sklerose und Polyradikulomyelitiden Erfolg hatte, auf Säuglinge mit motorischer Störung übertragen.

Nach der Emigration von V. Vojta in die Bundesrepublik Deutschland (1968) wurden die Koordinationskomplexe der globalen Muster der Reflexlokomotion regelmäßig nicht nur in der Bundesrepublik, sondern auch im Ausland in Ausbildungskursen vorgetragen. Hierzu gehörten zuerst Italien, Japan und Schweden, worauf Österreich, Korea, Frankreich, Norwegen und Spanien folgten.

Wegen vielfältigster Inanspruchnahme fehlte V. Vojta jedoch die Zeit, um die Vortragsreihen systematisch zusammenzufassen. Mit dem vorliegenden Buch hat Annegret Peters, die seit 1976 als Lehrtherapeutin im Vojta-Ausbildungsteam tätig ist, diese längst fällige Arbeit übernommen. Seit 1983 hat sich V. Vojta zusätzlich in diese Arbeit eingeschaltet und es folgten zahlreiche Umformulierungen und Neukonzeptionen mit dem Ziel, dem Leser dieses neue Behandlungsprinzip der motorischen Rehabilitation nahezubringen.

Das grundlegend Neue an dieser Arbeit ist das therapeutische Initiieren der *Muskelfunktionsdifferenzierung* in den beiden Mustern der Reflexlokomotion (Reflexkriechen und Reflexumdrehen), die jenen der Muskelfunktionsdifferenzierung der idealen menschlichen motorischen Ontogenese entspricht und die sich zugleich ständig gegen die motorische Pathologie richtet.

Die Ausprägung und Fixierung einer infantilen Zerebralparese muß nun nicht mehr abgewartet werden, da mit der therapeutisch kontrollierten Reflexlokomotion die Möglichkeit besteht, den zwar abnormalen und „bedrohten", aber noch nicht spastischen Säugling auf den genetisch vorgezeichneten Weg zu bringen und ihn dort zu halten. Daß dabei auch eine Vorbeugung der Zerebralparese stattfindet, hat neben anderen Autoren schon Tomi 1982 in Japan nachgewiesen (s. Tomi 1985).

Außer in der Pädiatrie ist die Reflexlokomotion auch für die Orthopädie und Chirurgie von Bedeutung. Denn auch bei orthopädischen Fehlhaltungen können mit ihrer Hilfe die Operationsindikationen erheblich gesenkt und außerdem die Operationsergebnisse optimiert werden.

Dem Patienten wird mit der Reflexlokomotion ein *physiologisches* Konzept angeboten, welches „schlummernde" oder „blockierte" motorische Fähigkeiten automatisch (reflektorisch) zu wecken und zu integrieren sucht.

Die Autoren wünschten sich im Interesse der betreffenden Patienten eine breite Anwendung dieses globalen Aktivierungssystems.

An dieser Stelle möchten wir den Mitgliedern der Václav-Vojta-Gesellschaft danken, die durch ihre Teilnahme an den Arbeitsgemeinschaften die Entwicklung dieses Buches förderten, unter ihnen besonders Roswitha Block und vor allem Edith Schweizer.

Dank gilt auch der Václav-Vojta-Gesellschaft für die Skelettzeichnungen, die durch die Mitarbeit von Andrea Rose-Schall entstanden sind und die für die Muskelzeichnungen zur Verfügung gestellt wurden. Aufrichtiger Dank gilt der Künstlerin Ragnit von Mosch, die die Skelett- und Muskelzeichnungen anfertigte und damit einen großen

Anteil an der Gestaltung des Buches trägt. Wir danken dem Rehabilitationsarzt Dr. Peter Weber, der vor der Drucklegung das Manuskript als letzter las und sehr behutsam kleine stilistische Korrekturen vorgenommen hat.

Nicht zuletzt sei auch Lilo Peters für ihre mühevollen Schreibarbeiten gedankt.

Unser gemeinsamer Dank richtet sich an die Ärzte und Therapeuten in aller Welt, die zu unseren Vorlesungen, Seminaren und Arbeitsgruppen kamen und dadurch das stimulierende Umfeld schufen, dieses Buch zu schreiben.

Martinsried bei München
und Schriesheim bei Heidelberg,
im März 1992

Václav Vojta
Annegret Peters

# Vorwort zur 2. Auflage

Wir freuen uns über die 2. Auflage dieses Buches. Die erste war, einschließlich eines relativ großen Nachdrucks, schnell vergriffen. Dies ist sicher auch auf die anspruchsvolle und sorgfältige Ausstattung durch den Springer-Verlag zurückzuführen. Dafür möchten wir uns an dieser Stelle herzlich bedanken.

Die Neuauflage wurde überarbeitet und um zwei Abschnitte über die „Schrittphasen beim Reflexkriechen" ergänzt.

Die zentrale Rolle beim Erfolg des Buches ist der *Entwicklungskinesiologie* zuzuschreiben. Sie wird Therapeuten, Orthopäden, Pädiatern, Physiatern und auch Intensivmedizinern im Kontext der motorischen Rehabilitation und Prävention präsentiert. Weil in der Entwicklungskinesiologie auch Atemmechanik und Herz-Kreislauf-Funktion von vorrangiger Bedeutung sind, kommt sie vom Säuglings- bis zum Erwachsenenalter z. B. auch in der Pulmologie und Intensiv-Medizin zum Tragen.

Dem Leser werden u. a. Begriffe wie „Muskelfunktions-Differenzierung" oder „wechselnde Muskelwirkrichtung" durch verändertes „Punktum fixum und Punktum mobile" nahegebracht. Dabei wird deutlich, daß Begriffe wie „Agonist und Antagonist" bei der Betrachtung kinesiologischer Fragen aus Sicht der Lokomotion obsolet sein müssen. Das gibt auch der Bedeutung des Muskeltonus und der Entwicklung seiner Abnormalität einen neuen Stellenwert. Therapeutisch anders auf ihn einzuwirken als bisher ist Verdienst der Entwicklungskinesiologie.

Trotz aller Freude über die rasche Verbreitung, denn es liegen außerhalb des deutschsprachigen Raumes bereits zahlreiche Übersetzungen vor, steht die Entwicklungskinesiologie in der motorischen Rehabilitation, Prävention und Intensiv-Medizin noch am Anfang eines langen Weges.

Martinsried bei München
und Schriesheim bei Heidelberg,
im August 1996

Václav Vojta
Annegret Peters

# Inhaltsverzeichnis

## 1 Einführung in die Reflexlokomotion

## 2 Reflexkriechen

## 4 Zweite Phase des Reflexumdrehens

# Kapitel 1

# Einführung in die Reflexlokomotion 1

Die Muster des *Reflexkriechens* und *Reflexumdrehens* werden seit 1959 in der Rehabilitation motorisch gestörter Kinder angewandt, nur ein Jahr später wurde diese Methode auf motorisch „bedrohte Säuglinge“ [1] ausgedehnt.

Im Laufe der letzten Jahre hat sich diese Therapie auch in der Erwachsenenrehabilitation bei den verschiedensten motorischen Störungen als hilfreich erwiesen.

Grundlegend hierfür war eine mehrjährige Experimentierphase, beginnend im Sommer 1954, in der die globalen Muster der *Reflexfortbewegung* entdeckt und später klassifiziert wurden.

Hierbei konnten von V. Vojta bei manifesten, d. h. bei bereits fixierten Spastikern folgende Beobachtungen herausgearbeitet werden: Wenn man im Bereich des Axisorgans (hierzu gehören Rumpf und Kopf) oder der Schlüsselgelenke (Schulter- und Hüftgelenke) Bewegungen gegen Widerstand durchführte, kamen regelmäßig und gesetzmäßig erscheinende Muskelspiele. sog. „motorische Koordinationskomplexe“ zustande, die sich über weite Körperteile ausdehnten. Sie hatten je nach Körperlage des Kindes unterschiedliche kinesiologische Inhalte. Die sich ausbreitende Motorik hatte einen *globalen* und – was für die weitere Arbeitshypothese von entscheidender Bedeutung war – einen *reziproken* Charakter: Die Analyse der Bewegungsvektoren ließ bei den entstehenden Muskelspielen eindeutig eine *Fortbewegungstendenz* mit zueinander reziproken Mustern erkennen. Diese beobachteten und durch Widerstand in Gang gesetzten Bewegungsansätze der „fixierten“ Spastiker waren wegbereitend für die spätere Entdeckung der angeborenen globalen Fortbewegungssysteme des Reflexkriechens und Reflexumdrehens.

An eine Einordnung der Reflexfortbewegungsmuster in die Entwicklungsgeschichte und in die motorische Ontogenese wurde Mitte der 50er Jahre noch nicht gedacht. Auf diesen erst später erkannten Zusammenhang wird in verschiedenen Kapiteln dieses Buches eingegangen.

Die Fortbewegungskomplexe des Reflexkriechens und Reflexumdrehens sind globale Muster, weil dabei die quergestreifte Muskulatur des ganzen Körpers in einer bestimmten Koordination aktiviert wird. Hierbei ist das ZNS von seiner niedrigsten bis zu seiner höchsten Schaltungsebene beteiligt.

---

[1] Durch die Verbesserung und Differenzierung der neurologischen Diagnostik im frühen Kindesalter, insbesondere durch die Prüfung der frühkindlichen Reflexe und der Lagereaktionen ist es möglich geworden, auch die Vorstufen der manifesten Störungen zu erkennen und dadurch regulierend, ja sogar „heilend“ in den pathologischen Prozeß einzugreifen (s. Vojta [1]1974). Säuglinge, die die Zeichen der sich entwickelnden motorischen Pathologie zeigen, werden als „bedroht“ eingestuft.

Diese globalen Muster wurden am Patienten als immer reproduzierbare motorische Aktivitäten ausgelöst. Sie kamen in immer wiederholbarer Weise, also gesetzmäßig auf bestimmte Reize zustande. Sie wurden in bestimmten Körperlagen, – in Bauch-, Rücken- und Steitenlage – ausgelöst. Aus diesen auf verschiedenste Art und Weise sichtbar gewordenen gleichförmigen Antworten der Patienten entstand allmählich die Vorstellung von der Existenz der globalen Fortbewegungsmuster Reflexkriechen und Reflexumdrehen. Heute bilden sie die Grundlage der motorischen Rehabilitation von Säuglingen, Kleinkindern und Erwachsenen nach dem Vojta-Prinzip.

Der empirische Weg, auf dem die neue Therapieform entstanden ist, sei an einem Beispiel beschrieben: Man beobachte einen auf dem Bauch liegenden Säugling, während in bestimmter Richtung und Intensität Druck auf seine Ferse ausgeübt wird: Neben anderen Aktivitäten kann man dabei einmal die Kontraktion der lumbalen Muskulatur, z. B. des M. erector trunci sehen, oder es kommt (bei derselben Reizung!) zu einer starken Kontraktion des M. triceps bracchii, oder es erscheint (bei demselben Reiz!) die Kontraktion der dorsalen Halsmuskulatur. Ein anderes Mal wird neben anderen Aktivierungen die Kontraktion der Bauchmuskulatur sichtbar u. a. m.

Ohne Zweifel handelt es sich bei den eben angeführten Beispielen um Reflexantworten.

Zur Entwicklung und Entstehung der Reflexlokomotion als Therapieform war die Tatsache entscheidend, daß bei Anwendung anderer bestimmter Reizpunkte (z. B. Druck am Kniegelenk oder am Ellenbogen) ähnliche oder sogar dieselben Muskelspiele erschienen, wie beim Reizpunkt an der Ferse. Auch war eine bestimmte Ausgangslage des Körpers im Raum sowie die unterschiedliche zeitliche Abfolge der gesetzmäßig auftretenden Muskelspiele von größter Bedeutung.

Bei der Reflexfortbewegung handelt es sich um eine neue Form der Bewegungstherapie, und es ist das Anliegen dieses Buches, die kinesiologischen Inhalte dieser Muster zu beschreiben.

Es besteht nicht die Absicht, in dieser Arbeit die immense Menge vorhandener Reflexe zu beschreiben (s. hierzu Vojta 1962, 1964, 1965 a, b, 1968, 1969 a, 1970, 1971 c, 1978; Vojta et al. 1962, 1967), vielmehr soll Einblick in die Dynamik der Muskelspiele gegeben werden, die bei der Reflexfortbewegung zustande kommt.

Analogien oder direkte Parallelen zur Dynamik dieser Muskelspiele sind in jeder Form der menschlichen Fortbewegung, z. B. beim spontanen Umdrehen vom Rücken auf den Bauch, beim Krabbeln des Kleinkindes oder beim freien bipedalen Gang des Menschen vorhanden. Auf diese Analogien, die zwischen den Reflexfortbewegungsmustern und der Spontanmotorik gesunder Menschen bestehen, wird besonders hingewiesen. Mit anderen Worten: In der motorischen Ontogenese sind die Aufrichtungs- und Fortbewegungskomponenten und die zielgerichtete Motorik vorhanden, die man auch als Teilmuster in den Reflexfortbewegungsmustern identifizieren kann.

## 1.1 Einordnung der globalen Muster Reflexkriechen und Reflexumdrehen in die motorische Ontogenese

Man unterscheidet zwei Fortbewegungskomplexe. Der eine wird in der Bauchlage durchgeführt und wird als Reflexkriechen bezeichnet. Ein anderer existiert aus der Rücken- und aus der Seitenlage, dieser Koordonationskomplex wird als Reflexumdrehen bezeichnet. Beide Koordinationskomplexe sind künstliche Gebilde, weil ihre Muskelspiele nicht bei der spontanen Bewegung des Menschen erscheinen und in ihrer Globalität nur in einer bestimmten Körperlage und nur unter *bestimmten Reizen* reflektorisch auslösbar sind. Somit sind sie als spontane Fortbewegungskomplexe *nicht* existent.

Dennoch sind die verschiedenen Komponenten der Koordinationskomplexe im ZNS in ihrer Funktion angelegt. Sie sind als Funktionsanlage vorhanden, d. h. sie sind angeboren und existieren abrufbereit in vorprogrammierter Weise im ZNS jedes Menschen, unabhängig von seinem Lebensalter. Den Nachweis, daß die Reflexlokomotionsmuster angeboren sind, brachte das Experiment am gesunden Neugeborenen, nachdem das Reflexkriechen und Reflexumdrehen schon an fixierten, im Schulalter befindlichen Spastikern entdeckt war. Bei diesen ließen sich bei der Anwendung der Reflexlokomotion Muskelspiele provozieren, die mit der Reflexlokomotion auch bei jedem gesunden Neugeborenen regelmäßig und immer wiederholbar zu beobachten sind.

Die globalen Muster der Reflexfortbewegung, Reflexkriechen und Reflexumdrehen, sind in ihren Teilmustern im spontanen Bewegungsverhalten während der Aufrichtungsontogenese in zunehmender Vielfalt beobachtbar.

Wenn bei einem gesunden Säugling in der motorischen Entwicklung im Alter von 4–6 Wochen die erste Aufrichtungstendenz aus der Bauchlage erscheint, hat sie schon alle Elemente zum Inhalt, die auch jede in höchster Vollkommenheit durchgeführte Fortbewegungsart des Menschen hat. Dazu gehören: Die *Schwerpunktverlagerung* und die *Aufrichtung*, die *Gleichgewichtssteuerung* und die *koordinierte Körperhaltungsveränderung*, die sich immer global auf den ganzen Körper bezieht.

Auch die Muster der Reflexfortbewegung beinhalten diese Elemente. Wie im Alter von 4 bis 6 Wochen sind sie in der motorischen Entwicklung dann beim später erscheinenden Robben und bei der vollendeten bipedalen Fortbewegung beobachtbar. In der motorischen Ontogenese sind alle Grundbestandteile der Reflexfortbewegung als Teilmuster enthalten und äußern sich in bestimmten Muskelspielen.

Bocardi[2] hat dem Muster des Reflexkriechens die Eigenschaften der Lokomotion abgesprochen, weil die Aufrichtung gleichzeitig auf „Gesichtsarm“ und auf „Gesichtsbein“[3] stattfände. Diese widerspräche jeder Vorstellung von Fortbewegung, denn der Vierbeiner bewege sich im Kreuzgangmuster fort.

Später wird darauf zurückgekommen und belegt, daß die Fortbewegung beim Reflexkriechen im Kreuzgang stattfindet (siehe Abb. 23).

---

[2] In der Diskussion zu folgenden Vorträgen: Vojta 1979, 1989 b.

[3] Die Bezeichnung der Extremitäten s. Abb. 1, S. 24.

Das Reflexkriechen erscheint spontan nie in seiner komplexen Fortbewegungsform. Dagegen sind die Inhalte des *Reflexumdrehens* mit dem in der motorischen Entwicklung erscheinenden spontanen Umdrehen gleichzusetzen. Sein kinesiologisches Muster ist auch bei den Bewegungen zu sehen, die sich aus dem Umdrehen entwickeln, wie u. a. im „schrägen Sitz“ oder beim Seitwärtsgang in der Vertikalen (Vojta [3]1981). Die Teilmuster des Reflexkriechens und Reflexumdrehens werden, besonders wenn wir die Füße beobachten, in der motorischen Entwicklung während des ganzen ersten Lebensjahres bis zum Erreichen der bipedalen Fortbewegung realisiert.

Wird das Muster des Reflexumdrehens beim Neugeborenen angewandt, dreht sich der Säugling in einem zusammenhängenden Ablauf aus der Rückenlage auf die Seite und kann reflexogen in den Vierfüßlergang gebracht werden. Dagegen werden die Teilmuster des Reflexumdrehens in der motorischen Ontogenese in folgenden Stadien sichtbar: Beim Heranziehen der Beine in Rückenlage (mit 4 Monaten), beim Greifen über die Mittellinie (mit 4,5 Monaten), beim Drehen zur Seite (mit 5 Monaten) und auf den Bauch (mit 6 Monaten), beim Stützen auf den Ellenbogen in Seitenlage (mit 7 Monaten), beim schrägen Sitz (mit 8 Monaten) und letztlich beim Krabbeln (mit 10 Monaten) und bei den ersten Seitwärtsschritten im Stand (mit 12 Monaten).

Die Drehbewegung des Reflexumdrehens beinhaltet – wie auch der Drehvorgang in der motorischen Entwicklung – eine Drehung des gestreckten Rumpfes mit den dazugehörigen Stützfunktionen auf Schulter- und Beckengürtel bei differenzierter Kopfrotation und Nackenstreckung.

**Zusammenfassung**
Die globalen Muster Reflexkriechen und Reflexumdrehen beinhalten Muskelspiele, die Teilmuster der motorischen Ontogenese sind und die zu den vielfältigen Bewegungsmöglichkeiten des motorisch Gesunden führen. Diese Teilmuster treten in der motorischen Entwicklung in unterschiedlichen Phasen des 1. Lebensjahres in Erscheinung.

## 1.2 Zeitlicher und räumlicher Ablauf des Reflexkriechens und Reflexumdrehens

Den Einwand, daß sich das Reflexkriechen nicht im Kreuzgangmuster abspiele (s. S. 3), könnte man, wenn man sich nicht näher damit beschäftigt, auch auf das Reflexumdrehen übertragen. Vor allem betrifft das die zeitliche Reihenfolge der Muskelspiele, auf die wir nachfolgend eingehen:

Der zeitliche Ablauf der Reflexfortbewegung ist abhängig von der
- Zonenauswahl,
- aktuellen Empfindlichkeit der Zone,
- Intensität der Kontraktion,
- Geschwindigkeit der Ausbreitung der Muskelspiele.

Die zeitliche Abfolge der Aktivierung in den verschiedenen Schaltungsebenen und Regulationskreisen des ZNS ist uns unbekannt. In bezug auf die eben genannten Fakten muß sie jedoch unterschiedlich sein, denn die geweckten Muskelspiele sind durch unterschiedliche Zonen erreichbar.

Wenn uns das innere Timing in den verschiedenen Koordinationsebenen des ZNS bekannt wäre, könnten wir während des dynamischen Ablaufs der Reflexfortbewegung genau bestimmen, zu welchem Zeitpunkt die Aufrichtemechanismen auf dem Gesichtsarm beginnen, wann sie sich auf dem Gesichtsbein im Entstehen oder auf dem Höhepunkt befinden oder ob sie schon abgelaufen sind. Wir könnten aufgrund des inneren Timings z. B. genau sagen, zu welchem Zeitpunkt sich das Hinterhauptsbein in der Stand- und Stoßphase des Schrittes bewegt usw.

Vorgelegt werden kann jedoch eine klinisch geordnete Empirie, die sich auf die zu beobachtende Muskelaktivität in Axisorgan, Gliedergürtel und Extremitäten bezieht. Alle Körperabschnitte befinden sich in einer bestimmten Aktivität, die eine Aufrichtung und Vorwärtsbewegung des Menschen im Kreuzgangmuster bewirken. Hieran ist die gesamte Skelettmuskulatur beteiligt, was in der praktischen Durchführung wie folgt zu verstehen ist: Aktiviert man unter Berücksichtigung der Ausgangslage über bestimmte Auslösungszonen *einen Teil* des Musters, wird sich die Aktivität als globales Muster automatisch über den ganzen Körper ausbreiten.

Hierzu folgendes Beispiel: Bei einer peripheren motorischen Läsion, bei der weniger als 30 % der neuronalen Einheiten tätig sind, befindet sich die betroffene Extremität in einem Lähmungszustand. Breitet sich die Aktivität bei richtiger Ausgangslage über die Auslösungszonen jedoch zum globalen Muster aus, erscheint eventuell auch im paretischen Körpersegment ein Bewegungsablauf. Die Extremität reagiert dann mit einem bestimmten Muskelspiel, das dem Muster des Reflexkriechens und -umdrehens entspricht. Die vorher der Motorik unzugänglichen Muskeleinheiten werden als Teil des reflexogenen Koordinationskomplexes mit aktiviert. Die motorische Peripherie wird mit dieser Aktivierung „befragt" und somit getestet, ob die motorischen Einheiten ansprechbar sind. Erscheint bei der Aktivierung eine motorische Antwort, handelt es sich nicht um ein Lähmungszustand, denn die bisher ausgefallenen Muskeln und Muskelspiele wurden im Rahmen des globalen Musters tätig und werden dann auch der Willkürmotorik zugänglich.

Ähnlich ist es bei anderen motorischen Störungen wie bei Hirntraumatikern, bei Patienten mit vaskulären zerebralen Insulten, bei Querschnittslähmungen des Rückenmarks oder bei infantilen Zerebralparesen.

Bei all diesen Patienten ist die Motorik auf ein begrenztes Haltungsmuster beschränkt, und es ist ihnen unmöglich, hieraus auszusteigen. Ihnen fehlt nicht nur die spontane physiologische Muskeltätigkeit (Willkürmotorik), sondern besonders auch der unersetzliche Hintergrund für die automatische Steuerung der Körperhaltung, die Voraussetzung für die normale phasische (zielgerichtete) Motorik ist. Abgesehen davon fehlt die Stützfunktion oder sie ist zumindest mangelhaft. Es entwickeln sich primitive motorische Ersatzmuster.

**Zusammenfassung**

- Bei den Reflexfortbewegungsmustern werden Muskelaktivitäten in Gang gesetzt, die eine Vorwärtsbewegung des Menschen im Kreuzgangmuster hervorrufen.
- Das innere Timing, das sich in den verschiedenen Koordinationsebenen des ZNS abspielt, ist unbekannt.
- Die bei der Reflexlokomotion in Erscheinung tretenden Muskelspiele fehlen bei Zerebralparesen. Die der Willkürmotorik unzugänglichen Muskeleinheiten werden in der Therapie als Teil des globalen Koordinationskomplexes aktiviert. Das betrifft sowohl Zerebralparesen als auch periphere Läsionen und Haltungsschäden.
- Die in Beispielen angeführten Krankheitsbilder sind auf begrenzte Haltungsmuster beschränkt, die sich durch fehlende oder unvollständige Sützfunktion äußern. „Primitive“ Haltungsschablonen herrschen vor. Auf dieser Basis entwickeln sich pathologische Ersatzmuster.

## 1.3
## Reflexfortbewegung – das Punctum fixum und seine Bedeutung

Jeder motorisch Gestörte hat Schwierigkeiten mit der *Gleichgewichtssteuerung*, sei die motorische Störung peripheren oder zentralen Charakters. Mit den Mustern der Reflexfortbewegung ist es möglich, die Schwerpunktverlagerung des Neugeborenen und Erwachsenen zu steuern (Vojta 1964, 1968, 1970, [1]1974; Vojta et al. 1967). Sie ist von Geburt an ansprechbar.

Wird der Schwerpunkt des Rumpfes z. B. beim Reflexkriechen lateral-, kranial- und dorsalwärts, d. h. gegen die Schwerkraft zum Punctum fixum verlagert – dies ist einerseits der Ellenbogen, andererseits das Knie –, muß die Wirkrichtung bestimmter Muskeln und Muskelgruppen auch zum Punctum fixum gerichtet sein. Während der Therapie erscheint dann eine neue *Haltefunktion* der Muskulatur in der Organisation einer neuen Gesamtkörperhaltung. Beides ist bei zentral oder peripher bedingten motorischen Störungen ausgeschlossen.

Diese neu geschaffene Haltefunktion wird durch eine Muskelfunktionsdifferenzierung realisiert. Dies sei an einem Beispiel erklärt: Während der M. biceps brachii sowohl in der Spontanmotorik des gesunden Neugeborenen als auch in der pathologischen Motorik der Zerebralparese gleich welchen Alters seine Wirkrichtung nur zu Schulter ausführen kann, also nur zur phasischen Ellenbogenbeugung fähig ist, bekommt er im Muster des Reflexkriechens am Gesichtsarm eine *Halte-* und *Fortbewegungsfunktion* für den Rumpf. Beim Reflexkriechen geht seine Wirkrichtung zum neu geschaffenen Punctum fixum Ellenbogen, er ist dabei Synergist der thoraxaufrichtenden Muskulatur (s. Abb. 8).

Bei der Reflexlokomotion kommt es zu einer stetig wachsenden und sich steigernden Muskelkontraktion, wenn der Körper mit allen seinen Körperabschnitten dem Höhepunkt der Aufrichtung und Vorwärtsbewegung zustrebt. Dies wird in der Therapie durch räumliche und zeitliche Summation mit der Anwendung von Auslösungszonen gesteuert. Hierbei werden alle Muskelfasern automatisch und auf reflektorischem Wege zur Kontraktion gezwungen.

Auf dem Höhepunkt der Aufrichtung angekommen, ist die Aktivierungssequenz von beiden Enden des Muskels steuerbar (siehe 2.2.2, 4.4.1 und 4.10.1).

Außerdem ist mit der Reflexfortbewegung die *Trophik* der Muskulatur zu beeinflussen.

Die Mitwirkung der Vasomotoren (erkennbar an der Hauthyperämie über den aktivierten Muskeln und Muskelgruppen), die muskulokutane Einheit und die Einschaltung der Sudomotoren in denselben Hautgebieten (erkennbar am Schwitzen) sprechen für die Mitbeteiligung des spinalen vegetativen Zentrums (Vojta et al. 1962; siehe 1.4.2 und S. 168).

**Zusammenfassung**

- Durch die Anwendung der Reflexlokomotion haben wir von der Neugeborenenzeit an die Möglichkeit, Einfluß auf die Startstufe der motorischen Ontogenese zu nehmen, die sich immer bis in die höchstgelegenen motorischen Zentren ausbreitet.
- Mit der Reflexlokomotion werden Schwerpunktverlagerung und Gleichgewicht vom Neugeborenenalter an steuerbar.
- Mit Reflexlokomotion läßt sich die Haltefunktion des einzelnen Muskels als auch die Gesamtkörperhaltung in den Prozeß der motorischen Ontogenese eingliedern.
- Bestimmte Muskeln bekommen mit der Wirkrichtung nach distal zum Punctum fixum eine Fortbewegungsfunktion, d. h., daß sie gleichzeitig an der Körperhaltung und auch an der Fortbewegung des Rumpfes beteiligt sind. Daneben wirken sie im reziproken Zyklus des Fortbewegungsprozesses mit der Wirkrichtung nach proximal an der phasischen zielgerichteten Bewegung mit.
- Durch die Reflexfortbewegung werden auch die Trophik, die Vasomotoren und die Sudomotoren angesprochen.

## 1.4 Auswirkungen der Reflexfortbewegung

### 1.4.1 Neurologischer Status

Die klinische Erfahrung zeigt, daß bei CP-Kindern die persistierenden primitiven Reflexe (Reflexe, die man bei gesunden Neugeborenen regelmäßig vorfindet) unter der Reflexlokomotion Änderungen erfahren.

So sieht man, daß durch die Therapie die spastische Bedrohung gemindert wird, weil z. B. der früher blockierte Fußgreifreflex wieder erscheint und der Rossolimo-Reflex verschwindet. So verschwinden bei dem schon älteren Säugling unter Anwendung der Reflexlokomotion z. B. der gekreuzte Streckreflex, der su-

prapubische Streckreflex und der primitive Extensorstoß der Arme und Beine usw.[4]
Nicht selten erlöschen bei Querschnittsgelähmten die spinalen Automatismen, und oft werden Restmöglichkeiten geweckt, die den motorischen Zustand grundlegend verbessern können.

### 1.4.2 Feinmotorik, Arthrie[5], Gnosie[6] und Vegetativum

Mit dem Reflexkriechen und -umdrehen kann die *Atemtätigkeit* segmental gesteuert und verbessert werden (Vojta [1]1974).

Das bei Zerebralparetikern, Hirntraumatikern und Erwachsenen nach einem vaskulären Insulte begrenzte Ausmaß der kostalen Atmung kann erheblich gesteigert und die Vitalkapazität der Lungen evtl. um mehr als das zweifache vergrößert werden (Máček 1965). Stierle (1987) hat dies ebenfalls bei Querschnittsgelähmten nachgewiesen.

In der Regel wird bei CP-Kindern mit Dysarthrie durch die Therapie mit der Reflexlokomotion eine grundlegende Verbesserung des Sprechens beobachtet, obwohl keine logopädische Therapie eingesetzt wurde. Nicht selten kommt es zu einer raschen, u. U. sogar plötzlichen Sprechentwicklung, die wir als „Sprechexplosion" bezeichnen.

Bei der Behandlung von Kindern mit CP ist die entfaltete Hand und das Erreichen der Stützfunktion immer mit dem Erreichen der Stereognosie verbunden. Die Stereognosie wird durch die Reflexlokomotion erreicht, ohne Übung des taktilen Empfindens beim Greifen der Objekte (siehe S. 27).

Bei mehr als 90 % der infantilen spastischen Hemiparesen kommt es zur homonymen hemianoptischen Störung[7] (Tizzard et al. 1954). Bei frühzeitigem Beginn mit der Reflexlokomotion kann dies verhindert, bei späterem Behandlungsbeginn wieder behoben werden. Der Strabismus convergens alternans ist eine regelmäßige Begleiterscheinung der spastischen infantilen Diparese, die zu den

---

[4] Für Leser, die sich nicht mit der Diagnostik und Therapie frühkindlicher Bewegungsstörungen beschäftigen, sei folgendes angemerkt: – Der *Fußgreifreflex* ist mit abnehmender Intensität bei Kindern von der Geburt bis zum 12. Lebensmonat vorhanden und erlischt mit dem freien Laufen. Fehlt der Fußgreifreflex in den ersten Lebensmonaten, muß mit einer spastischen motorischen Störung gerechnet werden (motorische Bedrohung). – Der *Rossolimo-Reflex* deutet immer auf eine spastische Störung hin, da er überhaupt nicht auslösbar sein darf. – Der *gekreuzte Streckreflex* und der *suprapubische Streckreflex* gehören zu den tonischen Reflexen. Beide müssen mit dem Ende des 1. Trimenons erloschen sein. – Der *primitive Extensorstoß* der Arme und Beine (s. Vojta 1988 u. Futagi et al., 1992).
Zur neurologischen Diagnostik siehe auch Fußnote S. 151.

[5] Feinste Motorik der Sprechwerkzeuge (griech.).

[6] Das Erkennen (griech.).

[7] Homonyme hemianoptische Störung heißt Störung des halben Gesichtsfeldes beider Augen auf der Seite der Hemiparese. Beispiel: Rechtsseitige infantile Hemiparese mit homonymer anoptischer Störung nach rechts bedeutet Ausfall des rechten Gesichtsfeldes, d. h. am linken Auge Ausfall der nasalen Hälfte und am rechten Auge Ausfall der temporalen Hälfte des Gesichtsfeldes.

häufigsten Typen der Zerebralparese gehört. Bei Frühbehandlung mit der Reflexlokomotion ist er zu beeinflussen, evtl. sogar zu beheben (siehe 2.8).

Muskelfunktionen sind ohne Stützapparat nicht möglich. Skelett-, Bandapparat und Bindegewebe hängen in ihrer Entwicklung und Gesunderhaltung in hohem Maße von ihnen ab. So neigen z. B. infantile Hemiparesen und Diparesen zu ausgeprägten Hypoplasien der oberen und unteren Extremitäten. Die Hypoplasien kommen auch bei geburtstraumatischen Plexusparesen vor. Bei mehrmals täglich durchgeführter Frühbehandlung normalisiert sich das disproportionale Wachstum. So ist von positivem prognostischem Wert, wenn sich während des Therapieverlaufs bei Diparesen das Verhältnis von Bein- zu Körperlänge zugunsten der Beine verbessert.

Bei der Anwendung der Reflexlokomotion wirkt die Verschiebung des Körperschwerpunkts, die eine Veränderung der Belastung der Extremität zur Folge hat, als formender Wachstumsreiz.

Bein Hirntraumatikern oder nach vaskulären Insulten, aber auch bei infantilen Zerebralparesen spielt der sekundäre Schaden am Stützapparat eine große Rolle. Weiß man jedoch um die Auswirkungen der zentralen Regulation auf den Stützapparat, die durch die Anwendung der Reflexlokomotion zustande kommt, wird man mit dem Einsatz operativer Maßnahmen – vor allem im Vorschulalter – vorsichtiger umgehen (Vojta 1994).

Weil z. Z. eine Erklärung für die oben genannten Wirkungen aussteht, werden wir nur die Muskelspiele beschreiben, denn diese können während ihrer Entstehung beobachtet werden. Wir halten uns von der Versuchung fern, bei der Reflexfortbewegung über die in Anspruch genommenen Regulationskreise zu sprechen.

Bei der Reflexlokomotion wird neben den Muskelspielen, die das gesamte Skelettmuskelsystem betreffen, auch die glatte Muskulatur angesprochen, die im Gastrointestinaltrakt, im harnbildenden System sowie der Haut vorhanden ist. Kutan erscheinen auch sudo- und pilomotorische Funktionen. In allen genannten Bereichen kommt es zu vasomotorischen Reaktionen.[8] Die Antworten kommen von allen Ebenen der zentralnervösen Regulation, angefangen vom spinalen Niveau über das verlängerte Rückenmark (Atemregulation) bis zu den höheren subkortikalen und auch kortikalen Funktionen. Hierzu gehören gnostische Fähigkeiten wie die allgemeine Funktion der Telerezeptoren (d. h. das Erkennen von Farben und Formen) und das Erkennen von Tönen, Geruch und die Sprache.

## Zusammenfassung

- Durch die Reflexlokomotion können die frühkindlichen (später pathologischen) Reflexe in Richtung Normalität(!) verändert werden.
- Bei Querschnittgelähmten kommt es zu Veränderung der spinalen Automatismen.
- Die Atemtätigkeit wird segmental gezielt gesteuert, so daß es zur Steigerung der Vitalkapazität kommt.
- Es kommt zum Phänomen der „Sprechexplosion“.

---

[8] Sudomotorisch, d. h. Innervation der Schweißdrüsen; vasomotorisch, d. h. Gefäßinnervation, pilomotorisch, d. h. Innervation der die Haarbälkchen aufrichtenden Muskulatur.

ın der Stereognosie.
ung homonymer hemianoptischer Störungen.
Beeinflussung des Strabismus convergens alternans.
h des disproportionalen Wachstums der Extremitäten.
- Vegetative Reaktionen werden innerhalb des Aktivierungssystems der Reflexlokomotion angesprochen.

## 1.5 Anwendung der Reflexlokomotion bei Säuglingen, Kleinkindern und Erwachsenen

### 1.5.1 Anwendung bei Säuglingen und Kleinkindern

Bis zum 12. Lebensmonat ist die Stimulierung von Muskelgruppen bis hin zu gesamten quergestreiften Muskulatur besonders einfach. Die reflektorische Auswirkung ist intensiver als im späteren Alter. Auch sind die Therapieresultate bei Säuglingen im Vergleich zu denen größerer Kinder und Erwachsener besser, weil sich die pathologische Motorik in ihren abnormalen Ersatzmustern noch nicht fixiert hat (Vojta 1984 b, 1985, 1986, 1987; Vojta u. Havel 1987).

Das bei Säuglingen gestörte ZNS hat zwar die normalen Muskelspiele der Ontogenese nicht „erlebt“, sie werden aber als a priori vorhandene Bausteine der motorischen Entwicklung durch die Muster der Reflexlokomotion geweckt. Sie sind in diesem Alter noch nicht durch die Speicherung von Ersatzmustern „verschüttet“ worden (s. 1.9.3).

Die bei der Anwendung der Reflexfortbewegung eingeschalteten Muskelspiele sind uns aus der motorischen Entwicklung des gesunden Kindes bekannt. Sie treten spontan innerhalb verschiedener Zeitabschnitte des 1. Lebensjahrs auf. Um zu verdeutlichen, wieso es möglich ist, durch die Reflexlokomotion beim jungen Säugling Aktivitäten zu wecken, bevor Ersatzmuster in Anspruch genommen werden, nehmen wir aus den unzähligen motorischen Antworten 2 Beispiele heraus:

*1. Beispiel:* Im Muster des Reflexkriechens erscheint am Gesichtsarm der Faustschluß in radialer Richtung. Es wird eine Bewegung sichtbar, die bei einem normalen Säugling in der Spontanmotorik am Ende des 2. Lebenstrimenons erreicht wird.

*2. Beispiel:* Wenn die Streckreaktion des Beines im Muster des Reflexkriechens erscheint, beinhaltet diese Bewegung das Muskelspiel der Stand- bzw. Stoßphase des Schrittes beim selbständigen freien Gang (siehe auch Abb. 23).

Werden beide beschriebenen Teilmuster beim jungen Säugling mit zerebralparetischer Bedrohung aktiviert, wird damit nicht nur eine ganz bestimmte motorische Entwicklungsstufe vorweggenommen. Sondern durch den Prozeß der Speicherung dieser geweckten motorischen Aktivitäten wird das Kind auch für seine motorische Ideation[9] „Baumaterial" zur Realisierung seiner eigenen motorischen Belange zur Verfügung haben. Dies gilt auch für erwachsene Patienten.

### 1.5.2 Speicherung im ZNS

Trotz der Globalität der Fortbewegungsmuster müssen ihre einzelnen motorischen Elemente (auch motorische *Teilmuster* genannt) im ZNS jedoch gesondert gespeichert werden. Das ist die notwendige Folge des verschiedenartigen Timings bei der Speicherung im zentralen Nervensystem (Vojta $^{3}$1981).

Bei der Therapie geraten die Muskelspiele in isometrische Spannung. Die in isometrische Muskelspannung geratene Körperhaltung hat definierbare Muskelwirkrichtungen und ist die optimale Quelle der Afferenz. Dies bezieht sich nicht nur auf Muskeln, Stützapparat samt Gelenkkapsel, Bändern und Sehnen, sondern auch auf die Exterozeption und Interozeption. Der Afferenzstrom wird in seiner Gesamtheit als Afferenzabbildung im ZNS gespeichert (siehe 1.9.4).

Im globalen Muster zeigen sich je nach Lokalisation und Kombination der Reizung die Reaktionen in unterschiedlicher Reihenfolge.

In der Praxis kann das wie folgt aussehen: Je nach Zonenkombination kann einmal aus dem globalen Muster zuerst die Streckung des Beines sichtbar werden, ein anderes Mal erscheint zuerst der Handschluß. Wieder ein anderes Mal fängt die erste Reaktion im Fußbereich mit dem großen Zeh, ein anderes Mal jedoch mit dem kleinen Zeh an.

Werden die provozierten einzelnen motorischen Elemente des globalen Musters im zentralen Nervensystem gesondert gespeichert, können sie einerseits als Teile des globalen Musters während der Therapie, andererseits aber auch als Bausteine in der Spontanmotorik erscheinen. Die provozierten motorischen Elemente des globalen Musters können sich in den Teilmustern der posturalen Ontogenese, d. h. spontan bei der Aufrichtungsentwicklung widerspiegeln. Hierzu bietet die klinische Empirie ständig Beispiele.

Wenn wir an das Umsetzen der provozierten Bewegungen in die Spontanmotorik denken, müssen wir beim Entstehen der motorischen Elemente der Reflexfortbewegung beachten, daß wir „nur" globale Muskelspiele hervorrufen, niemals aber Bewegungsfunktionen, wie z. B. das Greifen oder das Geben üben. Um dies näher zu erläutern, nehmen wir als Beispiel den Faustschluß mit dorsaler Extension und radialer Duktion des Handgelenks, der beim Reflexkriechen sichtbar wird. Der Faustschluß ist bei der Anwendung des Reflexkriechens eine kinesiologische Einheit, bei der mit der Hand eine Greifbewegung zustande kommt. Hierdurch wird jedoch z. B. bei einem Säugling *nicht* die Greiffunktion geübt oder vorweggenommen, sondern es erscheint nur das Muskelspiel, was zu ihrer Realisierung notwendig ist. Die Fähigkeit, spontan zu greifen, ist nicht nur von der

[9] „Motorische Ideation" ist gleichbedeutend mit Ideomotorik. Die Ideomotorik gehört zur idealen posturalen Ontogenese und ist ein Faktor der mentalen Entwicklung. Durch die motorische Ideation (Piaget nennt sie die motorische Intelligenz), kann der Mensch die motorischen Mittel anwenden, die ihm zur Verfügung stehen.

motorischen Funktion, sondern vor allem auch von der mentalen Reife und der daraus resultierenden motorischen Ideation abhängig. Die spontane Anwendung des geweckten Musters hängt von der Motivierung zur eigenen motorischen Aktion ab.

Das Umsetzen der Reflexlokomotion in die Spontanmotorik zeigt sich an der zunehmenden Ökonomie der einzelnen Funktionen, obwohl wir diese selbst, z. B. das Greifen oder das Krabbeln, nicht üben.

### 1.5.3 Anwendung bei älteren Kindern und Erwachsenen

Die aktiven und gegen Widerstand ausgelösten Bewegungsabläufe des Reflexkriechens und des Reflexumdrehens sind auch bei älteren, zerebral bewegungsgestörten Patienten anzuwenden, deren Bewegungsverhalten sich auf unkoordinierte, unharmonische und „primitive" Bewegungsmuster beschränkt.

Bei Kleinkindern, Schulkindern und bei Erwachsenen mit Zerebralparese ist die pathologische Motorik eingefahren. Durch die Aktivierung der Muster der Reflexfortbewegung werden Muskelspiele eingeschaltet, die der Zerebralparetiker nicht einschalten kann. Dies ist jedoch kein „Training" von Muskelfunktionen, sondern es entstehen Muskelfunktionsdifferenzierungen. Diese werden z. B. auch zur „Innervationsschulung" bei peripheren oder zentralen Schädigungen des Nervensystems und zur Behandlung von orthopädischen Fehlhaltungen wie Skoliose, drohender Subluxation des Schenkelhalskopfs etc. angewendet.

Bei diesen Patienten ist die Situation im Vergleich zu der eines jungen Säuglings anders: Sie befinden sich nicht nur in der „Blockade der posturalen Ontogenese" (Vojta 1962, 1964), sondern bei ihnen haben sich schon Ersatzmuster statt normaler idealer Muster (Vojta ³1981) eingefahren. Diese Ersatzmuster durch die erst nach dem 12. Lebensmonat begonnene Therapie zu annullieren, um den aktivierten, idealen Muskelspielen den Vorrang zu geben, ist – wegen der Disharmonie, die in der posturalen Aufrichtungsontogenese und der zielgerichteten phasischen Motorik besteht – meistens nur beschränkt möglich. Die Anwendung des Aktivierungssystems setzt bei älteren Kindern und Erwachsenen voraus, daß die Ausgangsposition der des Säuglings soweit überhaupt möglich angeglichen wird.

Die Reizstellen sind dieselben wie beim Säugling. Beim Erwachsenen und beim ICP-Kind wird nicht mit konkreten Bewegungsaufträgen gearbeitet, weil die Habituation an die Ersatzmuster als normal erlebt wird. Das ICP-Kind ist z. B. mit ihnen groß geworden. Eventuell sind unspezifische Bewegungsaufträge möglich, die die Konzentration des Patienten auf den Reizdruck lenken.

Beim Erwachsenen oder beim größeren Kind ist die Fülle der erreichten Aktivitäten beim ersten Versuch nie so deutlich und so groß wie beim Säugling. Jedoch ist der *Inhalt* der Fortbewegungsmuster in den einzelnen Muskelgruppen derselbe. Das Ergebnis der erreichbaren Aktivitäten, nämlich die Speicherung physiologischer Programme im ZNS, hängt u. a. von der vorhandenen neuronalen Masse ab. Auch der Zustand der mentalen Fähigkeiten spielt eine nicht weniger entscheidende Rolle. Bei einem mental gestörten Patienten hängt die spontane Anwendung der gespeicherten Muster vom Grad der Motivierung im Zusammenhang mit seiner motorischen Ideation ab.

**Zusammenfassung**

Durch die Ausgangslage und durch die Reizung über die Auslösungszonen wird sowohl beim jungen Säugling als auch beim Erwachsenen das ZNS aktiviert. Es werden angeborene Programme im ZNS angesprochen, die nur reflexogen realisierbar sind.

Während man beim motorisch „bedrohten" Säugling der Einschaltung der abnormalen Haltungs- und Bewegungsmuster vorbeugen kann, ist die Situation beim Erwachsenen oder beim Kind mit bereits manifester infantiler Zerebralparese komplizierter.

Die im ZNS angelegten Muster der Reflexfortbewegung verfügen über eine bessere Bewegungs- und Haltungsökonomie und Leistungsfähigkeit als die Ersatzmuster.

Ob die Qualität des spontanen Bewegungsverhaltens sich durch die Therapie positiv verändert, hängt davon ab, wie bewegungsmotiviert das Kind ist, damit die reflektorisch aktivierten Muskelspiele in der spontanen Bewegung zum Tragen kommen können.

Für diesen Zusammenhang zwischen mentaler und motorischer Äußerung steht der Begriff Ideomotorik oder - nach Piaget - der motorischen Intelligenz. Die zwingend notwendige Voraussetzung dafür ist jedoch die *Speicherung des Aktivierten im ZNS.*

Die aktivierten Muster der Reflexfortbewegung werden im ZNS zeitlich und räumlich summiert und gespeichert, so daß sich die Startstufe der idealen posturalen Ontogenese realisieren kann. Die Blockaden, die die Entwicklung der Aufrichtungsontogenese mit den Gleichgewichtsreaktionen verhindern, werden beseitigt.

## 1.6 Das Lokomotionsprinzip

Für alle in der menschlichen motorischen Entwicklung erscheinenden Fortbewegungsarten wie das Umdrehen, das Robben, das Krabbeln und das freie Gehen gelten bestimmte Gesetzmäßigkeiten:

- Ausgewogene, automatisch gesteuerte Körperhaltung (posturale Aktivität),
- Schwerpunktverlagerung des Rumpfes und seine Aufrichtung gegen die Schwerkraft,
- phasische Muskelarbeit mit bestimmten Winkelbewegungen zwischen den Segmenten der Extremitäten und des Axisorgans (Kopf und Wirbelsäule).

Das Ausmaß der Winkelbewegungen in den Gelenken ist bei jeder Fortbewegungsart festgelegt (Grillner 1975).

### 1.6.1
### Aufrichtung und Winkelbewegungen der Gelenke in bezug auf die Fortbewegung

Bei Fortbewegungen spielen die Winkelbewegungen in Schulter und Hüfte eine besondere Rolle. Denn die Muskulatur in diesen Bereichen erzeugt an der stützenden Extremität eine Hebelwirkung, die den Schwerpunkt des Rumpfes in die Richtung des Stützpunktes transportiert. Diese Muskelfunktion dient gleichzeitig der Aufrichtung gegen die Schwerkraft. Diese Komponenten jeder Fortbewegung sind bei pathologischen Zuständen *immer* gestört oder nicht vorhanden.

Die Aufrichtung bringt den Körper ausgewogen von einer stabilen Ausgangslage gegen die Schwerkraft über einen Stützpunkt. Der Höhepunkt der Aufrichtung ist erreicht, wenn das Höchstmaß der antigravitatorischen Leistung in der Muskulatur der Schlüsselgelenke (Schulter und Hüfte) erbracht wurde.

### 1.6.2
### Schwerpunktverlagerung, Greiffunktion und Fortbewegung

Die Schwerpunktverlagerung ist bereits zu Beginn der motorischen Ontogenese Bestandteil des Orientierungsverhalten (Vojta [3]1981). Sie wird im Alter zwischen 4 und 6 Wochen bei Beginn der ersten visuellen Orientierung eingeschaltet. Ebenso gesetzmäßig wird die Schwerpunktverlagerung in etwas späterem Alter bei der Greiffunktion geregelt. In höchster Vollendung kommt sie jedoch erst während gekonnter Fortbewegung zustande (Vojta [1]1974). Die Schwerpunktverlagerung ist Bestandteil der Fortbewegung, und sie ist eine *automatische* Tätigkeit. Erst durch sie werden die Bedingungen zum Kontakt mit der Umwelt geschaffen. Dies geschieht während der Entwicklung des Menschen durch Reifung des ZNS. Erst wenn die anfangs genannten Kriterien (automatisch gesteuerte Körperhaltung, visuelle Orientierung, Schwerpunktverlagerung) ökonomisch ablaufen, kann phasische Bewegung zielsicher stattfinden.

### 1.6.3
### Das Lokomotionsprinzip in der Therapie

Auch bei den reflexogenen Fortbewegungsmustern (Reflexkriechen, Reflexumdrehen) sind Körperhaltung, Aufrichtemechanismen und phasische Bewegung die voneinander untrennbaren Teile (siehe S. 26). Sie werden dem Patienten bei der Therapie vermittelt, und sie bedeuten für den gesamten Organismus eine Belebung. Diese Belebung wird als Folge der Reizung der Auslösungszonen über eine bestimmte, zu dosierende Zeit aufrechterhalten. Sie ist außerdem im EMG die erste feststellbare Nachwirkung als „after discharge" (Vojta et al. 1984 b).

Die allgemein gültige kinesiologische Architektur der Lokomotion ist also auch der Maßstab für die Reflexlokomotion: Zu einer bestimmten Aufrichtung im Rumpfgebiet gehört eine bestimmte Aufrichtung über Extremitäten. Dies bewirkt, daß der Körper durch Hebelwirkung über die Schlüsselgelenke (Schulter und Hüfte) auf die Extremitäten gehoben, geschoben oder gestoßen wird. Indem Körperhaltung, Aufrichtemechanismus und phasische Motorik bei der Therapie durch synergistische Muskelarbeit entstehen, werden sie zu Elementen, über die der Patient Funktionen wie Orientierung, Greifen und Fortbewegung spontan (ohne daß diese wie in einem Übungsprogramm geübt werden) realisieren kann (zur Speicherung siehe 1.5.2).

### 1.6.4
### Muskelfunktion bei spontaner Fortbewegung und Muskelfunktion bei der Reflexlokomotion

Bei koordinierter Fortbewegung übernehmen die Extremitäten den Stütz, in dessen Richtung sich das Körpergewicht verlagert. Der Stützpunkt wird bei der Vorwärtsbewegung zum Punctum fixum. Dabei wird das Axisorgan zum Corpus mobile, der sich zum schon vorhandenen oder noch zukünftigen Punctum fixum bewegt. Hierbei hat der zwischen Wirbelsäule und Extremitäten gelegene Schulter- und Beckengürtel eine wichtige Verbindungsfunktion. Bei Fortbewegungen sind es Schulter- und Beckengürtel, über die sich der Körper aufrichtet, über die er von Muskelfunktionen getragen, gezogen oder gestoßen wird, über die er vorwärtskommt.

Aus der Vorstellung heraus, daß die Extremitäten an den Rumpf gebunden sind, wurde in der Anatomie die Muskulatur so bezeichnet, daß der Ursprung des Muskels proximal und der Ansatz distal liegt. Nach unserem funktionellen Verständnis ist die Nomenklatur – zumindest wenn es um eine Fortbewegung geht – unbrauchbar. Denn wenn der Körper zum Punctum mobile wird und sich zum an der Extremität gelegenen Punctum fixum bewegt, leistet die Muskulatur der belasteten Schlüsselgelenke die Arbeit, den Rumpf zum Stützpunkt zu bewegen. Dies beinhaltet immer eine Muskelwirkrichtung nach *distal*, so daß sich der Rumpf zu seinem distal gelegenen Muskelansätzen bewegt. Diese „vom Körper weg" nach distal gerichtete Muskelwirkrichtung ist ein neues Kriterium der Muskelfunktion, das von großem therapeutischem Nutzen ist. Diese Muskelwirkrichtung ist bei keiner motorischen Pathologie vorhanden, sogar bei Haltungsstörungen ist sie mangelhaft. Doch es ist möglich, diese Funktion mit den Mustern der Reflexlokomotion zu wecken.

Die Muskelwirkrichtung nach distal ist eine unerläßliche Voraussetzung für die Fortbewegung, auch für die in der motorischen Ontogenese erscheinenden Fortbewegungsformen wie das Umdrehen, Robben, Krabbeln und den bipedalen Gang. Mit der Reflexlokomotion ist die Möglichkeit gegeben, die Muskelwirkrichtung ab Geburt zu steuern.

#### Zusammenfassung

Die geregelte Schwerpunktverlagerung spielt in der Aufrichtungsontogenese eine ebenso wichtige Rolle wie die stabile Körperhaltung und die phasische Bewegung, die sich dem Orientierungstrieb automatisch zur Verfügung stellen. Die Reflexlokomotion enthält alle Kriterien der Fortbewegung. Die Wirkrichtung der

Muskulatur ist somit von Geburt an reflexogen vom Therapeuten steuerbar. Die bei Fortbewegungen notwendige Muskelwirkrichtung nach distal ruft eine Muskelfunktionsdifferenzierung hervor, die sowohl bei schwerer motorischer Pathologie als auch bei Haltungsschäden mangelhaft ist. Durch die Reflexlokomotion werden dem Patienten die 3 untrennbaren Teile als Mittel zur Fortbewegung zur Verfügung gestellt: Die Körperhaltung, die phasische Bewegung und die Aufrichtung gegen die Schwerkraft, die an den stützenden Extremitäten mit nach distal gerichteter Wirkrichtung einhergeht.

## 1.7 Fortbewegungsarten des Menschen in Bauchlage

### 1.7.1 Das Robben

Diese Fortbewegung erscheint beim Kleinkind nach dem 7., spätestens im 9. Entwicklungsmonat. Dabei stützt es sich abwechselnd auf die Ellenbogen und zieht den Rumpf auf dem Boden hinterher. Das Robben entsteht nur, wenn sich das Kind für einen in erreichbarer Entfernung befindlichen Gegenstand interessiert. Die Beine sind an dieser Fortbewegung kaum beteiligt, sondern sie werden dabei eher über die Unterlage nachgezogen. Die Robbphase hält nur für knapp 2–3 Wochen an.

### 1.7.2 Das Krabbeln

Beim Krabbeln bewegt sich das Kind mit von der Unterlage abgehobenem Rumpf vorwärts, die Extremitäten werden im Kreuzgangmuster auf die Unterlage gesetzt. Das Stützen erfolgt über die Hände und Knie. Oberarm und Oberschenkel bewegen sich in sagittaler Ebene zum Körper. Das Krabbeln wird fälschlicherweise oft als „Kriechen" bezeichnet. Es erscheint zwischen dem 9. und 10. Monat.

Weil der Fuß zu Beginn der Krabbelphase beim Vorwärtsschritt im oberen Sprunggelenk eine Dorsalextension macht, sprechen wir von einem „unreifen" Krabbeln. Im Alter von 10 Monaten erlischt diese assoziierte Beugung im Fußgelenk. Wir sprechen dann von einem „reifen" Krabbeln.

Die kinesiologischen Inhalte der Fortbewegungen Robben und Krabbeln sind andere als diejenigen in den globalen Mustern der Reflexfortbewegung. So ist das Streckmuster des Beines beim Reflexkriechen ähnlich der Stand- und Stoßphase des Schrittes beim freien Gang (s. 2.6.4). Dagegen ist das Streckmuster des Beines im Muster des Reflexumdrehens ähnlich der Standphase des Schrittes beim „Seitwärtsgehen an Möbeln entlang" (Vojta [3]1981).

## 1.8 Reflexfortbewegungsmuster aus der Bauch- und Rückenlage

### 1.8.1 Reflexkriechen – das globale Muster aus der Bauchlage

Wie schon gesagt wurde, erscheint dieses globale Muster in der motorischen Entwicklung des Kindes nicht spontan. Es ist eine künstliche Fortbewegung, die nur reflektorisch auslösbar ist. Es ist also ein provozierter Fortbewegungskomplex.

Beim Reflexkriechen sind bestimmte Bewegungsmuster zu finden, die auch bei niedrigen Wirbeltieren wie den Reptilien auftreten. Es kommt eine Vorwärtsbewegung des Rumpfes zustande, wobei der Bauch etwas von der Unterlage abgehoben wird und die Extremitäten sich in gekreuzter Koordination bewegen. Ähnlich wie beim Reflexkriechen bewegen sich die Wirbeltiere vor allem über die proximalen Segmente der Extremitäten vorwärts, wobei der Stütz auf den distalen Enden stattfindet. Dagegen kommt es beim Reflexkriechen auf der „Gesichtsseite" – hier liegen bezogen auf die Ausgangsposition die sogenannten „Gesichtsextremitäten" – zum Stütz auf Ellenbogen- und Kniegelenk. Beobachtet man beim Reflexkriechen die Muskelspiele im Axisorgan, kann man analoge Bewegungsabläufe zu apedalen Vertebraten wie z. B. der Schlange finden. Die segmentalen Bewegungen erfolgen bei ihr durch die Aktivität der autochthonen Muskulatur und beinhalten natürlich die Bewegung der einzelnen Wirbel gegeneinander. Dieser hochkomplizierte Steuerungsmechanismus verläuft bei der Schlange automatisch und enorm elastisch und schnell. Beim Reflexkriechen macht es die übergeordnete Steuerung möglich, daß die Bewegungen der Körpersegmente wie beim Schlängeln der Schlange zustande kommen – d. h. die Fortbewegung realisiert sich über den Stütz zum Punctum fixum hin und den Stoß vom Punctum fixum weg.

Beim Reflexkriechen wird über den Reiz aus der *Rumpfzone* die Aktivierung des Axisorgans zuerst über die autochthone Muskulatur bewirkt. Dies sieht dann so aus, als ob die Extremitäten vorerst nur Anhängsel des Axisorgans wären (siehe S. 95). Die Extremitäten kommen erst über die Gliedergürtel (Schulter- und Beckengürtel) in Funktion, um das Axisorgan gegen die Schwerkraft von der Unterlage zu heben und dadurch den Lokomotionsvorgang zu beschleunigen.

Bei der Beobachtung der Reflexfortbewegung die Aufmerksamkeit auf den Rumpf zu legen, ist in der Praxis nicht so einfach: Denn der Beobachter konzentriert sich üblicherweise auf die Bewegungen der Extremitäten.

## 1.8.2 Reflexumdrehen – das globale Muster aus der Rückenlage

Das Reflexumdrehen ist ein Bewegungskomplex, der von der Rücken- über die Seiten- in die Bauchlage, genauer gesagt in den Krabbelgang führt.

Der Bewegungsablauf entspricht den Bewegungen, die während des spontanen Umdrehens – vom Rücken auf den Bauch – im 6. Lebensmonat eines gesunden Kindes erscheinen. Dieses spontane Umdrehen beginnt in der motorischen Entwicklung mit der „Zuwendung" des Kopfes zur Seite im Muster der „Fechterstellung" ab Mitte des 1. Trimenons (s. 4.7, 4.7.1). Aus dem Drehen von Rücken- und Bauchlage entsteht später im 3. Trimenon die Vertikalisierung. Ab dem 3. Trimenon bewegt sich das Kind aus der Bauchlage auch direkt ins Krabbeln.

Das Greifen nach oben aus dem „schrägen Sitz" signalisiert die Vertikalisierung. Sie wird im Schultergelenk mit einem Flexionswinkel von über 120° in die Richtung des lockenden Gegenstandes durchgeführt.

Oben wurden bereits die Unterschiede zwischen „unreifem" und „reifem" Krabbeln besprochen (siehe 1.7.2). Das reflexogene Muster des Umdrehens reicht in die Phase des „unreifen" Krabbelns. Jedoch beinhaltet es auch die Vertikalisierungskomponente, die in der motorischen Entwicklung bis zum vertikalen Seitengang reicht (Vojta [3]1981).

## 1.9 Die Prinzipien der Reflexfortbewegung

Beim Aktivierungssystem der Reflexfortbewegung werden folgende Prinzipien in Anspruch genommen:

- Die Muskelfunktion wird von der Lage des Körpers zur Stützbasis bestimmt.
- Bei der Reizung (siehe 2.1.3) wird die bekannte propriozeptive Dichte, die in den Schlüsselgelenken von Schulter- und Beckengürtel vorherrscht, maximal ausgenutzt.
- Die Reizpunkte oder Auslösungszonen sind das ganze Leben hindurch anwendbar. Der Erwachsene muß bei der Provokation der Fortbewegungsmuster eine Ausgangslage einnehmen, die der des gesunden Neugeborenen angeglichen ist.
- Bekanntlich reagiert jeder Muskel auf Vordehnung mit einer Kontraktion. Durch die Reizung der Zonen wird die Ausgangslage direkt zu einer aktivierten Lage mit Vordehnung der Haltemuskulatur. So erscheint in den Mustern der Reflexfortbewegung eine globale Haltearbeit, d. h. eine den gesamten Körper einbeziehende Halteaktivität.
- Das Körpergewicht wird über den Stützpunkt einer Extremität gebracht. Somit muß die Muskelwirkrichtung über die Schlüsselgelenke (Schulter und Hüfte) nach distal zum Stützpunkt gerichtet sein. Proximal liegt das Axisorgan – sprich Körper –, und das Axisorgan bewegt sich über die Schlüsselgelenke.

- Bei der Haltefunktion, die bei der Aufrichtung in den Mustern des Reflexkriechens und -umdrehens zustande kommt, bewegt sich die Pfanne der Schlüsselgelenke über den Gelenkkopf. Das heißt: Während der Haltefunktion gleitet die Fossa glenoidales über den Kopf des Humerus bzw. das Acetabulum über den Kopf des Femurs. So gleitet der Rumpf über den Kopf des proximalen Teils des Hebels, zu dem die Extremität bei der Haltefunktion geworden ist.

Die Bewegung des Rumpfes hat gegenüber den Extremitätenbewegungen primären Charakter. Das an den Extremitäten gelegene Punctum fixum muß auf der Unterlage gesichert sein, damit die Fortbewegung des Rumpfes möglich wird.

### 1.9.1
### An die Reflexfortbewegung gebundene Funktionen

Der Fortbewegungsmechanismus des Reflexkriechens und des Reflexumdrehens beinhaltet neben der bestimmten Aktivität von Rumpf- und Extremitätenmuskulatur u. a. auch eine Kontraktion der Muskulatur, die für
- die Motorik des orofazialen Gebietes (siehe 2.8.1 bis 2.8.4),
- die Augenmotorik,
- die Blasen- und Mastdarmfunktionen und für
- die Entfaltung des Mediastinums und der Lungen verantwortlich ist (siehe 2.7.4).

Die Muster der Reflexlokomotion enthalten also alle entscheidenden Teilmuster, die letztlich für die bipedale Fortbewegung notwendig sind. Reflexkriechen und Reflexumdrehen enthalten aber auch dieselben kinesiologischen Inhalte, die beim Greifen, Umdrehen, Robben und Krabbeln vorhanden sind. Diese Inhalte gehören zu der artspezifischen menschlichen motorischen Ontogenese.

### 1.9.2
### Die Vordehnung von Muskelgruppen

Bei der Reflexfortbewegung wird mit der Vordehnung von Muskelgruppen gearbeitet. Diese Vordehnung, am spinalen Niveau verarbeitet, bewirkt jedoch auf keinen Fall das ganze globale Fortbewegungsmuster und ist nicht mit dem Reiz der Reizzone gleichzusetzen, der das globale Muster in Gang setzt. Durch die Zonen – und wir haben mehrere Reizzonen zur Verfügung – wird das ZNS gleichzeitig mit den vielfältigsten Afferenzimpulsen „überschwemmt".

Jedenfalls wird durch diese Vordehnung – die meistens schon in der Ausgangslage wirkt – die Ausgangsstellung in eine aktive, labile und dynamische Lage, also in eine *Attitüde*[10] versetzt.

---

[10] „Attitüde" bedeutet hier aktivierte und gleichzeitig labile Körperlage.

*Beispiel:* Schon durch die Ausgangslage bedingt wird beim Reflexkriechen der lange Kopf des M. triceps brachii, ebenso der M. pectoralis major gedehnt. Bei Tetraparesen kommt es durch die pathologische Verkürzung dieser beiden Muskeln zu einer noch intensiveren Vordehnung. Aber auch bei jedem Gesunden kommt es zu einer Vordehnung dieser beiden Muskeln. Bei pathologischer Motorik (z. B. bei Tetraparesen) befinden sich diese beiden Muskeln vor der aktiven Muskelarbeit des Reflexkriechens in einem abnormalen Funktionszustand. Während der Aktivität des Reflexkriechens geraten beide Muskeln – obwohl sie sich schon durch die Ausgangslage in vorgedehntem Zustand befinden – in noch weitere Dehnung. Darauf erfolgt jetzt die starke Kontraktion vom langen Kopf des M. triceps brachii, der im pathologischen Muster an der Retraktion des Armes stark beteiligt ist. Ebenso kommt es aufgrund der Vordehnung bei der Aktivierung zu einer starken Kontraktion des M. pectoralis major, der im pathologischen Muster am meisten für die Adduktion und Innenrotation des Oberarms verantwortlich ist.

Durch die Ausgangslage des Reflexkriechens, die im aktivierten Zustand mit starker Haltefunktion der Muskulatur einhergeht, kontrahiert sich nicht nur das Caput longum des M. triceps brachii, sondern auch seine weiteren beiden Teile Caput laterale und Caput mediale. Beim Reflexkriechen sind diese Trizepsköpfe als Synergisten der Ellenbogenbeuger in Haltefunktion tätig. Diese Haltefunktion des M. triceps brachii ist z. B. bei einer Zerebralparese nicht vorhanden. Der M. pectoralis major, der in der pathologischen Motorik ein starker Innenrotator und Adduktor des Oberarms ist, wird beim Reflexkriechen zum wichtigsten Antigravitator des Schultergürtels. Auch diese Funktion hat ein zerebralparetischer Muskel nicht.

Aus den eben erwähnten neuen Inhalten der Muskeltätigkeit ist ersichtlich, daß das segmentale Niveau bei der Reflexfortbewegung unter einen höheren Koordinationseinfluß gesetzt wird. Dieses Niveau gehört mindestens in den Bereich der posturalen Zentren, die einem reifen Neugeborenen zur Verfügung stehen. Und wenn wir davon ausgehen, daß die infantile Zerebralparese, die in den ersten 3 Lebensmonaten am Beginn ihrer pathologischen Entwicklung steht, durch eine Reifungsverzögerung in verschiedenen Schaltungsebenen des ZNS zustande kommt, dann befinden wir uns bei den neuen Inhalten der eben erwähnten Muskeltätigkeit oberhalb der Ebenen, die die Reifungsverzögerung durch auffällige Motorik symptomatisch signalisierten.

### 1.9.3 Zur Technik der Anwendung der Reflexfortbewegung

Die Reflexfortbewegung kommt durch die Ausgangslagen und durch die Anwendung der Auslösungszonen zustande. Unter der Voraussetzung der normalen Zentrierung der Schlüsselgelenke (Schulter- und Hüftgelenk), werden die Bewegungen der Gelenke in der Therapie „klein" gehalten. Es wird weniger mit phasischer Kontraktion, sondern vor allem mit isometrischer Kontraktion gearbeitet.

Dies hat folgende Gründe:

- Bei Haltearbeit können die bisher brach liegenden und durch Inaktivität atrophierten Muskelfasern angesprochen werden. Zu beachten ist hierbei die Muskelwirkrichtung nach distal.
- Die Fehlerquellen durch Ausweichbewegungen oder durch Ersatzmuster müssen vermieden werden (s. 1.5.1 und S. 135). Sowohl die Ersatzmuster als auch die Ausweichbewegungen sind Quellen einer pathologischen Afferenz. Das innere Timing, mit dem sich die Aktivierung im ZNS fortpflanzt, kennen wir nicht.

## 1.9.4
## Die reziproken Muster

In reziproken Mustern verwandelt sich die Endphase des Ablaufs in die Ausgangsposition desselben globalen Musters in entgegengesetzter Richtung. Das betrifft sowohl das Muster des Reflexkriechens als auch die 1. und 2. Phase des Reflexumdrehens.

Wird also die Ausgangsstellung durch die Anwendung der Zonenreize in eine labile Lage (Attitüde) verwandelt und diese in isometrischer Spannung gehalten, ist - selbstverständlich nur unter der Voraussetzung des Lokomotionsvorgangs - in dieser Attitüde schon die Endposition angesprochen (siehe 2.1.3 und 2.3.4).

Dies läßt sich einfach erklären: Weil das globale Muster der Reflexfortbewegung in der Anlage des ZNS und oberhalb des Hirnstamms vorprogrammiert ist, wird seine Aktivierung durch Afferenzen im ZNS lateralisiert geschaltet. Ist die Reizzone links, wird zuerst die rechte Hemisphäre mit der Aktivierung ihres globalen Musters angesprochen. Die linke Hemisphäre wird dabei allein durch die Afferenz aus der aktivierten Ausgangslage mitangesprochen. Beide Hemisphären bekommen ein „hauseigenes“ globales Muster mit seinen abrufbereiten Teilmustern zum Speichern angeboten (s. 1.5.2.).

Die Endstellung eines reziproken Musters wird direkt zur Ausgangslage des entgegengesetzten Zyklus. Für die Steuerung des reziproken Fortbewegungsmusters sind unserer Meinung nach vor allem die autochthonen Muskeln verantwortlich (s. 4.6.1 und S. 99).

Folgende Faktoren sind bei der Anwendung der Therapie von Bedeutung:

- Eine Fortbewegung des Rumpfes zu einem Stützpunkt ist nur möglich, wenn die Wirkrichtung der Muskulatur zu diesem Stützpunkt ausgerichtet ist.
- Die Änderung der Wirkrichtung des Muskelzuges findet bei isometrischer Kontraktion statt.
- Die sukzessive Ausbreitung der Muskelspannung zu einer Kontraktion des gesamten Muskelbauchs und zu einer Muskelmantelspannung, die die gesamte Extremität umgibt, beginnt immer am Punctum fixum.
- Die sukzessive Ausbreitung der Muskelspannung vom Punctum fixum eines Muskels nach proximal zum Rumpf beginnt, noch bevor eine Fortbewegung des Rumpfes zum distal gelegenen Stützpunkt sichtbar ist.

- Durch angesetzten Widerstand werden isometrische Muskelspannungen sichtbar intensiviert. Bei Anwendung mehrerer Zonen und zugleich isometrischer Kontraktion wird über zeitlich und räumliche Summation das globale Muster im ZNS verstärkt eingeprägt. Indem die Muskulatur in Kontraktion „verharrt", wird sie für das ZNS zum „Generator" der zeitlich und räumlichen Reizsummation.

## 1.9.5 Synergistenfunktion und Körperhaltung

Bei den Muskelspielen der Reflexfortbewegung muß man mit den Begriffen „Agonisten" und „Antagonisten" anders umgehen als bisher. Hierbei muß die weit verbreitete Ansicht über das Agonisten-Antagonisten-Trainings fallen gelassen werden. Denn die Eigenschaften der Reflexlokomotion – dynamische Stabilität, rascher Wechsel der Körperhaltungsmuster, gleichgewichtssteuernde automatische Fortbewegungsmechanismen – verweisen auf die Koordinationsebenen, die sowohl auf den spinalen als auch oberhalb der spinalen segmentalen Rükkenmarksebenen liegen.

Wie allgemein bekannt, kommt die reine Agonisten-Antagonisten-Funktion auf segmentaler Ebene u. a. zustande, wenn Bewegungsaufträge für Extremitäten gegeben werden, z. B. das Knie zu beugen oder zu strecken. Dies bringt bei peripherer motorischer Lähmung immer die Gefahr der Übermüdung des paretischen Muskels mit sich, was früher z. B. häufig bei der Bewegungstherapie nach Poliomyelitis anterior acuta vorkam. Die Ermüdung hatte dann oft einen totalen Ausfall der motorischen Funktionen zur Folge. Im Rahmen des globalen Musters der Reflexfortbewegung kann ein peripher paretischer Muskel jedoch nicht übermüden. Denn dem spinalen segmentalen Niveau wird von übergeordneten Ebenen ein „Output" mit geordneten „Befehlen" angeboten, das auf die gesamte Körperhaltung wirkt. In den übergeordneten Koordinationsebenen existiert der Plan für eine *ideale* Körperhaltung und Bewegung. Das spinale segmentale Niveau übernimmt nun, was es von dort anzunehmen fähig ist. Auf diese Weise wird der paretische Muskel nicht überfordert oder übermüdet, denn er bekommt vom globalen „Output" nur so viele Impulse, wie seine motorischen Einheiten verarbeiten können. Und der stärkere Antagonist kann nicht „überschießen", denn er bekommt vom motorischen „Output" ebenfalls nur so viele Impulse, daß er den schwächeren Agonisten nicht überrumpelt.

Bei der Anwendung der globalen Muster der Reflexfortbewegung kommen also keine Aktivitäten im Sinne von Agonisten- und Antagonistenfunktionen zustande. Sondern es kommt zu einer aktiven Haltungseinnahme, die den Menschen durch die im ZNS vorprogrammierten Bewegungsabläufe in einen automatischen Fortbewegungsprozeß bringt. Dies wird bekanntlich durch synergistische Muskelfunktionen realisiert.

Die bei der Reflexfortbewegung zustande kommenden synergistischen Muskelfunktionen rufen die optimale und ideale Körperhaltung hervor, die automatisch die Basis für eine physiologische Fortbewegung und zielgerichtete Motorik ist.

# Kapitel 2

# Reflexkriechen 2

## 2.1 Inhalte des Reflexkriechens

- Das Reflexkriechen beinhaltet die Aufrichtung und Fortbewegung des Rumpfes in die Richtung der stützenden Extremitäten.
- Für die Aufrichtung des Rumpfes ist die unbehinderte Wirbelsäulenextension in allen ihren Abschnitten Voraussetzung. Sonst sind die Rotationen im Bereich des Axisorgans (Kopf und Rumpf) nicht möglich.
- Der Rumpf hebt sich von der Unterlage ab, seine Fortbewegungstendenz zielt zum stützenden Ellenbogen. Der Oberarm ist im Schultergelenk 120–135° flektiert und 30° abduziert. Somit befindet sich der Stützpunkt Ellenbogen lateral und kranial vom Rumpf.
- Die gesichtsseitigen proximalen Segmente (Oberarm, Oberschenkel) der Extremitäten und die Ferse des Hinterhauptsbeins werden in wechselnder Folge zu Stützpunkten.
- Bei der Aufrichtefunktion (Standphase des Schrittes) gleitet die Gelenkfläche drehend über Humerus- bzw. Femurkopf. Bei der phasischen Bewegung (Schrittbewegung) gleiten der Humerus- und Femurkopf drehend in der Gelenkfläche.

### 2.1.1 Winkelstellung der Gelenke in der Ausgangslage

Die Ausgangslage ist die Bauchlage (Abb. 1).

**Kopf**

Der Kopf wird in der Halswirbelsäule passiv in Richtung Streckung gebracht und um 30° gedreht, bis er mit dem Tuber frontale auf der Unterlage liegt. Hierbei wird die Lordose der Halswirbelsäule ausgeglichen.

Die vom Kopf zu erwartende Aktivität geht beim Reflexkriechen also von der *asymmetrischen* Ausgangslage aus.

**Gesichtsarm**

Der Arm der Gesichtsseite ist im Schultergelenk über 120°, jedoch weniger als 135° flektiert und in 30°-Abduktion. Der mediale Epicondylus humeri liegt somit auf der Unterlage. Das Ellenbogengelenk ist ca. 45° flektiert. Somit liegt die Hand auf der Linie von Schulter- und Hüftgelenk. (Die Winkelgrade beziehen sich auf die 0°-Stellung des stehenden Menschen).

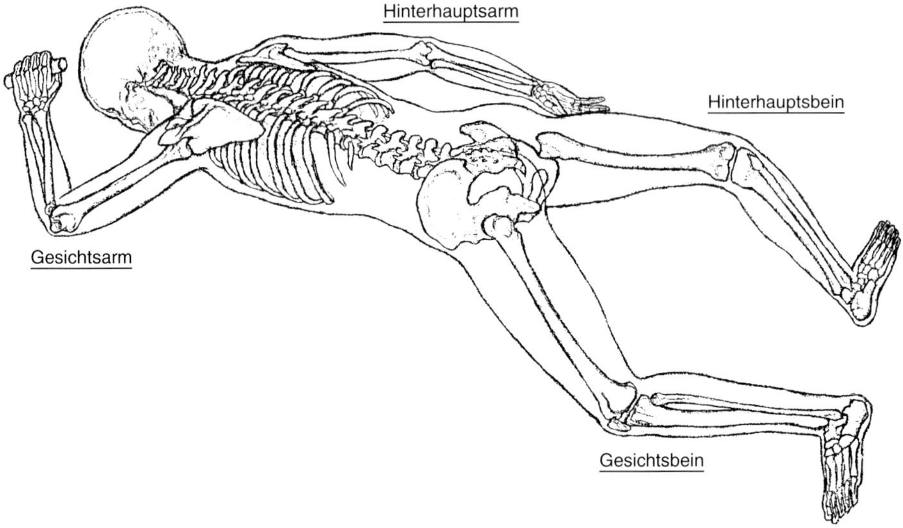


**Abb. 1.** Die Ausgangsstellung des Reflexkriechens. Die Bezeichnung der Extremitäten richtet sich nach der Kopfdrehung. Die dem Gesicht zugewandten Extremitäten heißen Gesichtsarm und -bein, die dem Gesicht abgewandten Extremitäten Hinterhauptsarm und -bein.

Der Unterarm liegt mit der volaren Fläche auf der Unterlage.

In der Ausgangslage des Reflexkriechens zielt die Längsachse des Humerus zum Gipfel der infantilen Kyphose, die sich im Bereich des thorakolumbalen Übergangs befindet. An dieser Stelle liegt auch der Höhepunkt der Rotationsmöglichkeit der thorakalen Wirbelsäule.

Bei der Behandlung zerebralparetischer Kinder oder Erwachsener wird beim Reflexkriechen ein harter Gegenstand in die Gesichtshand gegeben. Er sorgt für die passive Breitstellung der Handfläche und erleichtert den Mm. interossei palmares in den Synergismus mit der isometrischen Kontraktion der Mm. interossei dorsales einzutreten. Im Rahmen des Reflexkriechens muß dann die Anspannung der Handmuskulatur bei in Abduktion befindlichen Metacarpalia stattfinden. Dabei wird die Hand zur Faust geschlossen, so daß die Mm. interossei palmares und dorsales im Muster des Reflexkriechens die pathologische Imbalance aufgeben. Die zur Faust geballte Hand entfaltet sich im Mittelhandbereich und geht dann in die radiale Duktion über. Dies ist bemerkenswert, weil bei der pathologischen Handstellung des Zerebralparetikers adduzierte Metacarpalia und die ulnare Deviation vorherrschen.

**Hinterhauptsarm**

Der Arm der gesichtsabgewandten Seite ist sowohl im Schulter- als auch im Ellenbogengelenk in 0°-Stellung und befindet sich neben dem Rumpf. Die Hand- und Fingergelenke sind frei gehalten.

**Hinterhauptsbein bei Säuglingen und Kleinkindern**

Das dem Gesicht abgewandte Bein hat in diesem Alter die gleiche Winkelstellung wie das Bein auf der Gesichtsseite. Der Oberschenkel ist so weit in Außenrotation und Abduktion, daß der mediale Condylus femoris auf dem Boden liegt. Der Fuß befindet sich in der Schulter-Hüftgelenk-Linie. Der funktionelle Unterschied zwischen den Beinen liegt in der „geplanten" und zu erwartenden Bewegungsantwort.

Soll die Fersenzone gereizt werden (siehe 2.1.4), wird das obere Sprunggelenk im 90°-Winkel bei Inversion des Fußes vom Therapeuten passiv auf der Unterlage gehalten.

**Hinterhauptsbein bei Erwachsenen**

Der Erwachsene hat eine andere Becken- und Beinbeweglichkeit als der Säugling, weil die Abduktions- und Außenrotationsfähigkeit der Hüftgelenke nachläßt.

Wenn z. B. beim Erwachsenen das rechte Bein Hinterhauptsbein ist und der mediale Condylus femoris auf der Unterlage liegt, entstehen folgende weiterlaufende Bewegungen auf die Lendenwirbelsäule: linkskonvexe Lateralflexion, Extension und positive Rotation der Verbindungslinie der Spinae.

**Gesichtsbein**

Bei Säuglingen und Kleinkindern ist das Bein der Gesichtsseite (s. Abb. 1) im Hüftgelenk 30–40° flektiert, 60° abduziert und etwa 40° außenrotiert.

Das Kniegelenk ist 40° flektiert.

Das Fußgelenk liegt frei und befindet sich auf der Schulter-Hüftgelenk-Linie, auf der sich auch der Tuber ossis ischii befindet.

Die Vorfuß- und Zehenstellung wird in der Ausgangslage nicht passiv korrigiert.

Bei Erwachsenen liegt dieses Bein in Streckung und in mehr oder weniger Adduktion und Innenrotation.

## 2.1.2 Auslösungszonen

Wir unterscheiden zwischen Zonen, die an den Extremitäten und solchen, die im Bereich von Schulter- und Beckengürtel liegen.

Die an den Extremitäten gelegenen sind Reizstellen auf dem Periost. Bei denen am Schulter- und Beckengürtel wird der Periostreiz mit einem Stretch auf bestimmte Muskelgruppen kombiniert. Eine Ausnahme bezüglich der Lokalisation ist die „*Rumpfzone*", durch die hauptsächlich die autochthone Muskulatur angesprochen wird.

Die Reize über das Periost, über Stretch von Muskelgruppen und über den Druck auf Gelenkflächen und Bänder haben propriozeptiven Charakter.

Die genannte Unterscheidung hat in bezug auf die therapeutische Anwendung keine Wertigkeit. Bei einem gesunden Neugeborenen kann jedoch aus einer „Extremitäten-Zone" der ganze Koordinationskomplex in seiner Globalität vollkommen provoziert werden, was aus einer an Schulter- oder Beckengürtel gelegenen oder aus der Rumpfzone nicht möglich ist.

### 2.1.3 Räumliche und zeitliche Summation der Auslösungsreize

Durch die Anwendung mehrerer Auslösungszonen gleichzeitig kommt die geplante Muskelaktivität durch *räumliche Summation* schneller und vollkommener zustande, als durch die Anwendung von nur einer Zone. Durch die Variation und Kombination der Zonenanwendung kann der Afferenzstrom der Impulse auf unzählige Arten modifiziert und vervielfältigt werden, um die gestörten Koordinationsebenen der angelegten, jedoch blockierten Reflexfortbewegungsmuster zu erreichen. Erst dann kann das motorische „Output" die ontogenetisch programmierten Muskelspiele in Gang setzen.

Im Laufe der Aktivierung kommt der Faktor der isometrischen Kontraktion hinzu. Sie wird zur *zeitlichen Summation*, die durch Anhalten der Reizung und durch Widerstand gegen die entstandenen Bewegungsläufe verstärkt werden kann. Durch den Widerstand wird die isotonisch-dynamische Kontraktion in eine isometrisch-dynamische umgewandelt. Das Reflexfortbewegungsmuster – in Isometrie gehalten – darf keinesfalls mit statischer Muskelarbeit verwechselt werden, sondern der isometrisch kontrahierte Körper ist hier mit einem gespannten Bogen zu vergleichen: Wird dieser losgelassen, landet seine Bewegung am Endziel. Das heißt folgendes: Die isometrische Kontraktion hat eine Wirkrichtung und enthält einen Fortbewegungsvektor.

Kinesiologisch beschrieben bedeutet dies: Wir betrachten die Ausgangslage bereits als aktive, aber sehr labile Lage, die – durch Widerstand gebremst – in ihrer verlängerten Dauer als Zeitlupenbewegung angesehen werden kann. Und weil wir den geplanten Bewegungsablauf kennen, ist es kein Problem, sich auch die Endposition vorzustellen.

Die geplante Bewegung ist nicht nur theoretisch erklärbar, sondern auch *sichtbar*. Dies gilt vor allem für zerebrale motorische Störungen, denn hier besteht im Gegensatz zu peripheren Läsionen eine intakte neuronale Verbindung zu den Muskeln. Bei dynamisch isometrisch gehaltener labiler Ausgangslage nehmen die Muskeln bereits in der Ausgangslage ihre Tätigkeit auf, um den Körper in die zukünftige Endposition zu transportieren.

Bei Reizung einer Zone kommt es am gereizten Ort direkt zu einer „lokalen" Antwort. Breiten sich die verschiedenen lokalen Antworten durch zeitliche und räumliche Summation aus, kommt ein globales Muster zustande. Unter dem Begriff „lokale" Antwort ist keineswegs eine Antwort aus dem „nächsten" Bereich des ZNS – also aus dem spinalen Niveau zu verstehen, sondern die lokale Antwort wird aus der aktivierten Lage geboren und ist somit posturalmäßig an die ganzheitliche Körperhaltung gebunden. Wegen der zeitlichen Fortpflanzung der Reizung und der Aktivierung ist an der gereizten Extremität eventuell die erste sichtbare „Landung" des motorischen Kommandos von der Kommandobrücke auf die „final common path", also auf das der Extremität entsprechende spinale Gebiet zu sehen.

Aus jeder Zone kann potentiell der ganze Fortbewegungskomplex provoziert werden. Sowohl beim Reflexkriechen (s. 2.1.4 und 2.1.5) als auch beim Reflexumdrehen (s. 3.2.2 und 4.2) stehen uns 9 Zonen zur Verfügung. Bei den reziproken Mustern der Reflexfortbewegung wird das globale Muster auf derselben Körperhälfte, die einmal Hinterhauptsseite und dann Gesichtsseite ist, von 9 Zonen aus in Funktion gebracht. Somit arbeiten wir also mit 2 mal 9 Zonen zur Aktivierung ein und desselben globalen Musters.

Hierdurch wird das zentrale Nervensystem mit physiologischen adäquaten Signalen aus der Peripherie dosierbar „überschwemmt".

Die Afferenzen und Reafferenzen aus den provozierten physiologischen Muskelspielen werden dem Zentralnervensystem in verschiedenartigster Kombination und zeitlicher Speicherung eingeprägt. Das zentrale Nervensystem wird in einen *aktivierten* Zustand versetzt. Die Dauer dieses aktivierten Zustands hält als Nachwirkung mindestens noch eine halbe Stunde an, nachdem die Reizung aufgehört hat. Dafür spricht die regelmäßige Erfahrung bei der Behandlung von CP-Kindern, die auch eine Störung der Stereognosie haben.

Bei diesen Kindern sehen wir folgendes: Machen sie in der Stütz- und Greiffunktion der Hand Fortschritte, entsteht auch die Fähigkeit der Stereognosie, d. h. Gegenstände mit der Hand zu erkennen (s. 1.4.2). Die Stereognosie ist anfänglich nur vorübergehend direkt nach der Therapie für ca. 30 Minuten vorhanden und verschwindet dann wieder. Ist die weitere regelmäßige Behandlung jedoch gewährleistet, so steht die stereognostische Fähigkeit bei sich sukzessiv verbessernder Stütz- und Greiffunktion auch schneller und dauerhafter zur Verfügung. Auch das Wohlbefinden des Kindes, das durch die Lockerung der Spastizität zustande kommt, hat nach der Therapie nur eine begrenzte Dauer. Dasselbe trifft auch auf die Lockerung des Sprechens bei der Dysarthrie der CP-Kinder zu. Um die Dauer der Behandlungsnachwirkungen zu verlängern, muß die Therapie mehrmals täglich durchgeführt werden. Dadurch verlängert sich auch der „geweckte Zustand" der ZNS, denn nur dann kann das CP-Kind die neu entstandenen Fähigkeiten in seiner motorischen Ideation verwenden.

### 2.1.4
### Auslösungszonen an den Extremitäten

#### Hinterhauptsbein

*Lokalisation:* Außenrand der Ferse, d. h. am Kalkaneus direkt am Ursprung des M. abductor des 5. Zehen am Processus lateralis tuberis calcanei[1] (Abb. 2).

*Druckrichtung:* Nach ventral, kranial, medial (bezogen auf den Unterschenkel), also gegen die Unterlage und zum Kniegelenk.

*Reizart:* Hauptsächlich propriozeptiven Charakters. Über die Beteiligung der Hautrezeptoren (die taktilen und die algischen) können wir keine sicheren Angaben machen.

---

[1] Der M. abductor digiti minimi ist der größte und längste Kleinzehenmuskel. Er formt bei der Aktivierung der Reflexlokomotion den lateralen Fußrand.

**Gesichtsbein**
*Lokalisation:* Epicondylus medialis femoris (Abb. 2).

*Druckrichtung:* Gegen die Adduktion und in Richtung Hüftgelenk, also nach dorsal, medial, kranial.

*Reizart:* Periostreiz, also propriozeptiv, außerdem Druck des Hüftgelenkkopfs in die Hüftgelenkpfanne und Stretch der Oberschenkeladduktoren.

**Hinterhauptsarm**
*Lokalisation:* Etwa 1 cm proximal des Processus styloideus radii auf der medioventralen Seite des Radius (Abb. 2).

*Druckrichtung:* Nach dorsal, lateral und kranial in Richtung Ellenbogen- und Schultergelenk.

*Reizart:* Periostreiz.

**Gesichtsarm**
*Lokalisation:* Epicondylus medialis humeri (Abb. 2).

*Druckrichtung:* Nach dorsal, kaudal, medial (in bezug zum Rumpf).

*Reizart:* Periostreiz, außerdem Druck des Schultergelenkkopfs in die Schultergelenkpfanne.

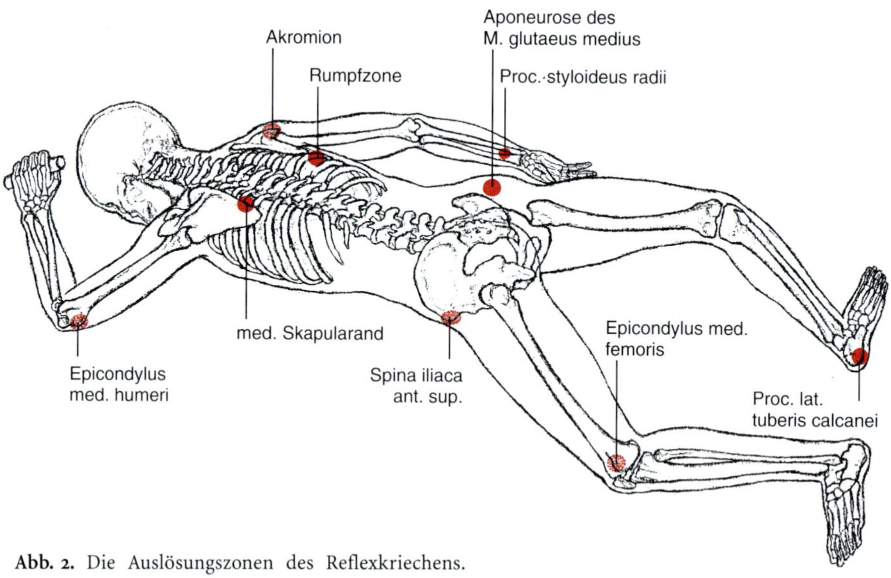


**Abb. 2.** Die Auslösungszonen des Reflexkriechens.

## 2.1.5 Auslösungszonen am Rumpf und an den Gliedergürteln

**Rumpfzone**
*Lokalisation:* Unmittelbar kaudal vom unteren Skapulawinkel in der vertebralen skapulären Linie der Hinterhauptsseite, also am Rande des M. erector trunci (Abb. 2).

*Druckrichtung:* Nach ventral und medial in Richtung Sternum und

1. in der Ausgangslage des Reflexkriechens in die Mitte der Distanz zwischen Knie und Ellenbogen (also nach kaudal),
2. bei vollzogener Beugung des Gesichtsbeins in die Richtung zum Kniegelenk.

*Reizart:* Es gibt vielfältige Reizarten

1. Periostreiz im Bereich der 7. und 8. Rippe.
2. Übertragener Reiz auf kostovertebrale Gelenke.
3. Übertragener Reiz auf die Rotatoren der autochthonen Muskulatur (s. 4.6.1).
4. Direkter Reiz auf die Mm. intercostales externi.
5. Wegen der Veränderung von Atemfrequenz und Atemtiefe muß man an die Reizung der Interozeption der Pleura denken.
6. Übertragene Dehnung der Schulter- und Beckengürtelmuskulatur auf der Gesichtsseite. Vermutlich wird auch ein Stretch auf den unteren Anteil des M. trapezius ausgeübt.

**Gesichtsseite des Schultergürtels**
*Lokalisation:* Medialer Skapularand an der Grenze zwischen mittlerem und unterem Drittel (Abb. 2).

*Druckrichtung:* Nach lateral, kranial und dorsal, eventuell auch ventral zum stützenden Ellenbogen in die Richtung zum Epicondylus medialis humeri. Hierdurch wird der Periostreiz mit dem Stretch auf den M. serratus anterior bzw. auf die Adduktoren der Skapula kombiniert.

*Reizart:* Periostreiz mit Dehnungsreiz des M. serratus anterior, eventuell der Adduktoren der Skapula.

**Gesichtsseite des Beckengürtels**
*Lokalisation:* Spina iliaca anterior superior (Abb. 2).

*Druckrichtung:* Nach dorsal, kaudal und medial.

*Reizart:* Periostreiz und Stretch der schrägen Bauchmuskulatur und des M. quadratus lumborum.

**Hinterhauptsseite des Schultergürtels**
*Lokalisation:* Ventraler Rand des Akromion (Abb. 2).

*Druckrichtung:* Nach dorsal, medial und kaudal.

*Reizart:* Periostreiz und Stretch, besonders des M. pectoralis minor, des oberen Teils des M. trapezius und übertragener Stretch auf den M. pectoralis major der Gesichtsseite.

**Hinterhauptsseite des Beckengürtels**
*Lokalisation:* Der mittlere Teil der Aponeurose des M. glutaeus medius (Abb. 2).

*Druckrichtung:* Nach ventral und medial, der 3. Vektor verändert die Richtung:

1. Verharrt das Gesichtsbein noch in der Ausgangslage, geht die Druckrichtung in die Mitte der Distanz zwischen Kniegelenk und Ellenbogen der Gesichtsseite.
2. Ist die Beugebewegung am Gesichtsbein schon vollzogen, ist dieser Vektor gegen das Kniegelenk der Gesichtsseite, also nach kranial gerichtet.

*Reizart:* Direkter punktueller Reiz der Aponeurose des M. glutaeus medius der Hinterhauptsseite und Stretch des gereizten M. glutaeus medius. Ein indirekter Stretch kommt auf der lateralen gesichtsseitigen Muskelschicht des Rumpfes zustande. Er wirkt außerdem auf die Adduktoren des Gesichtsbeins und auf den M. triceps brachii der Gesichtsseite.

Bei der 2. Variation wird der Stretch auf den M. quadriceps femoris, auf die ischiokrurale Muskelgruppe und auf den M. glutaeus medius des Gesichtsbeins ausgeübt.

## 2.2 Die Bewegungen von Gesichtsarm und Schultergürtel

Beim Reflexkriechen kommt es am Gesichtsarm zu folgenden Bewegungen:

a) Der Gesichtsarm übernimmt gemeinsam mit dem Schultergürtel die Stützfunktion für den Rumpf.
b) Der Schultergürtel wird auf diesem Arm gegen die Schwerkraft, d. h. dorsalwärts aufgerichtet.
c) Das Axisorgan, d. h. Kopf und Rumpf, wird über das Schultergelenk in Richtung des Gesichtsarms nach lateral und kranial vorwärts bewegt.
d) Der Stützpunkt ist der Ellenbogen.
e) Beim Ellenbogenstütz sehen wir ein „Ergreifen" des in die Hand gegebenen Gegenstandes bei dorsaler Extension des Handgelenks in radialer Duktion. Die Metacarpalia werden bei gebeugten Fingergelenken abduziert. Die zur Faust geschlossene Hand wird beim Reflexkriechen nicht belastet.

Wir wiederholen: Beim Reflexkriechen bleibt der Ellenbogen gebeugt, liegt auf der Unterlage auf und übernimmt die Stützfunktion. Der Stütz erfolgt nicht auf der Hand.

An der stützenden Extremität kommen besonders im Bereich des Schultergürtels differenzierte Aufrichtemechanismen zustande, denn die Schultergürtelmuskulatur zieht den Rumpf über den Humeruskopf in folgende Richtungen: nach kranial, nach dorsal und nach lateral.

Im engen Zusammenhang mit den Aufrichtemechanismen im Schultergürtel stehen die Bewegungen der Halswirbelsäule, des Kopfes, des Beckens und die der anderen 3 Extremitäten.

Die Aufrichtung über den stützenden Oberarm mit der Fortbewegungstendenz des Rumpfes zum Stützpunkt Ellenbogen gibt dem Axisorgan (Rumpf und Kopf) eine Haltung, die auf muskulärer dynamischer Stabilität beruht.

Mit den verschiedenen Phasen des Schrittzyklus verglichen, gerät der Gesichtsarm in die Standphase. Die Wirkrichtung der Muskulatur geht zum Punctum fixum Ellenbogen, d. h. die Schulterblatt- und Oberarmmuskulatur hat ein Wirkrichtung nach distal, die Unterarmmuskulatur nach proximal.

Dem Schultergelenk kommt eine besondere Bedeutung zu, weil sich hier der gesamte Drehmechanismus des Reflexkriechens abspielt. An diesem Gelenk hängt bei der Vorwärtsbewegung das ganze Körpergewicht. Wenn es beim Reflexkriechen in eine abnormale Haltung ausweicht, hat der übrige Körper keine Chance, in die Fortbewegungsfunktion des globalen Musters einzusteigen. Statt dessen breiten sich Ersatzbewegungen im Schultergelenk aus, die sich über den Rumpf und die ganze Wirbelsäule bis in die Peripherie der Extremitäten fortpflanzen.[2]

Die Entwicklung der Ersatzbewegungen geht bei infantilen zerebralen motorischen Störungen zwingend in dieser Weise vor sich. Aus derselben Ursache entstehen auch Körperhaltungsmängel im frühen Kindesalter und darauf aufbauende Sekundärsymptome wie Knick- und Plattfüße, frühkindliche Skoliose, Glokkenthorax etc.

## 2.2.1 Die Funktion der Skapula beim Reflexkriechen

Das Schulterblatt ist ein am Rumpf frei beweglicher Knochen, an dem die großen flachen Rumpfmuskeln ansetzen.

Die dreieckige Form und die Konfiguration der Skapula machen es möglich, daß sich beim Reflexkriechen die Muskelspiele des oberen Rumpfes zuerst auf das Schultergelenk und dann über das Schultergelenk hinweg auf den Ellenbogen, d. h. zum Punctum fixum hin, konzentrieren.

Diese Muskelspiele sind dynamisch, labil und keinesfalls statisch, denn das Reflexkriechen ist ein reziprokes, sich immer wiederholendes zyklisches Fortbewegungsmuster, in das selbstverständlich auch das Schulterblatt integriert ist.

Beim stützenden Arm der Gesichtsseite wird die außerordentlich wichtige Funktion des Skapula sichtbar, weil sich hier – ebenso wie in der motorischen Ontogenese des Menschen – die Startstufe der *Gleichgewichtssteuerung* abspielt (Vojta [1]1974).

In Bauchlage ist die muskuläre Bindung des Rumpfes an die Skapula Voraussetzung für die Schwerpunktverlagerung Richtung Humerus, der beim Reflex-

---

[2] Auf die motorische Entwicklung des Kindes bezogen, entstehen auf diesem Wege bereits *vor* dem 3. Lebensmonat abnorme Haltungs- und Bewegungsmuster.

kriechen als stützender Hebel dient. Um das gut koordiniert zu verwirklichen, muß die gesamte Rumpfmuskulatur synergistisch arbeiten. Sämtliche Muskeln verlieren dabei ihre Agonisten-Antagonisten-Funktion, denn der Körperschwerpunkt wird dabei ausgewogen verlagert, was gleichbedeutend ist mit Gleichgewichtshaltung. Man kann sich die Funktion der Skapula veranschaulichen, wenn man sie als Hebekran betrachtet, an dem der Körper durch Muskelfunktionen aufgehängt ist. Gestützt auf den Hebel des Humerus wird der Rumpf auf der Gesichtsseite zur Skapula hochgehoben und über das Schlüsselgelenk Schulter fortbewegt (s. Abb. 3).

Die Fortbewegungsrichtung des Rumpfes geht beim Reflexkriechen über den kranialen lateralen Winkel des dreieckigen Schulterblatts und über die Fossa glenoidalis auf den Humeruskopf, über den sich der ganze Rumpf als Corpus mobile dreht.

So ist die Skapula als riesiges Os interpositum anzusehen. Erst mit seiner Hilfe ist die von der Muskelaktivität abhängige Elastizität einer jeden Fortbewegung auf allen Vieren gewährleistet. Das trifft auf das Reflexkriechen, aber ebenso auf die Fortbewegungsarten zu, die während der motorischen Ontogenese bis zum freien bipedalen Gang erscheinen. Bei Fortbewegungen in vertikaler Rumpfhaltung ist die Funktionseinheit Rumpf-Schulterblatt-Arme für das elastische reziproke Gegenpendeln der Arme bei der Gleichgewichtssteuerung wirksam.

Die knöcherne Form der Skapula ist so konstruiert, daß die Konzentration der Kräfte auch bei der phasischen Armbewegung voll in die Richtung zum Schultergelenk geht. Dies wird beim Reflexkriechen bei der phasischen Funktion des Hinterhauptsarms deutlich, wobei die schulterblattbesetzende Muskulatur (Mm. rhomboidei, M. levator scapulae, M. trapezius, alle Anteile des M. serratus anterior, M. subscapularis) den Arm bewegt (s. 2.3).

### 2.2.2 Die dorsale muskuläre Bindung des Rumpfes an die Skapula (Abb. 3)

Folgende hierzu gehörende Muskeln werden in bezug auf das Reflexkriechen analysiert: M. rhomboideus major und minor, Pars transversa und Pars ascendens des M. trapezius, M. subscapularis (s. Abb. 4). Der M. serratus anterior schließt sich lateral davon an. Der M. serratus posterior inferior hat zwar keine direkte Verbindung zur Skapula, paßt jedoch hier in den synergistischen Zusammenhang.

Die dorsal am Rumpf gelegenen Muskeln bewegen beim Reflexkriechen den Rumpf zum stützenden Schultergelenk. Ihre Wirkrichtung geht zum Stützpunkt Oberarm. Damit haben sie, da sie an den Dornfortsätzen der Wirbelsäule befestigt sind, eine enge Beziehung zur autochthonen Muskulatur.

Die *Mm. rhomboidei* major und minor setzen fast am ganzen inneren Rand des Schulterblatts an und verbinden über die Dornfortsätze die Skapula mit dem Axisorgan (Rumpf). Bei der Aktivierung mit der Reflexlokomotion spannen sie sich häufig nicht in ihrer Ganzheit an, sondern ihre Kontraktion erfolgt in einzelnen Strängen, weil sie in Bauchlage – wie auch in ihrer ontogenetischen Einschal-

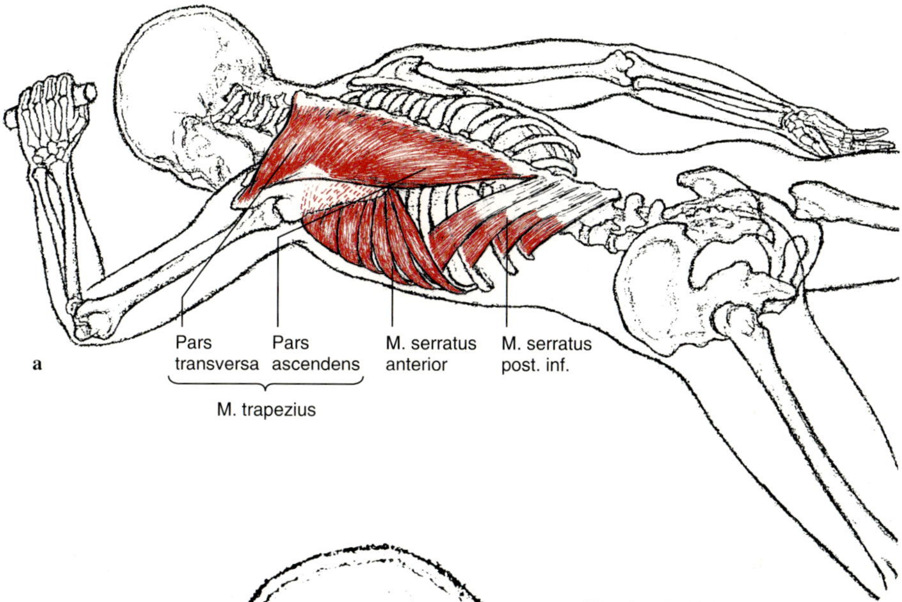


a

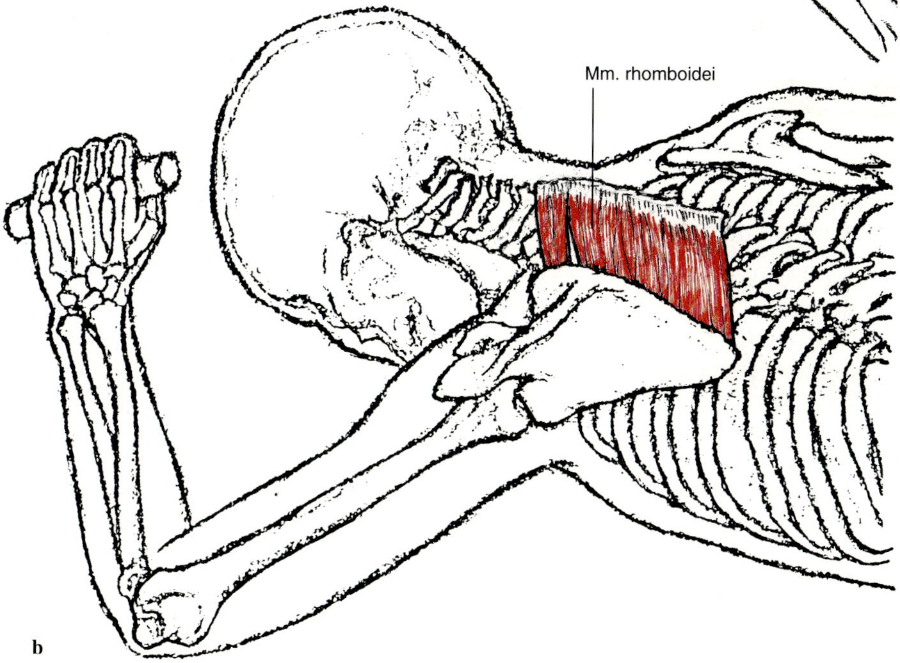


b

**Abb. 3 a, b.** Am Gesichtsarm arbeiten die dorsal gelegenen Muskeln als Rumpfaufrichter in transversaler Ebene: Rotatorischer Einfluß auf die einzelnen Wirbel durch Mm. rhomboidei (**b**), Pars transversa und Pars ascendens des M. trapezius (**a**). Hierdurch Aktivierung der autochthonen Muskulatur dieses Bereichs. Streckender Einfluß über die Rotation der Wirbelsäule auf den Bereich der infantilen Kyphose durch Pars ascendens des M. trapezius und M. serratus posterior inferior (**a**). Synergistisch dazu hält der M. serratus anterior mit Wirkrichtung zur Skapula die Körperlängsachse in transversaler Ebene in der Mitte tung im 1. Trimenon – über Stützen auf die Unterlage als Rotatoren der *einzelnen* Wirbel in Erscheinung treten. Auch der untere und mittlere Teil des *M. trapezius* hat beim Reflexkriechen eine Wirkrichtung zum Schultergelenk. Von den Dornfortsätzen des (6.) 7. Hals- bis 12. Brustwirbels kommend, haben die beiden Teile ihren Ansatz am Akromion und an der Spina scapulae.

Beim Reflexkriechen wird ihre Wirkrichtung zur Skapula gesteuert, so daß sie wie die Mm. rhomboidei, deren Verbindung mit der Wirbelsäule auch über die Dornfortsätze geht, auf den mittleren und unteren thorakalen Bereich der Wirbelsäule eine geringe rotatorische Wirkung ausüben.[3]

Durch den Pars ascendens des M. trapezius erfolgt über Ansprache der autochthonen Muskulatur im unteren thorakalen Bereich ein starker streckender Einfluß auf das Gebiet der sog. infantilen Kyphose (d. h. auf Th 9 bis 11 oder Th 10–12).

Diesen streckenden Einfluß über die autochthone Muskulatur haben auch der M. latissimus dorsi (vgl. Abb. 10 c, 11, 31, 33) und der M. serratus posterior inferior (s. auch 4.6.2). Bei Streckung des Axisorgans verbindet der letztere über die lumbale Wirbelsäule den Unterkörper ausgewogen mit dem Brustkorb (s. 2.6.4 und 4.9.4). Zur Muskulatur, die sich an die ventrale Fläche der Skapula anschließt, gehören als wichtigste der M. serratus anterior und auch der M. subscapularis.
Der *M. serratus anterior* hat seinen Ansatz am inneren Rand der Skapula und zieht bis zur 1.(2.)–9. Rippe. Bei am Brustkorb gelegenem Punctum fixum bewegt er den unteren Skapulawinkel nach lateral, ventral und kranial. Hierdurch wird die Flexion des Oberarms über 90° hinaus möglich. Beim Reflexkriechen bekommt er auf der Gesichtsseite eine andere Funktion: Wenn die Skapula zum Punctum fixum wird, hat der kräftige fächerförmig gestellte Muskel folgende Wirkung auf den Rumpf:

1. Der Brustkorb wird stark erweitert, und es kommt zu einer Intensivierung der Atmung.
2. Der Brustkorb wird zum Corpus mobile, wird am inneren Rand der Skapula aufgehängt und dort gehalten.
3. Die kaudalen Teile des M. serratus anterior üben auf den Rumpf außerdem einen nach kranial gerichteten Zug aus, haben also einen lokomotorischen Vektor.
4. Die durch den M. serratus anterior ausgelöste Tendenz zur Rumpfrotation wird synergistisch durch die dorsalen Rumpfrotatoren (Mm. rhomboidei, Pars transversa und Pars ascendens des M. trapezius) gleichgewichtsmäßig gesteuert. Hierbei wird die Wirbelsäule gestreckt.

Damit wirkt der M. serratus anterior im Muster des Reflexkriechens auf der Gesichtsseite als außerordentlich wichtiger kontraktionsauslösender „Stretchgenerator" auf die dorsal gelegene Schulterblattmuskulatur, besonders auf die Adduktoren der Skapula, aber auch auf die Pars transversa des M. latissimus dorsi und den mittleren und unteren Trapeziusanteil. Umgekehrt wirkt die Kontraktion dieser Muskeln rückwirkend auf die des M. serratus anterior.

---

[3] Siehe „metamerische" Kontraktion S. 142, 176.

In dieser gezügelten synergistischen Muskelfunktion, vorausgesetzt Humerus und Schulterblatt sind Punctum fixum, wird der Rumpf an der Skapula befestigt, elastisch gehalten und bewegt sich nach dorsal, kranial und lateral zum Stützpunkt Ellenbogen. Damit wird die Schultergürtelmuskulatur beim Reflexkriechen über die Skapula in die Fortbewegungsfunktion eingeschaltet.

Der *M. subscapularis* (s. Abb. 4 b) kommt mit seinem breiten Ursprung von der ventralen Fläche der Skapula. Bei proximal gelegenem Punctum fixum ist er Innenrotator und Adduktor des Oberarms. Wird dieser Muskel jetzt beim Reflexkriechen auf der Gesichtsseite aktiviert, kommt seine antigravitatorische Funktion zum Tragen. Denn sein großflächiger Ursprung an der Facies thoracis scapulae macht es möglich, daß er mit Wirkrichtung nach lateral und kranial zum Tuberculum minus humeri, den Rumpf noch dorsal, d. h. gegen die Schwerkraft bewegt.

### 2.2.3 Die ventrale muskuläre Bindung des Schultergürtels an den Oberarm: Die besondere Funktion des M. pectoralis major (Abb. 4)

Bei proximal gelegenem Punctum fixum ist der M. pectoralis major Adduktor und Innenrotator des Oberarms. Im Muster des Reflexkriechens hat dieser Muskel, dessen kegelartige Form in der Ausgangslage mit der Spitze zum Schultergelenk gerichtet ist, eine andere Funktion. *Bei gesichertem Punctum fixum am Epicondylus medialis humeri* der Gesichtsseite wird er, da seine Wirkrichtung nach distal geht – zum Antigravitator des Thorax (s. auch Abb. 27). Bei aktiv gehaltener Ausgangslage kommen bei Ellenbogenbeugung im dynamischen Ablauf des Reflexkriechens durch seine Kontraktion folgende andere Muskelfunktionen zustande:

1. Durch die Tendenz, den Brustkorb und damit den ganzen Rumpf nach ventral zum Stützpunkt Ellenbogen zu rotieren, geraten die Mm. rhomboidei der Gesichtsseite in einen Dehnungszustand. Mit ihrer Wirkrichtung zum Schultergelenk der Gesichtsseite sind sie daraufhin Synergisten zum M. pectoralis major. Sie halten mit ihm den Thorax in transversaler Ebene im Gleichgewicht.
2. M. pectoralis major und die Schulterblattadduktoren führen zur Aufrichtung der Gesichtsseite, wobei der Drehpunkt am Schultergelenk liegt.
3. Die Aufrichtung der Wirbelsäule durch die Skapulaadduktoren geht über die einzelnen thorakalen Wirbelsegmente. Dadurch wird der Rotationsvektor in seinem bereits aktivierten Zustand zusätzlich provoziert. Die autochthone Muskulatur erfährt eine asymmetrische – von der Gesichtsseite ausgehende und dort stärker zustandekommende – Aktivierung durch den zwischen M. pectoralis major und Mm. rhomboidei bestehenden Synergismus.
4. Der Stretch und die anschließende Kontraktion der Skapulaadduktoren hat rückwirkend eine aktivierende Wirkung auf den M. pectoralis major, so daß er den Rumpf über den Hebel des Humerus gegen die Schwerkraft hebt und

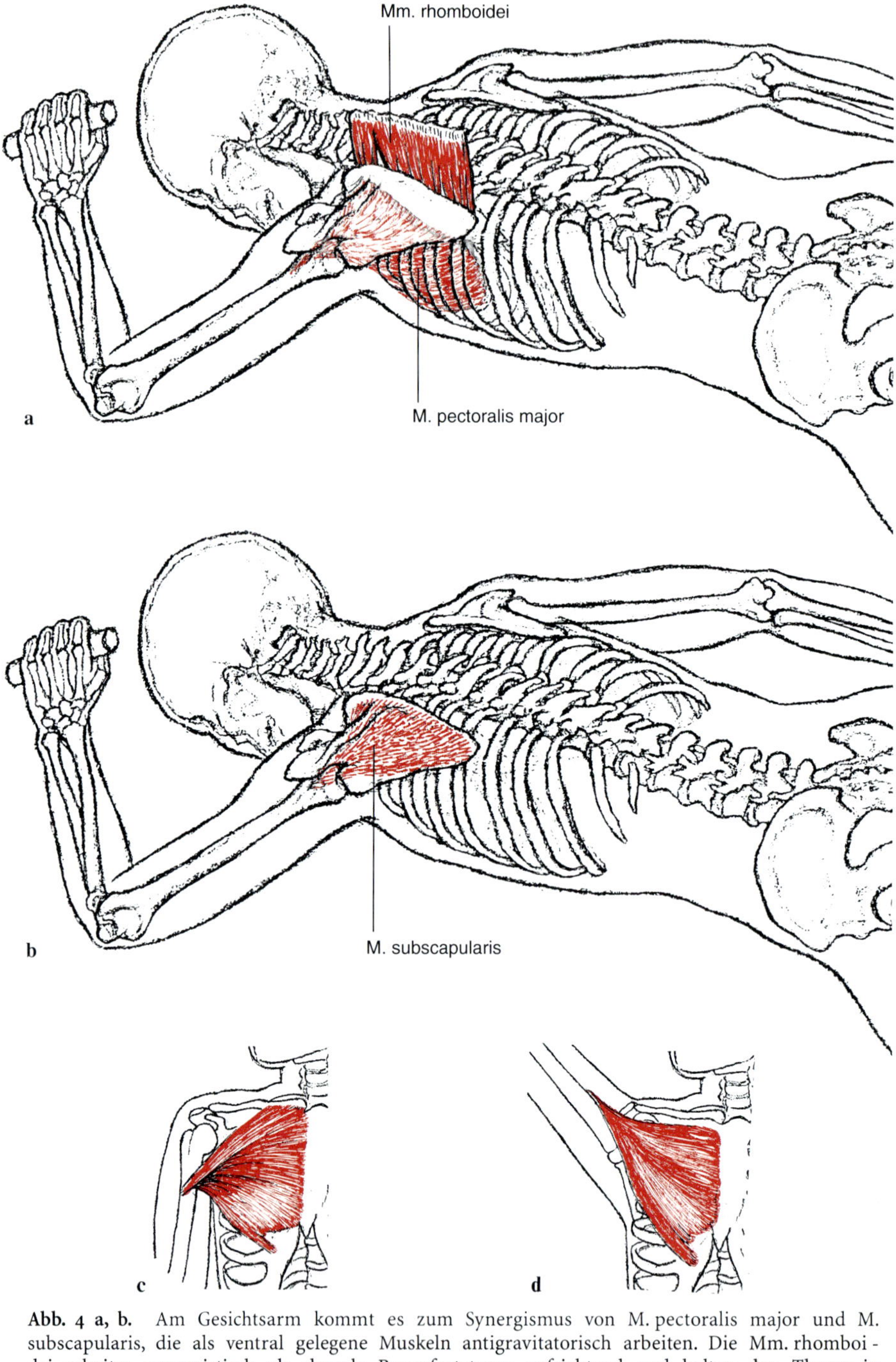


**Abb. 4 a, b.** Am Gesichtsarm kommt es zum Synergismus von M. pectoralis major und M. subscapularis, die als ventral gelegene Muskeln antigravitatorisch arbeiten. Die Mm. rhomboidei arbeiten synergistisch als dorsale Rumpfrotatoren aufrichtend und halten den Thorax in transversaler Ebene im Gleichgewicht. **c** Der verschraubte Faserverlauf des M. pectoralis major bei 0°-Gradstellung des Oberarms in frontaler Ansicht. **d** Der „entschraubte" Faserverlauf bei der Winkelstellung des Reflexkriechens ihn außerdem nach lateral und kranial zum Stützpunkt Ellenbogen transportiert.

5. Daß der Rumpf durch die Funktion des M. pectoralis major mit der Hinterhauptsseite nicht nach ventral auf die Unterlage absinkt, liegt auch an der durch ihn ausgelösten Vordehnung, die er auf Pars transversus und Pars ascendens des M. trapezius ausübt. Diese beiden Trapeziusanteile wirken als dorsale Rumpfrotatoren und haben - von den Dornfortsätzen der Wirbelsäule auch die autochthone Muskulatur beeinflussend - eine starke Streckwirkung auf die Wirbelsäule, besonders auf den Gipfel der infantilen Kyphose (s. Abb. 3 a). Die Pars ascendens streckt den Rumpf in diesem Bereich und wird - ebenso wie die Pars transversa - beim Reflexkriechen durch die Wirkrichtung zum Schulterblatt zum Synergisten des M. pectoralis major.

Der M. pectoralis major bekommt eine Funktion, die er in der pathologischen motorischen Entwicklung nie erreicht. Seine Wirkrichtung geht zum Humerus zum Punctum fixum Ellenbogen. Die Auswirkung der zentralen motorischen Pathologie besteht - bezogen auf den M. pectoralis major - in der Unfähigkeit die eben beschriebenen Aufrichtefunktionen zu realisieren. Die beiden großen kräftigen Innenrotatoren des Oberarms - M. pectoralis major und M. subscapularis (s. Abb. 4) - arbeiten im Muster des Reflexkriechens in antigravitatorischer Funktion. Diese antigravitatorische Funktion haben sie auch in der motorischen Ontogenese am Ende des 3. Lebensmonats erreicht, während sie sich in der zentralen motorischen Pathologie nicht oder nur mangelhaft entwickelt. Wenn diese beiden Muskeln ihre antigravitatorische Funktion nicht ausführen können, kann die pathologische Motorik - und besonders die des CP-Kindes - sich nicht normalisieren. Dies gilt auch für die durch gestörte ZNS-Funktion verursachte pathologische Motorik eines Erwachsenen. In der pathologischen Funktion bringen diese beiden Muskeln die „Haltungsarchitektur" des Menschen zum „Einstürzen", denn sie bringen dabei immer eine Innenrotation und Adduktion des Oberarms mit sich. Auch in der Pathologie haben sie eine synergistische Funktion, dann allerdings mit der Wirkrichtung zum Körper hin.

### 2.2.4 Muskuläre Bindungen im Schultergelenk (Abb. 5)

Die am Schlüsselgelenk Schulter angeordneten Muskeln bewegen beim Reflexkriechen und in der lokomotorischen Ontogenese das Axisorgan über das Schlüsselgelenk Schulter. Für die Muskelfunktionsdifferenzierung übernimmt dieses Gelenk damit die Schlüsselrolle.

Die bei der Streckung im Schultergelenk beteiligten Muskeln haben auf der Gesichtsseite mit Wirkrichtung zum Punctum fixum Ellenbogen eine Fortbewegungsfunktion für den Rumpf. Hierzu gehört auch der M. latissimus dorsi, der Axisorgan und Beckengürtel zum stützenden Oberarm transportiert. Zu den dorsalen Muskeln des Schultergelenks gehören außerdem: Pars spinalis und acromialis M. deltoideus, Caput longum des M. triceps brachii, M. teres major und minor.

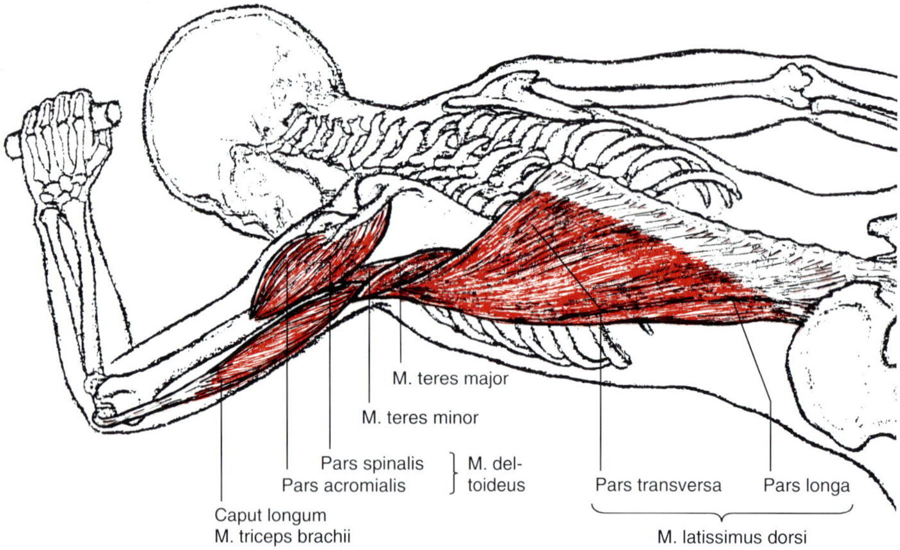


**Abb. 5.** Die dorsal am Schultergelenk gelegenen Muskeln haben beim Reflexkriechen mit Wirkrichtung zum Punctum fixum Ellenbogen eine Fortbewegungsfunktion für den Rumpf

**Pars acromialis des M. deltoideus** (Abb. 6)
Beim Gesichtsarm wird im Bereich des M. deltoideus eine starke Kontraktion seines medialen Teiles, der Pars acromialis sichtbar. Bei proximal gelegenem Punctum fixum kommt es zur Abduktion des Oberarms im Schultergelenk. Beim Reflexkriechen ist die Wirkrichtung des Muskels jedoch zum Stützpunkt Ellenbogen gerichtet, so daß er das Akromion, den Sproß des Schulterblatts vorwärts, also kranialwärts und nach ventral und lateral zieht. Durch seinen ventralen Vektor – wie auch durch den M. coracobrachialis und das Caput breve des M. biceps brachii (s. Abb. 8) – hat er eine indirekte antigravitatorische Wirkung auf den Thorax: Es kommt zum Abheben des Angulus inferior scapulae vom Thorax, was eine kontraktionsauslösende Dehnung der dorsalen schulterblattbesetzenden Muskulatur in Gang setzt.

**Caput longum des M. triceps brachii und Caput longum des M. biceps brachii in synergistischer Funktion** (Abb. 7)
Der M. triceps brachii ist bei proximal gelegenem Punctum fixum mit seinem Caput longum Strecker des Oberarms und zugleich mit seinen anderen Köpfen gemeinsam mit dem M. anconeus Strecker des Ellenbogens. Im Muster des Reflexkriechens kommt es auf der Gesichtsseite zu einer Funktionsumkehr. Der gemeinsame Ansatz aller drei Tricepsköpfe ist am Olekranon und die gesamte Muskelmasse ist bei der Aktivierung des Reflexkriechens kontrahiert. Die Wirkrichtung vom langen Kopf des M. triceps brachii geht zum Punctum fixum Ellenbogen. Damit muß er die Fossa glenoidalis, an deren unteren Rand er seinen

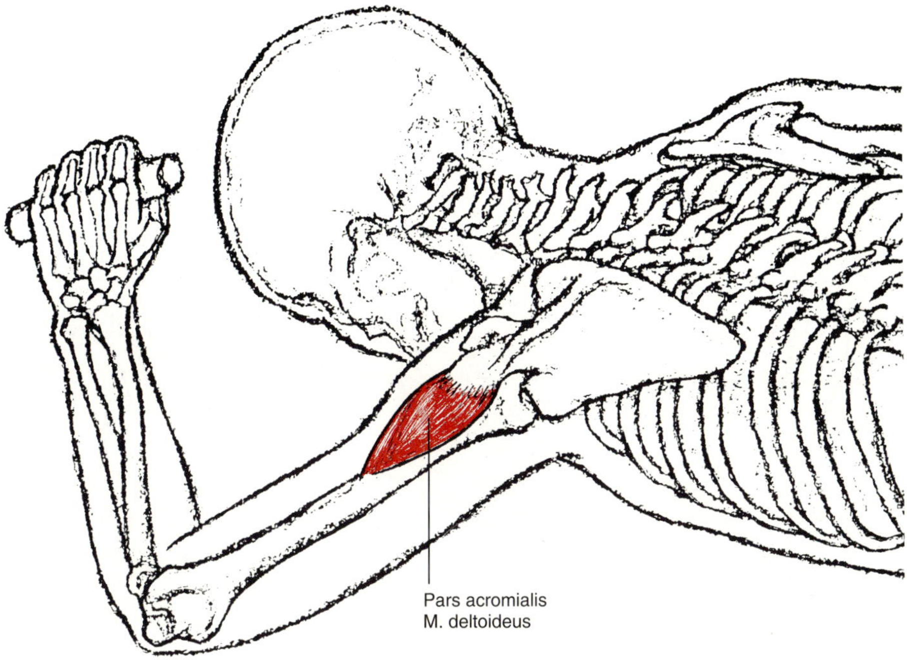


**Abb. 6.** Indirekte antigravitatorische Wirkung der Pars acromialis des M. deltoideus auf den Rumpf durch Abheben des Angulus inferior scapulae vom Thorax. Dadurch kontraktionsauslösende Dehnung der dorsalen schulterblattbesetzenden Muskulatur

Ursprung hat, nach ventral, lateral und auch nach kranial ziehen. Der Vektor lateralwärts trägt zur Schwerpunktverlagerung bei, während der kranialwärts gerichtete Vektor der Fortbewegungsvektor ist.

Der Fortbewegungsvektor vom langen Kopf des M. triceps brachii wird vom Caput longum biceps brachii synergistisch potenziert. Denn sein Ursprung liegt genau 180° gegenüber vom Ursprung des Caput longum triceps brachii am Rande der Fossa glenoidalis. Trotz der Kontraktion des Caput laterale und Caput mediale des M. triceps brachii bleibt der Ellenbogen beim Reflexkriechen gebeugt, wobei die Muskulatur des Ober- und Unterarms in ihrem ganzen Umfang kontrahiert ist.

Das Caput longum des M. biceps brachii ist ein zweigelenkiger Muskel mit Ansatz an der Tuberositas radii. Wenn das Punctum fixum wie beim Muster des Reflexkriechens am Epicondylus medialis humeri liegt, hat er eine Wirkrichtung nach ventral, lateral und kranial, d. h. vorwärts. Das Caput longum des M. biceps brachii benutzt also die Skapula als „Angel", an der der Körper vorwärts gezogen wird.

Caput longum des M. biceps brachii und Caput longum des M. triceps brachii steuern bei der aufrichtenden Funktion die gleitende vorwärtsgerichtete Bewegung der Fossa glenoidalis über den Humeruskopf. Dabei bewegt sich die Fossa glenoidalis in sagittaler Ebene drehend über den Humeruskopf hinweg.

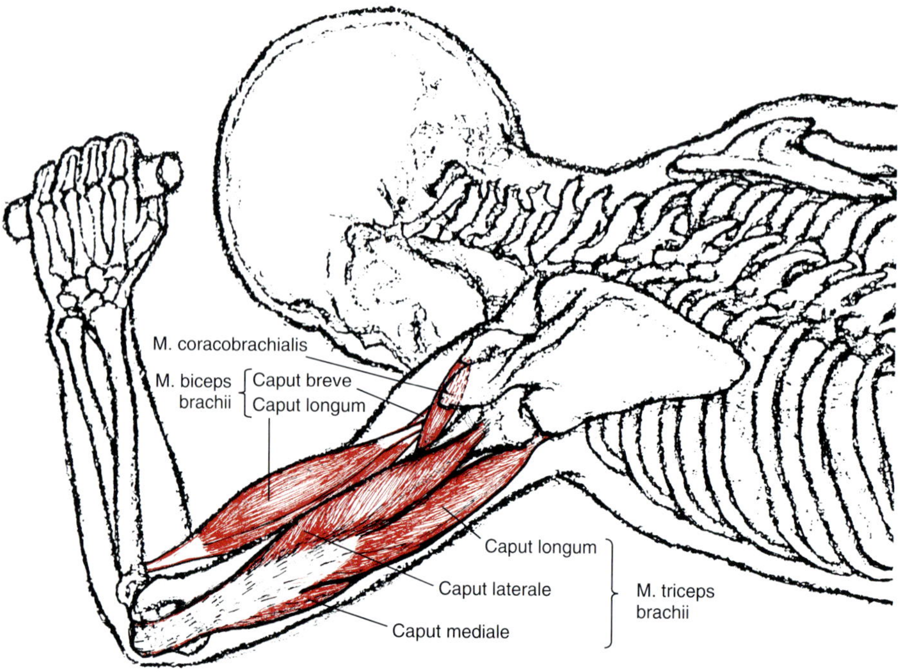


**Abb. 7.** Am Gesichtsarm kommt es zur gleitenden, nach kranial (vorwärts) gerichteten Bewegung der Fossa glenoidalis auf dem Humeruskopf durch das Caput longum des M. biceps brachii und das Caput longum des M. triceps brachii. Sie haben eine Fortbewegungsfunktion für den Rumpf. Synergistisch hierzu arbeiten der am Processus coracoideus ziehende M. coracobrachialis und das Caput breve des M. biceps brachii

Synergisten zum Caput longum des M. biceps und Caput longum des M. triceps brachii sind zwei Muskeln, die am Processus coracoideus scapulae ziehen: Caput breve des M. biceps und M. coracobrachialis (s. auch Abb. 8).

**Caput breve des M. biceps brachii und M. coracobrachialis** (Abb. 8)

Die Wirkrichtung des Caput breve des M. biceps und M. coracobrachialis geht beim Reflexkriechen nach lateral, kranial und ventral. Synergistisch ziehen sie vom Processus coracoideus aus die Fossa glenoidalis *drehend* über den Humeruskopf. Man kann sagen, daß sie die Skapula nach lateral, ventral und kranial ziehen. Ebenso wird der Rumpf, der an der Skapula aufgehängt ist, damit nach lateral und kranial gezogen. Der größte Vektor dieser zwei Muskeln ist der nach kranial gerichtete Fortbewegungsvektor. Der Vektor mit ventraler Richtung hat auch einen indirekten antigravitatorischen Charakter: Beide Muskeln, am Processus coracoideus ziehend, heben den Angulus inferior scapulae vom Thorax ab und wirken kontraktionsauslösend auf die dorsale schulterblattbesetzende Muskulatur.

Zur Ellenbogenbeugung, die trotz der intensiven Kontraktion des M. triceps brachii gehalten wird (s. S. 38 ff), können wir jetzt folgendes hinzufügen: Die

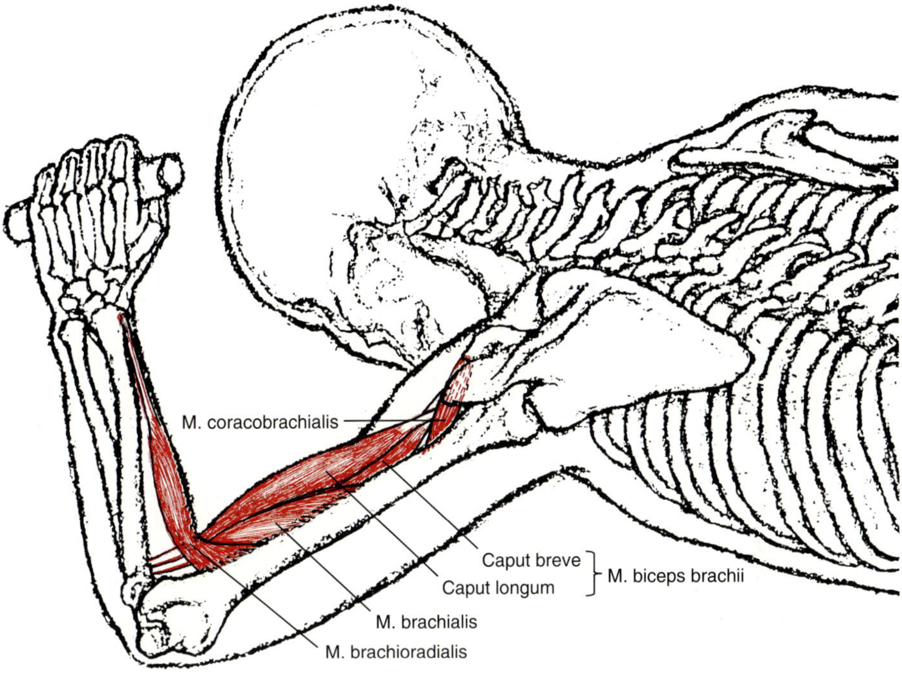


**Abb. 8.** Am Gesichtsarm ziehen Caput breve des M. biceps brachii und M. coracoideus die Skapula über den Zug am Processus coracoideus über den Humeruskopf. Sie wirken lokomotorisch und indirekt antigravitatorisch auf den Rumpf, indem sie den Angulus inferior scapulae vom Thorax abheben. Dadurch kontraktionsauslösende Dehnung der schulterblattbesetzenden Muskulatur. M. biceps brachii, M. brachialis und M. brachioradialis sind bei distal gelegenem Punctum fixum zügelnde Synergisten der Ellenbogenstrecker (s. Abb. 7). Die beiden letzten sind Aufrichter des Oberarms.

Kontraktion der Ellenbogenstrecker kann nur gemeinsam durch die synergistisch arbeitenden ventralen Muskeln wie M. biceps brachii, vor allem durch die Arbeit des M. brachialis gezügelt werden.

M. brachialis und M. brachioradialis sind Aufrichter des Oberarms der Gesichtsseite, den sie aus seiner schrägen Lage in die Senkrechte ziehen. Als Ellenbogenbeuger heben sie damit indirekt den Körper auf den Hebel Oberarm nach dorsal hoch und ziehen ihn dabei vorwärts.

Eine ähnliche Funktion haben die 3 kurzen Köpfe des M. quadriceps femoris, die bei der Standphase des Gesichtsbeins den Oberschenkel aufrichten (s. Abb. 26 und 36).

**Das Verhältnis von Außenrotatoren und Innenrotatoren am Schultergelenk beim Reflexkriechen** (Abb. 9)
Von der Muskelmasse und von der Kraft her sind die innenrotatorisch arbeitenden Muskeln (M. pectoralis major, M. subscapularis, M. teres major, M. latissimus dorsi, s. Abb. 9a ) den Außenrotatoren (M. teres minor, M. infraspinatus, s. Abb. 9 b) um ein Vielfaches überlegen. Schon allein wegen dieses Mißverhältnisses kommt es in der Pathologie leicht zur Innenrotationsstellung des Oberarms. Im Aktivierungssystem des Reflexkriechens setzt sich das funktionelle Übergewicht der Innenrotatoren auf der Gesichtsseite nicht durch, obwohl sie durch die Ausgangslage des Armes vorgedehnt sind. Die Innenrotation des Schultergelenks wird durch die Flexionshaltung des Ellenbogens abgefangen und verhindert. Somit wird der Unterarm in die Haltefunktion integriert.

Was Faserverlauf und Stretchzustand der Außenrotatoren betrifft, sind sie erst bei in Längsachse eingestelltem Axisorgan optimal funktionsbereit. Die aktive Einstellung des Axisorgans in die Körperlängsachse ist beim Reflexkriechen gewährleistet. Die Wirkrichtung der Innen- und Außenrotation geht beim Reflexkriechen am Gesichtsarm nach distal zum Humerus.

## 2.2.5 Die Kokontraktion im Vergleich zu der spinal übergeordneten synergistischen Muskelfunktion am Beispiel der Oberarmmuskulatur

Am Beispiel der ausgewogenen isometrisch-dynamischen Kontraktion der ventralen und dorsalen Muskeln des Oberarms – bei Beugehaltung des Ellenbogens (!) – wird der Wert der sogenannten Kokontraktion in der Neurophysiologie fraglich. Mit der Regulation im *spinalen* Niveau, aus dem die Kokontraktion abgeleitet wird, kann man bei der in 2.2.4 beschriebenen Schulter- und Ellenbogenbewegung selbstverständlich nicht auskommen, sondern hier müssen zusätzlich übergeordnete Zentren ihre Arbeit leisten. Denn beim Reflexkriechen zieht die Ellenbogen- und Schulterbewegung die Vorwärtsbewegung des gesamten Rumpfes und der Beine nach sich. Dies ist nicht nur bei der Reflexlokomotion, sondern auch in der motorischen Ontogenese der Fall.

Im Bereich des Schultergürtels gibt es sowohl bei der ventralen als auch bei der dorsalen Muskulatur Vektoren, die den Körperschwerpunkt nach dorsal, lateral und kranial bewegen. Das Reflexkriechen spielt sich in Bauchlage ab, und wenn das Punctum fixum lateral und cranial am Ellenbogen liegt, haben diese Vektoren selbstverständlich Fortbewegungscharakter. Dabei wird der Schwerpunkt des Menschen in die Richtung des Stützpunktes Ellenbogen verlagert. Wechselt der Stützpunkt die Körperseiten und kommt die Schwerpunktverlagerung bei guter Körperhaltung zustande, liegt ihr immer eine den spinalen Rükkenmarksegmenten *übergeordnete* Funktion zugrunde.

Beim Muster des Reflexkriechens kann man diese ausgewogene Kontraktion der ventralen und dorsalen Oberarmmuskeln am Gesichtsarm mit der Muskelfunktion bei der Standphase des Schrittes vergleichen. Man kann sagen, daß die Kontraktion des M. triceps brachii die Standphase des Schrittes abfängt. Gleich-

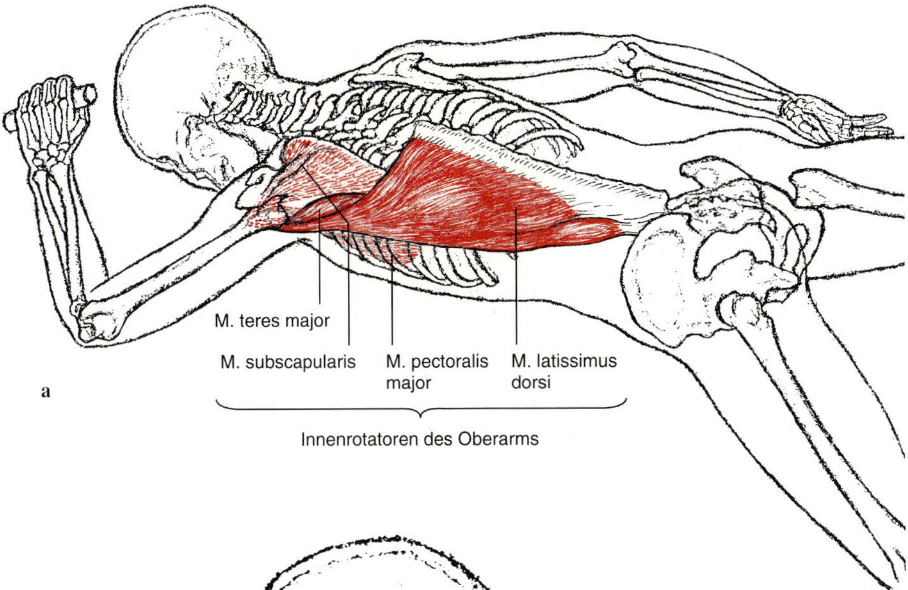


a

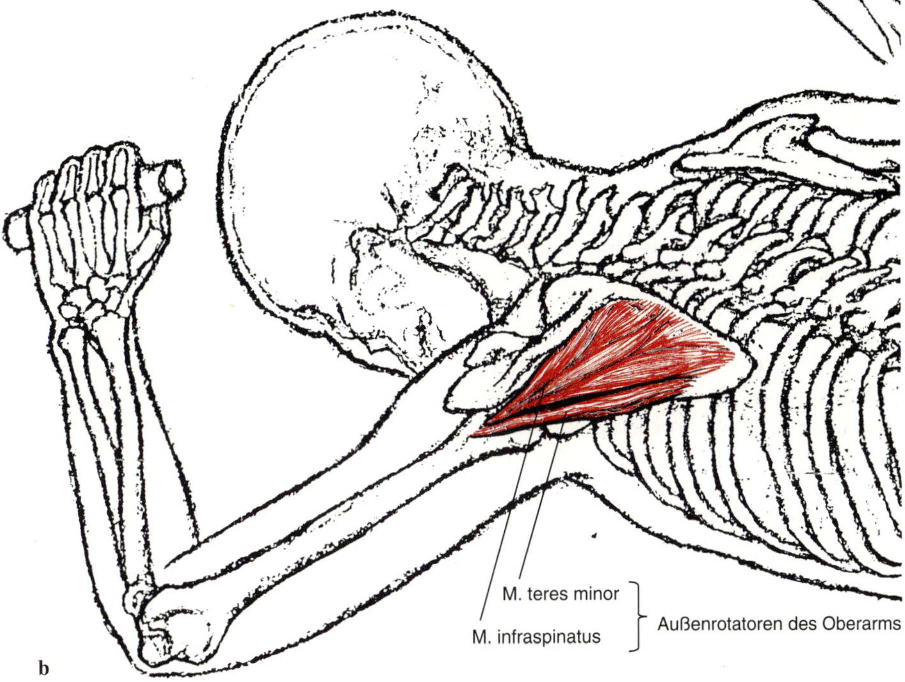


b

**Abb. 9 a, b.** Das auf Muskelmasse und Kraft bezogene Mißverhältnis von Innen- (**a**) und Außenrotatoren (**b**) kommt beim Reflexkriechen nicht zum Tragen (s. hierzu Abb. 4). Bei der Reflexlokomotion überwiegt immer die Außenrotation. Bei Einstellung des gestreckten Axisorgans in die Körperlängsachse wird der Thorax von Außen- und Innenrotatoren ausgewogen auf dem Humeruskopf getragen. Die Muskelwirkrichtung geht nach distal zeitig sind das Caput longum des M. biceps brachii und auch der M. brachialis an der Bewegung von Schultergürtel und Oberarm nach vorne beteiligt (Abb. 8). An der ventralen und dorsalen Schulter- und Oberarmmuskulatur haben wir beispielhaft die im Synergismus arbeitenden Muskelgruppen beschrieben.

### 2.2.6 Aufrichtung des Rumpfes durch die antigravitatorische Funktion von M. pectoralis major und Schulterblattmuskulatur (Abb. 10)

Die antigravitatorische Funktion wird vom M. pectoralis major, vom M. subscapularis, M. coracobrachialis und Caput breve des M. biceps brachii geleistet (Abb. 10 a, b). Durch die Funktion des M. pectoralis major und M. coracobrachialis geraten dorsal am Rumpf gelegene Muskeln – wie die Adduktoren der Skapula, M. latissimus dorsi, die mittleren und unteren Trapeziusanteile – in eine Vordehnung. Diese durch Vordehnung zur Aktivität gezwungenen Muskeln sorgen durch die Ausgangslage bedingt dafür, daß die durch M. pectoralis major und M. subscapularis ausgelöste Tendenz, den Rumpf nach ventral zu ziehen, nicht zustande kommt. Im gleichen Sinne wie die genannten dorsalen Muskeln arbeiten auch M. serratus anterior mit allen seinen Anteilen und die Rotatoren des Schultergürtels wie M. infra- und supraspinatus.

Bezugnehmend auf die Ausgangslage des Reflexkriechens liegt der Ansatz des M. pectoralis major dorsaler, kranialer und lateraler als sein Ursprung am Thorax. Bezugnehmend auf diese Ausgangslage liegt der Ansatz des M. subscapularis am Tuberculum minus ventraler, kranialer und lateraler als sein Ursprung an der Skapula.

Durch diese Lage und durch ihre Wirkrichtung nach distal zum Ansatz haben beide Muskeln eine antigravitatorische Hebelwirkung, die den Rumpf über den Oberarm bringt.

Ausgehend von der Position des Processus coracoideus in der Ausgangslage des Reflexkriechens wirkt sich die starke Kontraktion des M. coracobrachialis wie folgt aus: Sein Ansatz am Oberarm liegt ventraler, lateraler und kranialer als sein Ursprung am Processus coracoideus. Durch seine Wirkrichtung nach distal zieht er den Processus coracoideus nach lateral, ventral und kranial zum Oberarm (s. Abb. 10 a, s. auch Abb. 7 und 8) und zieht damit die Fossa glenoidalis über den Humeruskopf.

Das Caput breve des M. biceps brachii bewegt ebenfalls die Fossa glenoidalis über den Humeruskopf (s. auch Abb. 7 und 8). Hierdurch und durch die Funktion des M. coracobrachialis geraten dorsal am Rumpf gelegene Muskeln in eine Stretchsituation. Sie werden zur Kontraktion gezwungen und fungieren als Stabilisatoren dieser antigravitatorisch arbeitenden Muskeln.

Die drehende Bewegung der Fossa glenoidalis nach kranial, ventral und lateral und die Drehung des ganzen Rumpfes über den Humeruskopf ist beim Reflexkriechen ohne die früher schon besprochene synergistische Aktivität von Innen- und Außenrotatoren (s. auch Abb. 9) nicht denkbar. Durch die gemeinsame Funktion von dorsal, ventral und lateral gelegenen Muskeln um das Schlüsselgelenk Schulter ergibt sich eine *Muskelmantelspannung*, deren gemeinsame Wirkrichtung zum stützenden Oberarm geht.

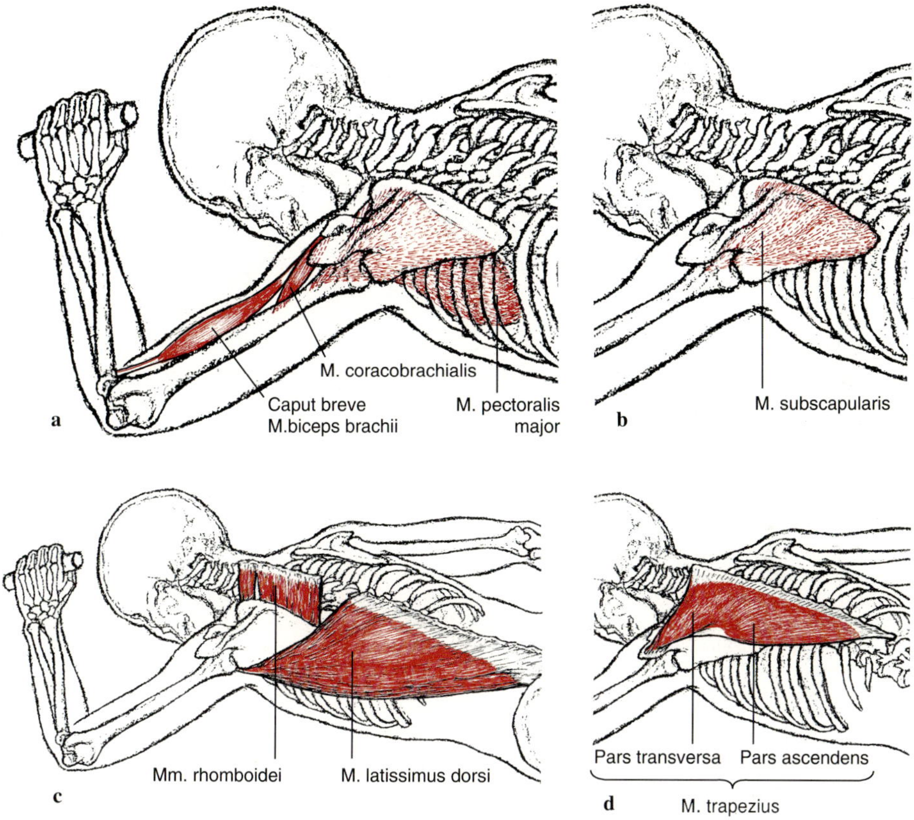


**Abb. 10 a–d.** Rumpfaufrichtung durch M. pectoralis major und Schulterblattmuskulatur. Am Gesichtsarm kommt es zur antigravitatorischen Funktion von M. pectoralis major (**a**). (zum Faserverlauf des M. pectoralis major siehe Abb. 4 c u. 4 d) und M. subscapularis (**b**). Die Fossa glenoidalis gleitet durch die Funktion von M. coracobrachialis und Caput breve des M. biceps brachii nach lateral, ventral und kranial über den Humeruskopf (**a**). Hierdurch geraten dorsal am Rumpf gelegene Muskeln (Mm. rhomboidei, Pars transversa und Pars ascendens des M. trapezius, M. latissimus dorsi) in kontraktionsauslösende Dehnung (**c, d**). Mit Wirkrichtung zum Schultergelenk werden sie Rumpfrotatoren (Stabilisatoren der Antigravitatoren)

## 2.2.7 Der M. latissimus dorsi und die Rotatoren des Schultergürtels (Abb. 11)

Bei der Aktivierung des Musters des Reflexkriechens sieht man auf der Gesichtsseite die sich ausbreitende Kontraktion des M. latissimus dorsi (s. S. 79). Aktiviert werden die Pars transversa, die an den Dornfortsätzen der unteren Hälfte des thorakalen Bereichs ihren Ursprung hat, und die Pars longa, die in die Fascia lumbodorsalis und auf den Beckenkamm ausstrahlt. Bei der Reflexlokomotion verbindet dieser Muskel den Oberarm mit dem Beckengürtel.

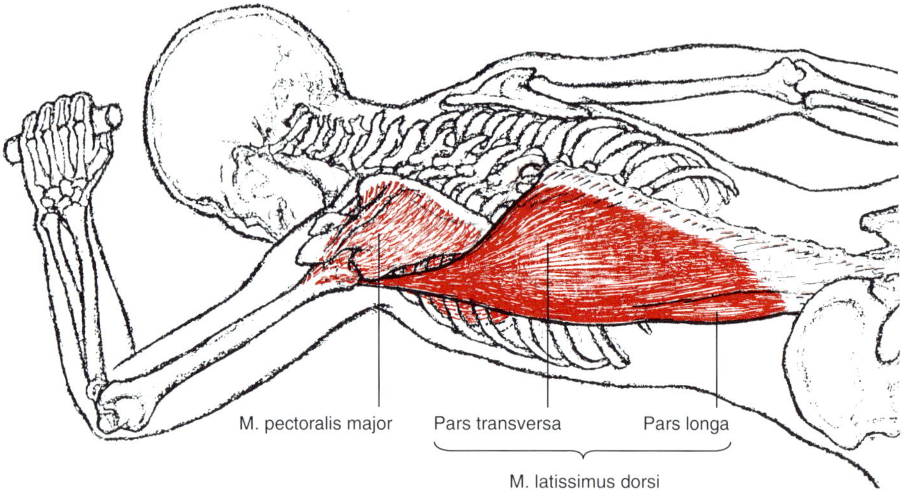


**Abb. 11.** Am Gesichtsarm kommt es durch die Pars transversa des M. latissimus dorsi zur Aufrichtung in transversaler Ebene und zur Rotation der unteren 6 Brustwirbel. Dadurch Ansprache der autochthonen Muskulatur und Streckung der Körperlängsachse. Synergistisch dazu arbeitet der M. pectoralis major in antigravitatorischer Funktion (Faserverlauf s. Abb. 4 c, d). Eine Seitneigung der Wirbelsäule entsteht durch die Pars longa des M. latissimus dorsi, die die Aktivität der autochthonen kurzen intervertebralen Muskeln hervorruft

Die Funktion der Pars transversa des M. latissimus dorsi hat bei distal gelegenem Punctum fixum eine rotatorische Auswirkung auf die unteren 6 Brustwirbel. Damit werden die autochthonen Muskeln angesprochen und strecken die Körperlängsachse (s. 2.7.2). In dieser Funktion sind sie den Mm. rhomboidei und dem M. trapezius (s. Abb. 3) ähnlich, die mit ihrem rotierenden Zug an den Dornfortsätzen denselben Einfluß auf die Aktivität der autochthonen Muskulatur haben und ebenfalls als Aufrichter den Thorax in transversaler Ebene in der Mitte halten.

Der M. latissimus dorsi ist Synergist zur Pektoralisfunktion. Beide halten mit ihrer ausgewogenen Kontraktion den Rumpf auf dem stützenden Arm in transversaler Ebene im Gleichgewicht. Der M. latissimus dorsi liegt seitlich an der gestreckten Wirbelsäule. Die Aktivität der Pars longa wirkt auf die Wirbelsäule wie eine gespannte Sehne, die einen Bogen biegt. Diese Wirbelsäulenseitneigung wirkt sich auf die autochthonen kurzen intervertebralen Muskeln aus (Abb. 31). Beim Reflexkriechen zielt die Wirkung der Aktivität der flachen oberflächlichen Rückenmuskeln - hier des M. latissimus dorsi - direkt auf die „uralte" autochthone Muskulatur, die die einzelnen Segmente der Wirbelsäule aktiv miteinander verbindet (s. 1.8.1).

Ziehen wir eine entwicklungsgeschichtliche Analogie heran, so ähnelt die Aktivität der autochthonen Muskulatur z. B. den Bewegungen der Schlange. Dies hat im Hinblick auf die Entstehung und Therapie der sogenannten idiopathischen Skoliosen eine besondere Bedeutung. Die volle Kontraktion der Pars longa des M. latissimus dorsi führt bei gehaltenem Punctum fixum Ellenbogen zur Schrägstellung der Beckengürtellinie, sie wird auf der Gesichtsseite nach kranial hochgezogen. Diese Beckenbewegung und ihre Auswirkung auf die Wirbelsäule wird genauer bei Abb. 31 beschrieben.

Von den Rotatoren des Schultergürtels wurde schon gesprochen (s. Abb. 9). Sowohl die Innen- als auch die Außenrotatoren werden in isometrischer Kontraktion gehalten, was nicht mit einer statischen Kontraktion zu vergleichen ist, vielmehr ist ihre ausgewogene Kontraktion im Hinblick auf die Fortbewegungsvektoren der anderen Muskeln die eigentliche „Geburtsstätte" bzw. „Startstufe" der Gleichgewichtssteuerung (vgl. S. 31). In der idealen Bewegungsentwicklung des Kindes wird diese „Startstufe" der Gleichgewichtssteuerung in Bauchlage bereits mit 6 Wochen realisiert (s. Abb. 14).

### 2.2.8
### Aktivitäten im Hand- und Unterarmbereich

In der Ausgangslage des Reflexkriechens befindet sich der Unterarm in 45° Flexion, was Pronation und Supination betrifft in Mittelstellung. Wird beim Reflexkriechen der Stützpunkt am Ellenbogen am Epicondylus medialis humeri gesichert, sind sowohl die ventralen als auch die dorsalen Unterarmmuskeln kontrahiert. Supinatoren und Pronatoren geraten in eine ausgewogene Kontraktion. Die Hand nimmt eine dorsale Extension mit radialer Duktion ein, wird dabei zur Faust geschlossen und wird zum „Greiforgan" (s. S. 109). Die Metacarpalia verharren dabei in Abduktion. Diese Abduktion betrifft auch das Metacarpale 1. Die Finger werden gebeugt. Der Daumen wird in Opposition zu den Fingern gebeugt. Es erscheint ein vollkommener Handschluß.

Bei pathologischen Zuständen, z. B. bei Spastik oder Athetose, ist die Hand nicht entfaltet, sondern die Metacarpalia befinden sich in Adduktionsstellung. Die Mm. interossei befinden sich in einem abnormalen Zustand. Man könnte die volare Gruppe als hyperaktiv oder in spastischer Kontraktur befindlich und die dorsale Gruppe als „paretisch" bezeichnen. Unserer Meinung nach ist bei Störung der posturalen Ontogenese diese Handhaltung jedoch nur ein Teil der abnormalen Haltungsschablonen. Und bei fixierter ICP kommen im Laufe der Zeit sekundäre Veränderungen bezüglich der Afferenz von Gelenken, Gelenkkapseln, Sehnen und Muskeln hinzu.

Bei der Aktivierung des Musters des Reflexkriechens wird die Hand auf der Gesichtsseite als Greiforgan „vorbereitet". Bei der ICP ist sie dafür jedoch nicht verwendbar – was nicht nur an der eingefahrenen und oben erwähnten Fehlhaltung, sondern vor allem an der *fixierten Adduktion* der Metacarpalia liegt. Damit kann die isometrisch-dynamische Muskelkontraktion der Mm. interossei volares und die statisch-dynamische Kontraktion der Mm. interossei dorsales also nicht stattfinden. Wird beim Reflexkriechen jedoch ein harter Gegenstand in die Hand der Gesichtsseite eingeschoben (s. Abb. 12) und die Hand in eine dorsale und radiale Abduktion versetzt, geraten die Mm. interossei volares in einen massiven Stretchzustand. In dieser Situation entsteht, weil das aktivierbare globale Muster mit antagonistischer Muskelsynergie ausgestattet ist, die isometrisch-dynamische Kontraktion der volaren Gruppe. Die dorsalen Mm. interossei werden aktiviert, beginnend mit Kontraktionsfasciculationen, wie wir es bei den sogenannten „paretischen" Muskeln der ICP kennen.

**Muskelfunktionen an Ellenbogen-, Hand- und Fingergelenken** (Abb. 12)
Die Ellenbogenbeugung auf der Gesichtsseite entsteht, weil sich der Oberarm durch folgende Muskeln aufrichtet: M. brachialis, M. brachioradialis, M. biceps brachii (hier nur ein schwacher Beuger, weil seine zweite Funktion die Supination des Unterarms ist). Die Ellenbogenbeugung wird synergistisch von der nach distal ausgerichteten Funktion der Ellenbogenstrecker gezügelt (s. Abb. 7).

Die Pronation des Unterarms (s. auch S. 66) kommt durch den M. pronator teres und M. pronator quadratus bei Haltefunktion der Supinatoren zustande.

Die dorsale Extension und die radiale Abduktion des Handgelenks werden über den M. extensor carpi radialis longus und brevis erreicht. Beide Muskeln unterstützen den Faustschluß, weil die Fingerbeuger ihre maximale Kraft erst entfalten können, wenn das Handgelenk dorsal flektiert ist. M. extensor carpi ulnaris, M. extensor digitorum, M. extensor pollicis longus und brevis sind aktiviert.

Die Abduktion der Mittelhandknochen beim Faustschluß kommt zustande durch die Mm. interossei dorsales, die Abduktion des Metacarpale 1 durch den M. abductor pollicis longus (s. S. 77, 78), die Beugung der Fingergrundgelenke durch die Mm. lumbricales, die Beugung aller Finger durch die Fingerflexoren (nicht abgebildet).

**Bemerkungen zur idealen motorischen Entwicklung bezüglich der Stützfunktion der Arme und der Kopfbewegung bis zum 3. Monat** (Abb. 13–15)
Die Entwicklung der Stützfunktion der Arme beginnt schon in der frühen Säuglingszeit. Im wachen und aktiven Zustand des gesunden Neugeborenen ist die Körperhaltung asymmetrisch. Das Kind liegt auf einer Körperhälfte im Bereich von Sternum und Nabel. Bei dieser asymmetrischen Körperhaltung existiert noch keine Stützbasis, sondern nur eine *Auflagefläche*, die sich von einer Wange über eine Brustkorbhälfte bis zum Nabelbereich ausbreitet (Abb. 13 a). Arme und Beine sind gebeugt und noch zu keiner Stützfunktion fähig. Die Arme befinden sich in der sog. „Henkelstellung" und bewegen sich in diesem Alter bei Retraktion der Oberarme in der Frontalebene. Die asymmetrische Körperhaltung ist auch in Rückenlage vorhanden (vgl. Abb. 53).

Um die Mitte des 1. Trimenons, frühestens jedoch nach der 4. Lebenswoche, beginnt sich der Säugling optisch zu orientieren, indem er in der Bauchlage den Kopf gegen die Schwerkraft hebt. Bei optischer und anderer Orientierung (s. auch 2.4.3) ändert sich in diesem Alter die Gesamtkörperhaltung wie folgt: Der Kopf wird kurzfristig von der Unterlage abgehoben, und die Ellenbogen stützen sich ebenso kurzfristig auf die Unterlage. Dabei verlassen die Oberarme die frontale Ebene und suchen sich im Schultergelenk statt dessen über die Adduktion und Flexion den Weg in die Richtung der sagittalen Ebene (Abb. 13 b). Hierbei beginnt sich das Körpergewicht nach kaudal Richtung Symphyse zu verlagern, und die „primitive Beckenflexion" läßt nach. Der Kopf stellt sich drehend in die Körperlängsachse ein und wird *außerhalb* der Stützbasis getragen (Abb. 14).

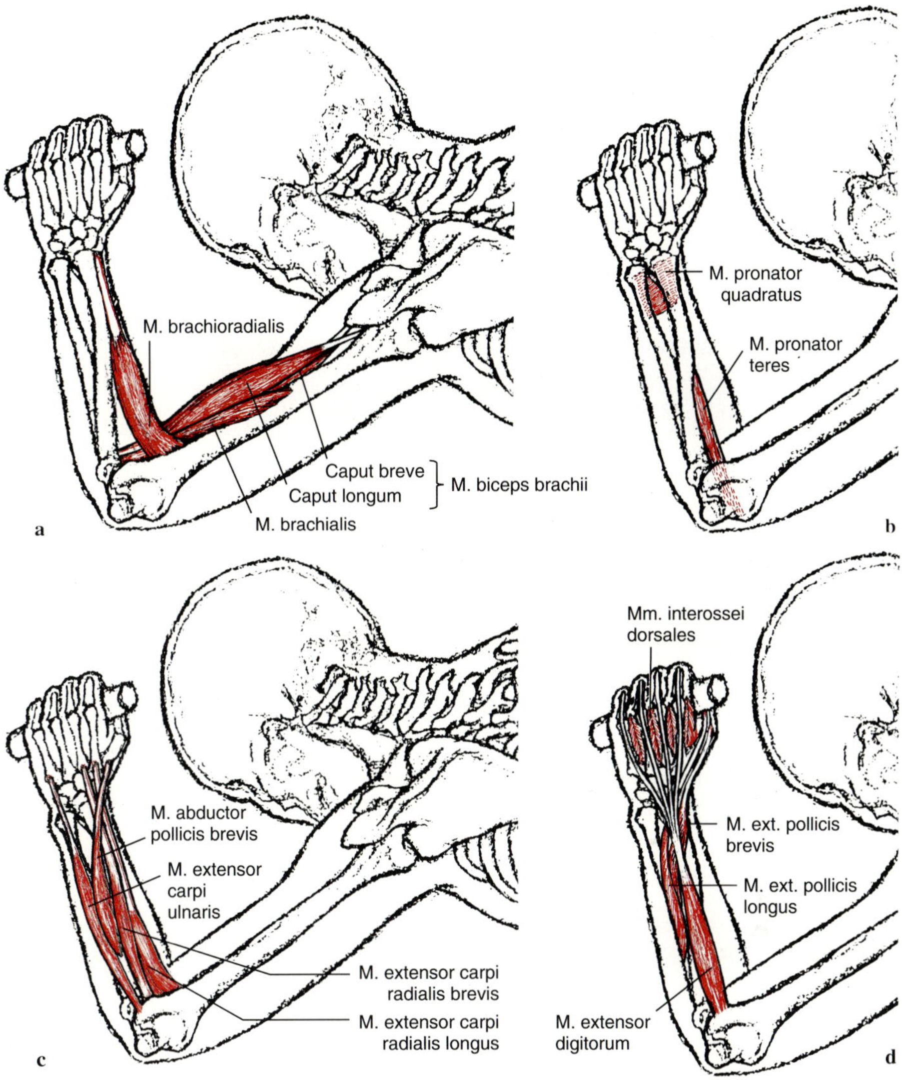


**Abb. 12 a–d.** Am Gesichtsarm kommt es über die Ellenbogenflexion zur Oberarmaufrichtung, Pronation des Unterarms, dorsaler Extension und radialer Duktion des Handgelenks und zur Abduktion der Mittelhandknochen bei Faustschluß. **a** Muskeln für die Ellenbogenflexion, **b** Muskeln für die Unterarmpronation. **c** Muskeln für die dorsale Extension und radiale Duktion des Handgelenks. Hierzu gehören auch M. pollicis longus und brevis (s. d). **d** Muskeln für die dorsale Extension des Handgelenks und die Abduktion der Metacarpalia bei Faustschluß

Von entscheidender Bedeutung ist also, daß das erste Kopfheben keine isolierte Bewegung ist, sondern daß hierbei die Stützfunktion der Unterarme in den allerersten Anfängen steht, um den Brustkorb von der Unterlage abzuheben (s. 2.4.3 und 3.8).

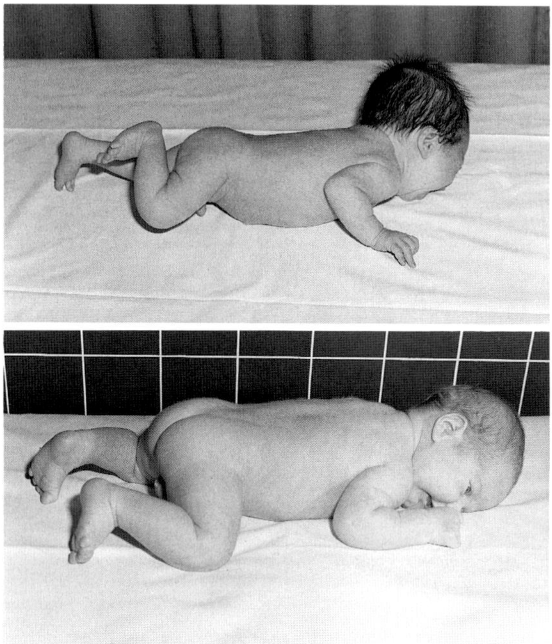

a

b

**Abb. 13 a, b.** Körperhaltung des Neugeborenen (0–6 Wochen). **a** Die asymmetrische Bauchlage. Belastet werden Sternum und Bauch. Das Becken ist gebeugt. Es existiert noch keine Stützbasis, sondern nur eine Auflagefläche. Die Extremitäten können keine Stützfunktion ausüben. Das Kind ist 10 Tage alt. **b** Etwas später haben sich die Ellenbogen auf die Unterlage abgesenkt. Unterarmstütz sowie Kopfheben beginnt. Die Beckenbeugehaltung hat nachgelassen

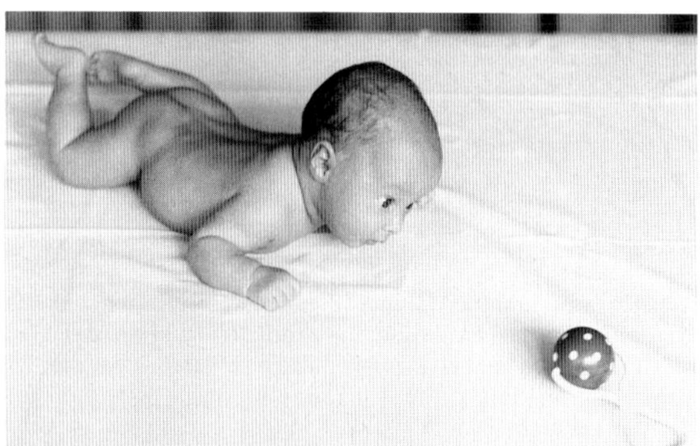

**Abb. 14.** Körperhaltung mit 6–8 Wochen bei beginnender optischer Orientierung: Erstes Kopfheben bei kurzfristigem Stütz auf die Unterarme. Es entsteht für kurze Zeit eine erste Stützbasis, wenn der Körperschwerpunkt beginnt, sich nach kaudal zu verlagern

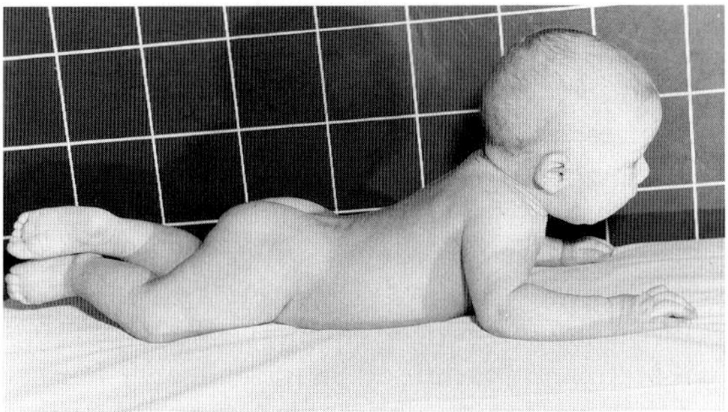

**Abb. 15.** Körperhaltung mit 3 Monaten: symmetrischer Ellenbogen-Symphysen-Stütz. Die Unterarme nehmen den symmetrischen Ellenbogenstütz ein, der Schwerpunkt verlagert sich nach kaudal, bis die Symphyse auf die Unterlage stützt. Der Kopf wird bei freier Drehung nach rechts und links außerhalb der Stützbasis getragen. Das Kind ist 10 Wochen alt und auf dem Wege zum idealen symmetrischen Ellenbogen-Symphysen-Stütz

Diese erste globale Körperhaltungsveränderung kommt automatisch zustande, ist von der mentalen Entwicklung abhängig und gesetzmäßig in der motorischen Ontogenese verankert.

Beim Kopfheben, das in diesem Alter also schon im Dienste der Orientierung steht, handelt es sich um eine Neu-Einstellung der Gesamtkörperhaltung des Kindes zum Objekt, das es anvisieren möchte. Bei diesem Manöver werden die Arme das erste Mal im Leben als Stützorgane benutzt, die Beckenflexion läßt nach, und das Becken bewegt sich in Richtung Extension. Diese Bewegung beinhaltet, je nach Körperhaltung des Kindes, eine Bewegung der Lendenwirbelsäule aus der Hyperlordose in Richtung Mitte oder aus der Kyphose Richtung Mitte. Die Hüftgelenke beginnen sich zu strecken.

Die Gesamtkörperhaltung beginnt sich also ab der 6. Lebenswoche auf die neue Stützfunktion der Arme einzustellen. Man kann hierbei auch vom Finden eines neuen globalen Haltungsmusters sprechen. Hierbei schafft sich das Kind aus seiner früheren, auf dem Nabel liegenden Auflagefläche eine *Stützbasis*, die Ende des 3. Lebensmonats aus folgenden Stützpunkten besteht: dem Stütz auf beide Ellenbogen und – durch Verlagerung des Körpergewichts nach kaudal in den Bereich des Beckengürtels – dem Stütz auf die Symphyse (Abb. 15).

In diesem Alter wird der Kopf mit symmetrischer Nackenstreckung außerhalb der Stützbasis getragen, dadurch ist eine Kopfdrehung nach beiden Seiten möglich. Die sich immer mehr entwickelnde Wirkrichtung der Schultergürtelmuskulatur nach distal zum Stützpunkt Ellenbogen ist Voraussetzung für die Hebung des Thorax gegen die Schwerkraft, für eine zukünftige Vorwärtsbewegung des Rumpfes in Bauchlage (Robben und Krabbeln) und für alle Bewegungsübergänge bis in den freien bipedalen Gang.

Die im Alter von 3 Monaten in sagittaler Ebene gehaltene Nackenstreckung ist dadurch gewährleistet, daß die ventrale Muskulatur des Körpers, und hier ist besonders der Hals und damit die Kontraktion des M. longus colli und M. longus capitis angesprochen, dagegenhält (s. Legende zu Abb. 21).

Mit diesen Bewegungsvorgängen ist der Kopf als Träger der Sinnesorgane, der Augen und Ohren, fähig, sich im Dienste der Orientierung frei zu bewegen. Die Kopfdrehung ist bei dieser Körperhaltung auf den ganzen Bereich der Halswirbelsäule ökonomisch verteilt und reduziert sich nicht nur auf den kraniocervikalen Übergang, wie es bei jeder ausgeprägten Körperhaltungsstörung der Fall ist. Die oben beschriebene Aufrichtung ist ein automatisches motorisches Geschehen, und „nur" die Neugierde des Kindes hat den Schaltungsmechanismus im ZNS für dieses globale Geschehen in Gang gesetzt. Hierbei wird die Körperhaltung gegen die Schwerkraft ausgewogen equilibriert.

Am Beispiel des M. triceps brachii soll im folgenden die Muskelfunktionsdifferenzierung beschrieben werden, die notwendig ist, um die ersten Aufrichtemanöver des Kindes in Bauchlage zustande zu bringen. Wenn das Neugeborene in Bauchlage die Oberarme ohne Stützfunktion spontan retrahiert, verläuft diese Bewegung in frontaler Ebene und wird vor allem durch den langen Kopf des M. triceps brachii durchgeführt. Bei der ab 6. Lebenswoche beginnenden Stützfunktion des Ellenbogens, wird die motorische Tätigkeit der Oberarme dann in die sagittale Ebene umgeschaltet.

Das Caput longum des M. triceps brachii, der die Retraktion des Oberarms mit seiner nach proximal gerichteten Wirkrichtung durchgeführt hat, ändert jetzt mit allen drei Trizepsköpfen bei dieser Stützfunktion seine Wirkrichtung. Sie geht nun nach distal zum Stützpunkt Ellenbogen.

Im frühen Säuglingsalter von 6 Lebenswochen findet also eine hochkomplizierte Muskelfunktionsdifferenzierung statt, deren Anlaß *zuerst* die „Sehnsucht" nach Orientierung und zu guter Letzt die Orientierung selber ist.

Die am Beispiel des M. triceps brachii beschriebene Muskelfunktionsdifferenzierung findet auch an anderen Muskeln statt und kommt in der motorischen Entwicklung weder durch einen Lernprozeß zustande, noch kann sie dem Kind durch Training vermittelt werden. Die neuen Haltungs- und Bewegungsmuster werden durch Orientierungsdrang und Neugierde des Kindes eingeschaltet, weil sie in der Anlage der posturalen Ontogenese vorhanden sind.

Als Äußerung des erreichten Reifungszustandes werden sie in der motorischen Entwicklung aus aktuellem Anlaß automatisch zur Verfügung gestellt (!) (s. 2.4.3). Die neuen Haltungs- und Bewegungsmuster sind damit eine „Entäußerung" des erreichten Reifeprozesses des ZNS. Dieser automatisch gesteuerte Mechanismus der globalen Körperhaltungsveränderung wird „posturale Reaktionsfähigkeit", „posturale Reagibilität", „posturale Aktivität" oder „automatische Körperhaltungssteuerung" genannt.

**Teilmuster des Reflexkriechens in der idealen motorischen Entwicklung bezüglich der Stützfunktion des Armes sowie der Hand- und Kopfbewegungen**

Sowohl in der motorischen Entwicklung als auch bei der provozierten Reflexlokomotion ist die Streckung der Wirbelsäule nicht nur Folge der Kontraktion der Nackenstrecker, sondern sie beruht auf dem synergistischen Zusammenspiel mit der ventralen Muskulatur. Hier fällt besonders die Kontraktion des M. longus capitis und M. longus colli (s. Abb. 21) und die der Bauchmuskelkette ins Gewicht.

Wenn der Kopf – und er hat im Verhältnis zum übrigen Körper des Neugeborenen ein großes Gewicht – mit gestreckter Halswirbelsäule außerhalb der Stützbasis gehalten wird, ist dies nur unter der Voraussetzung möglich, daß anstelle der Auflagefläche mit Zentrum in Nabelhöhe eine neue Stützbasis entsteht. Sie hat die Form eines Dreiecks, das kranial durch die stützenden Ellenbogen und kaudal durch die Symphyse begrenzt wird. Nach kaudal in Richtung Symphyse verlagert sich auch das Körpergewicht.

Der neue Stützpunkt im Symphysenbereich ermöglicht die Stützfunktion der Arme bei nach kranial ziehender Bauchmuskelfunktion. Die hierfür notwendigen synergistischen Muskelfunktionen kommen durch eine Veränderung des Kontraktionszustands der gesamten (globalen) Skelettmuskulatur zustande: Der Kontraktionszustand muß sich in eine vorher nicht vorhandene Haltefunktion umwandeln. Die Umwandlung von der phasischen Bewegung in eine Haltefunktion, die gleichzeitig in eine koordinierte Fortbewegung des gesamten Körpers mündet, ist bei der Reflexlokomotion nicht nur bei Erwachsenen, sondern auch schon bei Neugeborenen gewährleistet. Hier verweisen wir auf die Bauchmuskelfunktion im Muster des Reflexkriechens (s. 2.7.3).

Ein Teilmuster des Reflexkriechens erscheint in der motorischen Entwicklung des gesunden Kindes in Form des Einzelellenbogenstützes (Abb. 16). Dieser entsteht ab Mitte des 2. Trimenons, um in der Bauchlage das Ergreifen des in Sichtweite befindlichen und verlockenden Gegenstandes zu ermöglichen (s. auch S. 64). Der craniale Stützpunkt für das Axisorgan wird dabei nach lateral und kranial auf einen Ellenbogen verlagert. Es kommt zur Rotation des Körperlängsachse in Richtung des gesichteten Gegenstandes. Dabei ist das Rotationsausmaß kranial (also am Kopf) größer als kaudaler im Bereich der Wirbelsäule.

Sowohl in der motorischen Entwicklung als auch beim Reflexkriechen wird nicht nur der Kopf gegen die Schwerkraft, sondern es werden auch greifender Arm und Schulter außerhalb der Stützbasis getragen. Diese Basis hat eine trianguläre Form. Hierbei entsteht der Kniestütz auf der Seite des greifenden Armes.

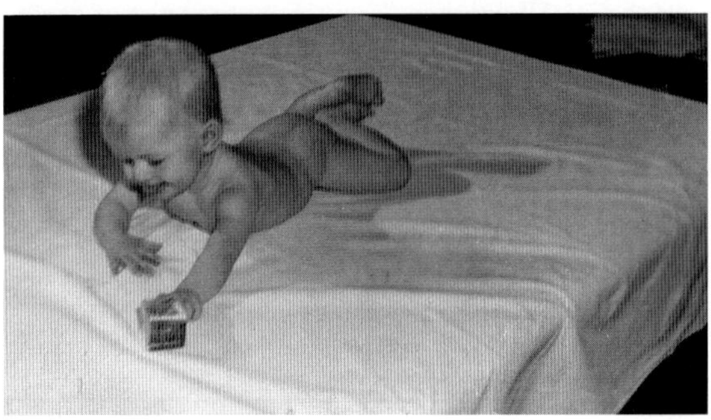

**Abb. 16.** Körperhaltung mit 4,5 Monaten: „Einzelellenbogenstütz“. Bei zielgerichtetem Greifen wird der Stützpunkt nach lateral auf einen Ellenbogen verlagert. Kopf und greifender Arm werden außerhalb der Stützbasis getragen. Der greifende Arm wird im Schultergelenk bis 120° gebeugt. Die gestreckte Wirbelsäule ist drehbar geworden, und die Wirkrichtung der Schultergürtelmuskulatur geht zum stützenden Ellenbogen nach distal. Das Kind stützt auf einen Ellenbogen, gleichseitiges Hüftgelenk und gegenüberliegendes, um ca. 90° gebeugtes Kniegelenk

Das stützende Knie ist ca. 90° gebeugt. Ein weiteres Teilmuster aus dem Reflexkriechen wird in der motorischen Entwicklung beim Robben realisiert (s. S. 16). Hier tritt beim stützenden Arm dasselbe Muskelspiel in Erscheinung, das beim Reflexkriechen am Gesichtsarm auch zu beobachten ist.

In der Greifentwicklung erscheint der radiale Handschluß Ende des 2. Trimenons. In diesem Alter ist die Hand schon zu einem hochdiffderenzierten und menschspezifischen Greiforgan geworden. Die Beugung des Daumens bei Abduktion aller Metacarpalia ist die wichtigste Komponente des normalen Handschlusses. Sie ist weder bei peripheren Störungen wie z. B. der Plexusparese noch bei zentralen Störungen möglich. Als ideales Muster erscheint der radiale Handschluß beim Reflexkriechen am Gesichtsarm. Er entsteht aus der „entfalteten Hand". Die Handentfaltung bei abduzierten Mittelhandknochen mit Fingerstrekkung kommt beim Reflexkriechen auf der gegenüberliegenden Körperseite, also am Hinterhauptsarm zustande (s. Abb. 20).

**Bemerkungen zu peripheren motorischen Störungen am Beispiel der Hand**

Direkt zu Beginn der Aktivierung mit der Reflexfortbewegung können die gelähmten Muskeln durch ihre Kontraktion – oder manchmal sind es auch nur Kontraktionsfaszikulationen – verraten, ob sie über eine neuronale Verbindung verfügen oder nicht. Wenn ja, kann man an dieser eventuell auch nur teilweisen neuronalen Verbindung die weitere klinische Besserung aufbauen.

Die Muster der Reflexlokomotion sind bei peripheren motorischen Läsionen ein physiologisches Aktivierungsmittel, indem der sog. klinisch gelähmte Muskel, der jedoch über eine neuronale Verbindung verfügt, den adäquaten motorischen Output von zentralen Steuerungsebenen bekommt. Dieser Output aus der „Zentrale" bewirkt nicht die Kontraktion eines Muskels, sondern er wirkt als Kommando zur Durchführung einer physiologischen *Bewegung*. Ist z. B. der M. extensor carpi radialis geschwächt, wird er beim Teilmuster der Hand beim Reflexkriechen nicht vom M. extensor carpi ulnaris „überrumpelt", sondern beide bekommen vom ZNS soviel Impulse, daß der schwache Muskel mit beschränkter Aktivität nicht unter die „Übermacht" seines Antagonisten gerät. Dem gesunden Antagonisten „sagt" das ZNS: „Ich bin an deiner Stärke nicht interessiert. Ich habe eine Bewegung nach Maß vor Augen" (s. hierzu 1.9.5, 2.25 u. S. 171). Der gelähmte oder paretische Muskel kann auf diese Weise nicht überfordert werden, was bei anderen Therapieformen eine Gefahr ist.

## 2.3 Die Bewegungen des Hinterhauptsarms

Der Hinterhauptsarm ist bei der Vorwärtsbewegung des Reflexkriechens die vorschreitende Extremität. Die Bewegung kann als Schrittbewegung bezeichnet werden. Die Funktion des Hinterhauptsarms muß im Zusammenhang mit der Funktion des Gesichtsarms verstanden werden. Die Stützfunktion des Gesichtsarms mit der Verschiebung des Körpergewichtes Richtung Punctum fixum Ellenbogen, ist als *Standphase* zu bezeichnen. Die gleichzeitig damit einhergehende Bewegung des Hinterhauptsarms ist die *Beugephase* des Schrittes. Damit sind die Bewegungen des Hinterhauptsarms voll in die Aktivität des Axisorgans und in die stützende Funktion des Gesichtsarms einbezogen.

Das verbindende Element zwischen Gesichts- und Hinterhauptsarm sind die Adduktoren der Skapula der Gesichtsseite. Wenn sich bei der Aufrichtung der Schwerpunkt in Richtung auf den Stützpunkt Ellenbogen verschiebt, erfolgt dies auch durch die Kontraktion der Adduktoren der Skapula auf der Gesichtsseite. Sie sind dorsale Rotatoren und Aufrichter des Thorax, denn sie ziehen die Dornfortsätze in Richtung Skapula und damit auch in die Richtung zum stützenden Ellenbogen (vgl. Abb. 3 und 4). Dabei kommt es durch die Aktivität der autochthonen Muskulatur auch zur Streckung der Brustwirbelsäule. Die Richtung der Brustwirbelrotation ist dieselbe wie die des Kopfes und die der Halswirbelsäule. Durch diese Rotationskomponente wird der Rumpf von der Unterlage abgehoben, und es wird ein Raum geschaffen, um das Ausmaß der Vorwärtsbewegung des Hinterhauptsarms zu ermöglichen und zu vergrößern. An dieser raumschaffenden Hebefunktion des Rumpfes, die für die Schrittbewegung des Hinterhauptsarms notwendig ist (vgl. 2.7.1), sind vor allem auch die antigravitatorisch wirkenden Muskeln der Gesichtsseite beteiligt (s. Abb. 4, 6, 8). Um die vorwärtsschreitende Bewegung des Hinterhauptsarms möglich zu machen, bewegt sich die Schultergürtelachse wie folgt: An einem Ende ist sie auf das Gesichtsschultergelenk gestützt, am anderen Ende bewegt sie sich in frontaler Ebene kranialwärts. Durch diese Schrägstellung der Schultergürtelachse in frontaler Ebene, die vor allem durch Anwendung der Akromionzone am Hinterhauptsarm zustande kommt, wird auch die Drehung des Kopfes zur früheren Hinterhauptsseite entscheidend beeinflußt (s. 2.4). Außerdem kommt es hierbei zur Ausdehnung des Brustkorbs auf der früheren Hinterhauptsseite, die nun zur Gesichtsseite werden wird.

### 2.3.1 Bewegungen im Schultergelenk (Oberarm und Schulterblatt) (Abb. 17)

Bei der Schrittbewegung des Hinterhauptsarms gleitet der Humeruskopf in der Fossa glenoidalis. Dies geschieht bei leichter Außenrotation durch den M. infraspinatus, M. teres minor, Pars spinalis des M. deltoideus und Abduktion des Oberarms durch die Pars acromialis des M. deltoideus. Hierbei bewegt sich der untere Schulterblattwinkel nach lateral, kranial, ventral. Diese Schulterblattbewegung wird vom oberen Teil des M. trapezius und von dem lateral am Rumpf gelegenen M. serratus anterior vollzogen. Der M. serratus anterior wurde auf der stützenden Gesichtsseite schon in einer anderen Funktion beschrieben. Dort ist er für den Thorax in Haltefunktion tätig und für die Ausdehnung des Brustkorbes zuständig, wobei dieser Muskelfunktionszustand nicht statisch, sondern in einen Fortbewegungsprozeß eingebettet ist (s. Abb. 3 a). Auf der Hinterhauptsseite befindet sich der M. serratus anterior zu einem anderen Zeitpunkt in der beschriebenen phasischen oder isotonischen Kontraktion.

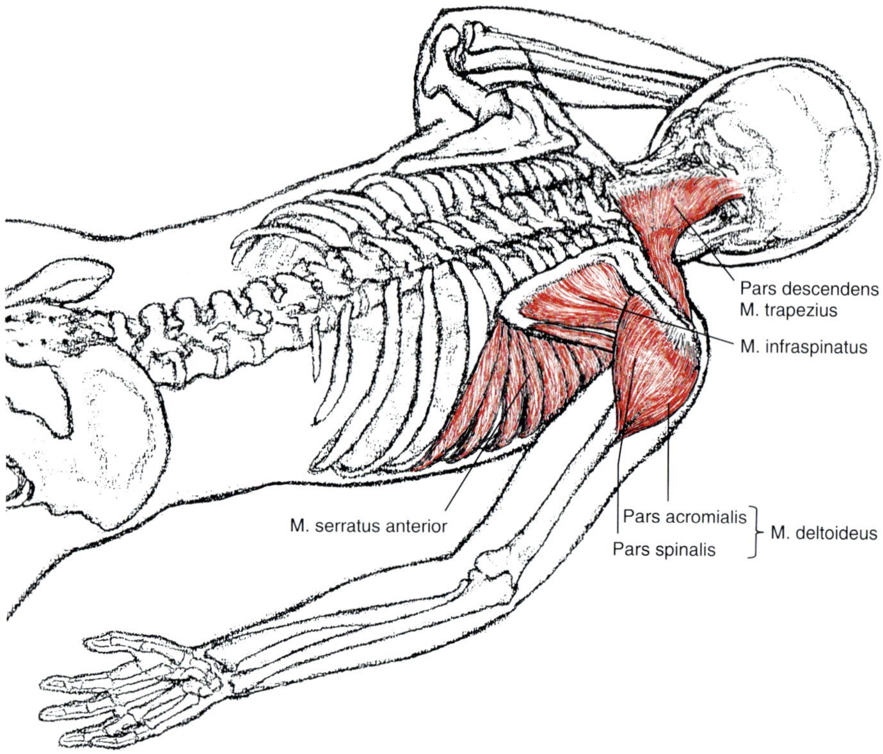


**Abb. 17.** Schrittbewegung des Hinterhauptsarms bei Abduktion und Außenrotation des Oberarms durch M. infraspinatus, M. teres minor, Pars spinalis und acromialis des M. deltoideus. Der Angulus inferior der Skapula bewegt sich durch M. serratus anterior und oberen Trapeziusanteil nach lateral, kranial und ventral

## 2.3.2 Die besondere Funktion des M. serratus anterior (Abb. 18)

Der M. serratus anterior kontrahiert sich beim Reflexkriechen auch dann, wenn der Hinterhauptsarm in der Ausgangslage isometrisch gehalten wird, denn die Endstellung – also die voll ausgeführte Flexion des Oberarms – ist vorgeplant und wird vom M. serratus anterior bereits durch die Schulterblattbewegung vorbereitet. Die Schulterblattbewegung ist außerdem notwendig, um die Flexion und Abduktion des Oberarms durch die Kontraktion der Pars spinalis und acromialis des M. deltoideus zu ermöglichen.

Der differenzierte Bewegungsablauf des Vorschreitens des Hinterhauptsarms bezieht sich beim Reflexkriechen immer gleichzeitig auf Skapula und Oberarm und ist ohne Streckung in Hand- und Fingergelenken und ohne die Entfaltung der Hand nicht denkbar. (Vergleiche hierzu S. 59, wo die Entfaltung von Handteller und Fingern erst bei erreichter Außenrotation im Schultergelenk und bei Supination im Ellenbogen erscheint.)

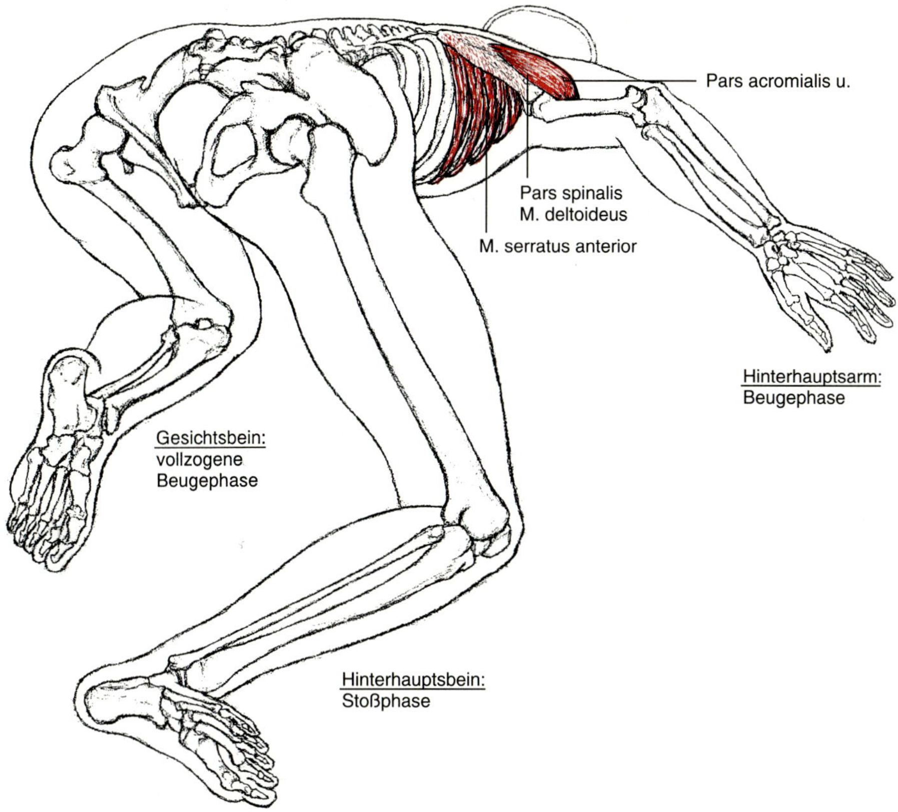


**Abb. 18.** Skapulaabduktion durch den M. serratus anterior und Oberarmabduktion durch Pars acromialis und spinalis des M. deltoideus. Diese Bewegungen ermöglichen die Oberarmflexion. Mit dem Schrittzyklus verglichen haben die Extremitäten folgende Phasen: Hinterhauptsbein – Stoßphase, Gesichtsbein – vollzogene Beugephase, Gesichtsarm – Standphase, Hinterhauptsarm – Beugephase (vgl. Schrittphasen in Abb. 24 a)

## 2.3.3
## **Bewegungen im Ellenbogengelenk** (Abb. 19)

Auch die Bewegung im Ellenbogen ist als Teil der Schrittbewegung zu verstehen. Von der Ausgangslage ausgehend, entfaltet sich die Flexion des Armes. Im Ellenbogen findet dabei eine Supination statt, die im direkten Zusammenhang mit der Außenrotation im Schultergelenk steht. Die Kombination dieser zwei Bewegungen ist bei pathologischen Zuständen nicht vorhanden. Die supinatorische Funktion wird durch die Kontraktion des M. brachioradialis, vom langen Kopf des M. biceps brachii und hauptsächlich durch den M. supinator gewährleistet. Als Beuger sind sowohl der M. brachioradialis, der M. brachialis, beide Köpfe des M. biceps brachii und z. T. auch der M. extensor carpi radialis longus beteiligt (s. Abb. 20).

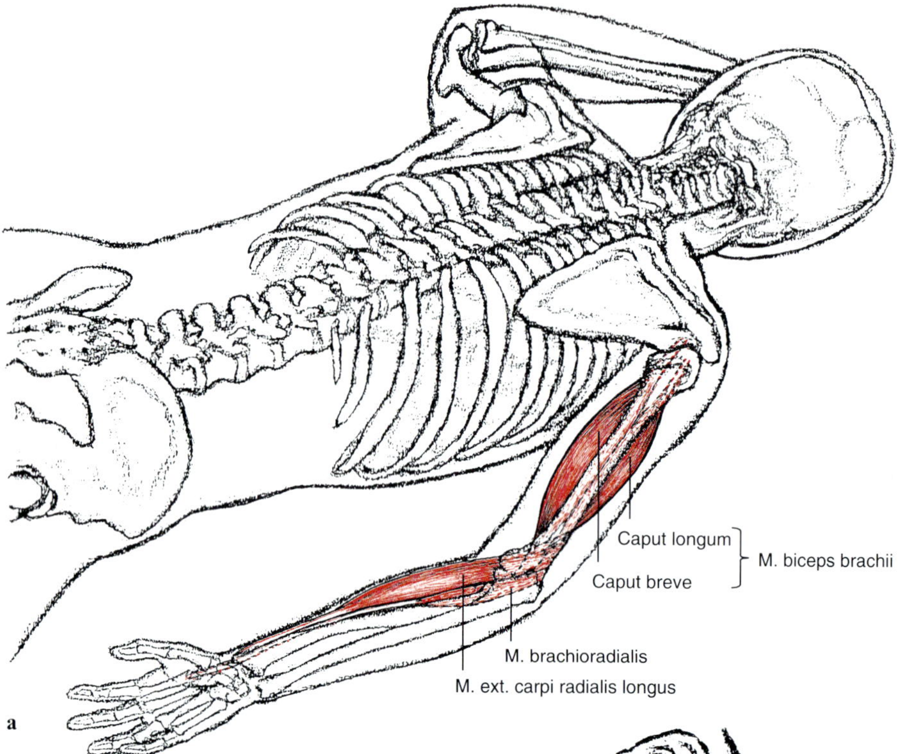


a

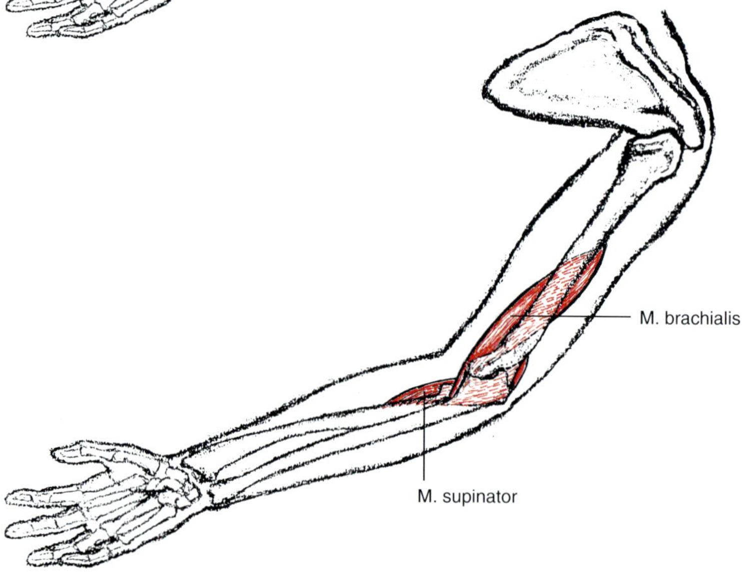


b

**Abb. 19 a, b.** Am Hinterhauptsarm kommt es zur Ellenbogenbeugung bei Supination des Unterarms und zur dorsalen Extension des Handgelenks bei radialer Abduktion

## 2.3.4
## **Bewegungen der Hand** (Abb. 20)

Am Hinterhauptsarm kommt es zur dorsalen Extension und radialer Abduktion des Handgelenks und zur Abduktion der Mittelhandknochen, für die die Mm. interossei dorsales verantwortlich sind (s. S. 77). Die Abduktion der Mittelhandknochen kommt gleichzeitig mit der Extension der Hand- und Fingergelenke zustande. Zur Abduktion der Metacarpalia gehört auch die volle Abduktion des menschlich spezifischen Fingers, des Daumens. Die einzelnen Muskeln brauchen nicht genannt zu werden. Im Hinblick auf die besprochenen segmentalen Bewegungen des Hinterhauptsarms bilden sie alle eine Funktionseinheit.

In der Ausgangslage des Reflexkriechens, die durch die Anwendung der entsprechenden Zonen zur aktivierten labilen Lage – d. h. zu einer Attitüde geworden ist, wird schon die Endstellung vorprogrammiert (s. auch 1.9.4). Dies wird besonders am Beispiel des Hinterhauptsarms deutlich. Wird der Hinterhauptsarm in der Ausgangslage gegen Widerstand gehalten –, kommt es zur deutlichen Entfaltung von Handteller und Fingern. Können diese akralen Aktivitäten in der

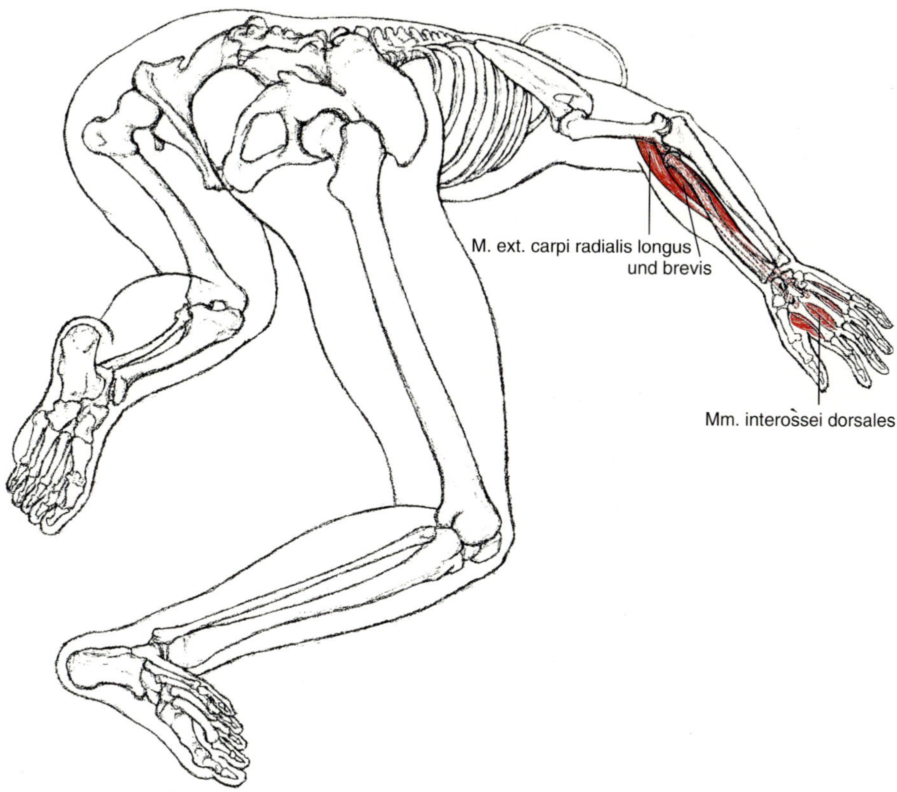


**Abb. 20.** Am Hinterhauptsarm kommt es zur dorsalen Extension und radialen Abduktion des Handgelenks bei Abduktion der Mittelhandknochen. Die Finger werden gestreckt (Schrittzyklus s. Abb. 18)

Therapie ausgelöst werden, ist sicher, daß beim kranken Kind oder auch beim Erwachsenen die Außenrotatoren des Schultergelenks und auch die Supinatoren des Ellenbogens in Funktion sind. In der Therapie ist die akrale Antwort demnach die Kontrolle dafür, ob die proximalen Muskelfunktionen, in diesem Fall an der Schulter, koordiniert arbeiten oder nicht. Die Hand der Hinterhauptsseite öffnet sich mit der Kleinfingerseite beginnend für die zukünftige Greiffunktion.

## 2.4 Die Streckung und Rotation des Kopfes bei Schrägstellung der Schultergürtelachse (Abb. 21)

Um den funktionellen Zusammenhang zwischen Schultergürtel-, Extremitäten- und Kopfbewegungen herzustellen, verweisen wir auf den Schrittzyklus (s. 2.5, 2.5.1). Werden die Skapula- und Epikondyluszone am Gesichtsarm und die Akromionzone am Hinterhauptsarm gereizt, entstehen die in 2.2, 2.3, 2.7.1 und 2.7.2 beschriebenen Wirkungen.

Wird der Reiz am Akromion ausgeübt, während gleichzeitig der Epicondylus medialis humeri des Gesichtsarms als Punctum fixum gehalten wird, beginnt sich der Kopf mit dem Gesicht zur Seite des gereizten Akromions zu drehen. Voraussetzung ist dafür jedoch, daß der Kopf in der Ausgangslage mit dem Gesicht zum stützenden Ellenbogen gedreht ist und auf dem Tuber frontale der Hinterhauptsseite aufliegt. Bei dieser Ausgangslage des Kopfes gerät die zervikale Muskelschicht in einen Dehnungszustand.

Dies trifft neben der autochthonen Muskulatur auch auf die kurzen tiefliegenden Kopfrotatoren wie auf die Mm. obliquus capitis inferior und superior, Mm. rectus capitis posterior major und minor zu (Abb. 21 a). Diese vorgedehnten Muskeln drehen den Kopf mit dem Gesicht zur Seite des gereizten Akromions.

Abgesehen von der Kopfdrehung kommt es durch Anwendung der Akromionzone zu einem indirekten oder übertragenen Stretch auf dem M. pectoralis major der Gesichtsseite. Auf der Hinterhauptsseite kommt es zu einem direkten Stretch auf den M. pectoralis major und minor und auf die Pars superior des M. trapezius.

Als Folge dieser Dehnungs- und Reizsituation ergibt sich die schon auf S. 55 erwähnte Bewegungstendenz der Schultergürtelachse nach kranial: Sie ist auf

**Abb. 21 a, b.** Drehung des Kopfes zur Hinterhauptseite beim Reflexkriechen. Durch synergistische Zügelung der dorsal, lateral und ventral gelegenen zervikalen Muskelschichten gerät der Kopf bei HWS-Streckung in die Rotation. Über die rotatorische Aktivität des M. sternocleidomastoideus der Gesichtsseite, des M. splenius der Hinterhauptseite und der kurzen dorsalen Kopfrotatoren (**a**) hochdifferenzierte Spannungssituation der beidseits gelegenen Mm. scaleni (s. Abb. 67, dort jedoch in Rückenlage dargestellt) und Kontraktion der ventralen Halsmuskeln M. longus colli und M. longus capitis (s. Abb. 65 a, b, in Rückenlage). Bei kontrahierter ventraler Halsmuskulatur steuern Pars descendens des M. trapezius und M. splenius capitis der „Hinterhauptsseite" (**b**) die Aktivität des M. sternocleidomastoideus und M. scalenus anterior der Gesichtsseite

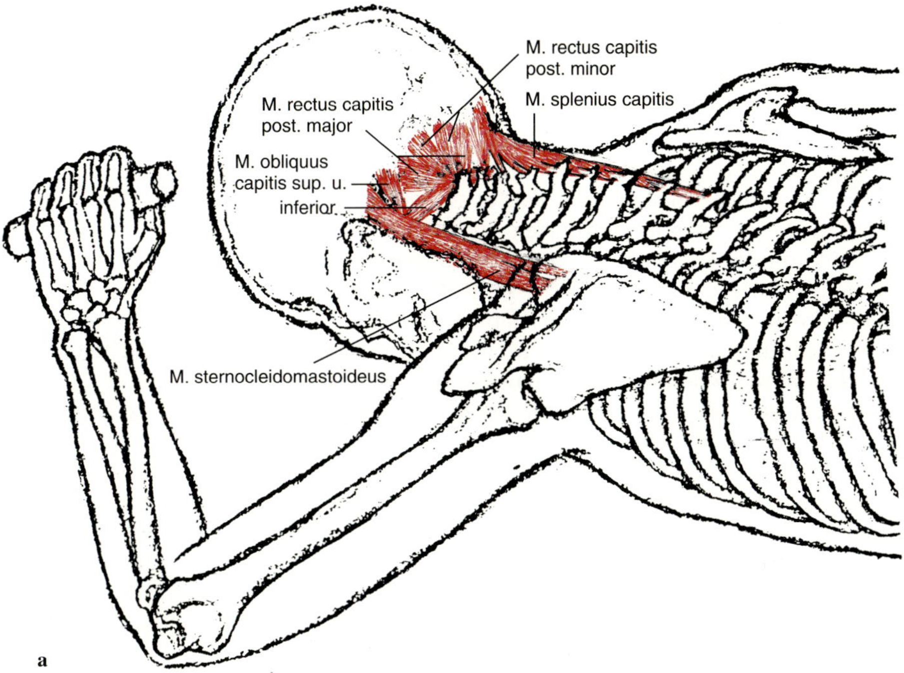
M. rectus capitis
post. minor
M. splenius capitis
M. rectus capitis
post. major
M. obliquus
capitis sup. u.
inferior
M. sternocleidomastoideus

a

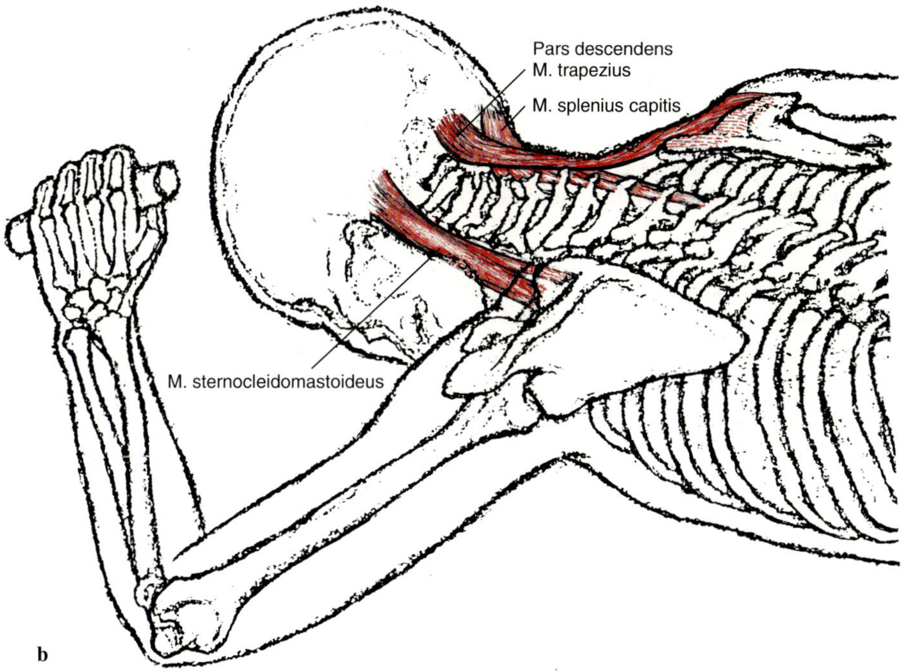
Pars descendens
M. trapezius
M. splenius capitis
M. sternocleidomastoideus

b

den Humeruskopf der Gesichtsseite gestützt, während das andere Ende in frontaler Ebene nach kranial gezogen wird.[4] Wird nun Widerstand gegen die Kopfdrehung gesetzt, verstärkt sich bei Halswirbelsäulenstreckung die Kontraktion der großen Kopfdreher M. sternocleidomastoideus der Gesichtsseite und M. splenius capitis der Hinterhauptsseite (Abb. 21 a).

Die Mm. scaleni sind auf beiden Seiten unterschiedlich intensiv angespannt. Sie lassen keine Seitneigung des Kopfes zu, sondern der Kopf bleibt in Mittelstellung. In dieser hochdifferenzierten Spannungssituation – ausgelöst durch die Kontraktion des M. sternocleidomastoideus der Gesichtsseite und des M. splenius capitis der Hinterhauptsseite – gerät die ventrale Halsmuskulatur vor allem der M. longus colli und M. longus capitis auf der Gesichtsseite in eine isometrische Spannung, die sich über den M. pectoralis major auf der Gesichtsseite über die gesamte ventrale, also abdominale Muskulatur ausbreitet.

Spricht man über die Kopfdrehung, muß unbedingt auf die ventrale Rumpfmuskulatur hingewiesen werden. Sie ist beim Ablauf des Reflexkriechens immer hoch aktiv, und zu ihr gehören funktionell der M. longus capitis und der M. longus colli, die die Hyperlordose der Halswirbelsäule verhindern. Erst bei ausgewogener Kontraktion der ventralen und dorsalen Muskelschichten des Halsbereichs kommt der Kontraktion des M. trapezius Pars superior auf der Hinterhauptsseite eine wichtige Funktion zu: Dank seiner dorsalen Stellung zur Drehachse der Halswirbelsäule steuert er die Aktivität des M. sternocleidomastoideus auf der Gesichtsseite und zügelt außerdem die Kontraktion des M. scalenus anterior der Gesichtsseite. Durch diese synergistischen Funktionen gerät die zervikale Wirbelsäule bei Streckung in die Rotation.

Wird bei exakter Ausgangslage Widerstand gegen die Kopfdrehung gesetzt, treten alle hier beschriebenen Funktionen von Kopf und Schultergürtelachse schneller und deutlicher in Erscheinung.

### 2.4.1 Die abnormale Kopfhaltung bei Zerebralparesen in Bauchlage

Die Kopfhaltung zerebralparetischer Patienten ist in Bauchlage immer mit einer mangelhaften Nackenstreckung verbunden. Der Kopf gerät in Reklination, die Oberarme können nicht auf die Ellenbogen gestützt werden, sondern a) die Ellenbogen werden gestreckt, und das Kind stützt sich auf die Handwurzeln, oder b) die Oberarme geraten wie bei einem Neugeborenen in die „primitive“ Retraktion, und der Kopf ist rekliniert.

In beiden Fällen wird der Kopf *innerhalb* der abnormalen Stützbasis gehalten, weil es u. a. auch an der synergistischen Funktion von dorsaler und ventraler Halsmuskulatur mangelt (s. 4.8.1 u. 4.8.2).

---

[4] Die sich auf der Hinterhauptsseite nach kranial bewegende Schultergürtelachse ist schon Vorbereitung für den zyklisch wechselnden reziproken Ablauf des Reflexkriechens. Die jetzt entlastete Hinterhauptsseite wird dann die zukünftig stützende Gesichtsseite (s. hierzu 2.7.1).

Dieselbe abnormale Kopfhaltung tritt in Bauchlage bei zerebralparetischer Bedrohung (siehe 4.7.2 und 4.7.3), bei „banalem“ Körperhaltungsmangel der Adoleszenten oder bei pathologischer Bewegung eines Hirntraumatikers in Erscheinung. In allen diesen Fällen ist die Kopfdrehung auf den kraniozervikalen Übergang begrenzt. Durch die fehlende Streckung der Halswirbelsäule ist die Rotation der einzelnen zervikalen Segmente nicht möglich.

## 2.4.2 Bemerkungen zur einheitlichen Koordinationsebene beim Reflexkriechen am Beispiel der Kopfbewegungen

Im Bahnungssystem des Reflexkriechens findet die Rotation des Kopfes bei gestreckter Halswirbelsäule statt. Die Kopfdrehung verteilt sich auf die gesamte Halswirbelsäule. Bei gestreckter Wirbelsäule kommen die wichtigsten Dreher des Kopfes zur vollen Funktion. Dies sind – die korrekte Ausgangslage des Reflexkriechens vorausgesetzt – der gedehnte M. sternocleidomastoideus auf der Gesichtsseite und der gedehnte M. splenius capitis auf der Hinterhauptsseite.

Die Drehung des Kopfes, die durch die Anwendung verschiedener Zonen auslösbar ist, spricht für die Existenz einer einheitlichen Koordinationsebene. Mit anderen Worten: Die Kopfdrehung – hier im Muster des Reflexkriechens vollzogen – beruht auf einem präformierten Programm, einem Koordinationskomplex, welcher die ZNS-Funktion vom niedrigsten spinalen Rückenmarkssegment bis zur obersten Schaltungsebene im Gehirn einschließt.

Die geplante Kopfbewegung ist nur bei guter Aufrichtung und Vorwärtsbewegung des Schultergürtels in Richtung des stützenden Gesichtsarms möglich, die im komplexen Ablauf des Reflexkriechens mit der Schrittbewegung des Hinterhauptsarms verbunden ist. Die differenzierten Aufrichtemechanismen des Schultergürtels sind wiederum nur bei korrekten Becken-, Rumpf- und Beinbewegungen möglich. Die verschiedenen Koordinationsebenen lassen dann *gemeinsam* die hochdifferenzierte Kopfbewegung bei der Reflexlokomotion zustande kommen. Zu den verschiedenen Koordinationsstufen gehören: Die Rückenmarkssegmente von C 1 bis L 5, die die Skelettmuskulatur versorgen: das Hirnnervenniveau, das das orofaziale Gebiet belebt; die höher gelegenen Hirnzentren, die die Gnosie der Hand ermöglichen; und die Areale, die die Sprechexplosion hervorrufen. Erst mit der Ausführung und schließlich Vollendung der geplanten Bewegungen, die nur durch die gemeinsame Funktion aller Koordinationsstufen möglich ist, wird aus den vielen Koordinationsstufen eine *einheitliche* Koordinationsebene geboren.

### 2.4.3 Bemerkungen zur idealen motorischen Entwicklung: Der Zusammenhang von Kopfbewegungen und Aufrichtung des Rumpfes bis in das 4. Trimenon

Ohne den Zusammenhang, der zwischen Gesamtkörperhaltung und Stützbasis besteht, ist weder die ideale Kopfbewegung des Säuglings noch die ideale automatische Steuerung der Gesamtkörperhaltung möglich. Zu den ersten Kopfbewegungen des Säuglings in Bauchlage gehört das Anheben des Kopfes (s. Abb. 14). Dies beginnt schon vor der 6. Lebenswoche und steht im Dienste der Orientierung (Vojta [3]1981). Diese Orientierung ist sicher komplexer Natur. Eine Rolle spielen hierbei optische, akustische und auch olfaktorische Reize. Die Telerezeptoren, die als Orientierungsorgane am Kopf gelegen sind, führen als wichtigster Antrieb der motorischen Entwicklung dazu, daß das Kind den Kopf aus der Bauchlage zum Objekt hebt und dreht.

Voraussetzung für eine koordinierte Kopfdrehung ist die normale posturale Aktivität, d. h. die automatische Steuerung der Körperhaltung. Der Kopf als Träger der Sinnesorgane und untrennbarer Teil des ganzen Körpers wird nun gezielt eingestellt. Dazu muß automatisch eine entsprechende Stützbasis gefunden werden.

Ein 3 Monate altes Kind, das in Bauchlage den symmetrischen Ellenbogenstütz erreicht hat (s. Abb. 15), hält den Kopf, der ungefähr ein Drittel des gesamten Körpergewichts wiegt, *außerhalb* der Stützbasis. Dazu muß die „primitive" Bekkenbeugehaltung in Bauchlage, die mit einer Lordose der LWS einhergeht, nachlassen. Erst dann können der Stützpunkt des Rumpfes kaudalwärts auf die Symphyse verlagert und die Beine gestreckt in Außenrotation gehalten werden. Nur in Verbindung mit dieser Rumpfhaltung können die Arme die Stützfunktion für den gehobenen Kopf übernehmen. Weil der Kopf mit 3 Monaten in sagittaler Ebene mit gestrecktem Nacken außerhalb der Stützbasis getragen wird, kann das Kind ihn in diesem Alter auch frei zu beiden Seiten drehen. Hierbei werden die Ellenbogen in der Linie der Schultergelenke aufgestützt und bei der durch die Orientierung verursachten Kopfdrehung unterschiedlich belastet. Diese Haltung erfordert das Muskelspiel, das beim Reflexkriechen auf dem Höhepunkt der erfolgten Aufrichtung im Schultergelenk erreicht wird.

Mit 4,5 Monaten ist ein gesundes Kind fähig, sich auf einen Ellenbogen zu stützen und mit dem freien Arm zu greifen. Dies geschieht im Muster des „Einzelellenbogenstützes" (s. Abb. 16). Dabei ist das Kind auf die Beckenhälfte, die dem greifenden Arm gegenüberliegt, gestützt. Jetzt werden Kopf *und* greifender Arm außerhalb der Stützbasis gehalten. Dafür ist nicht nur die Streckung der zervikalen Wirbelsäule, sondern auch die der thorakalen Wirbelsäule notwendig. Der ganze „drehbare" Rumpf ist bis zum thorakolumbalen Übergang gestreckt, ja er wird erst durch die Streckung „drehbar".

In diesem Alter entsteht am Bein der Gesichtsseite ein Stützpunkt. Das Bein wird gebeugt und auf den Epicondylus medialis femoris gestützt. Dieser 3-Punkte-Stütz bildet eine dreieckige Basis, eine Triangel (s. S. 53). Außerhalb der Stützpunkte befindet sich im Augenblick des Greifens zwei Fünftel des gesamten Körpergewichts.

Für den sich sehr schnell vollziehenden Reifungs- und Differenzierungsprozeß braucht ein gesundes Kind in der motorischen Entwicklung nur wenige Wochen: Mit 3 Monaten konnte es sich in Bauchlage „nur" auf beide Ellenbogen stützen und mit frei beweglichem Kopf „die Welt besichtigen" (symmetrischer Ellenbogen- und Symphysenstütz) (Abb. 15). Jetzt - nur 6 Wochen später - ist es schon fähig, mehr als ein Drittel seines Körpergewichts außerhalb seiner Stützbasis ausgewogen zu halten und „in die Welt nicht nur die Augen, sondern auch den ganzen Arm auszustrecken" (Einzelellenbogenstütz, s. Abb. 16). Die Motivation für diese differenzierten Bewegungen ist Neugierde und Begierde. Es ist falsch, diese differenzierten Bewegungen, die ein Ergebnis der durch Reifungsvorgänge zustande gekommenen zentralen Steuerung sind, als Resultat eines Lernprozesses aufzufassen (s. S. 52 und 165). Das heißt, sie sind nicht trainierbar, sondern werden automatisch eingeschaltet.

In der „Architektur des Haltungshintergrundes" ist bereits bei dem Entwicklungsschritt „Triangel" das Teilmuster des stützenden Beines vorhanden. Dieses Teilmuster ist für den Fortgang der motorischen Entwicklung eminent wichtig, und es ist auch im Reflexkriechen enthalten.

Die Entlastung eines Armes in Bauchlage ist mit 4,5 Monaten nur möglich, wenn die Wirkrichtung der Muskulatur des gegenüberliegenden belasteten Schultergelenks nach distal zum Stützpunkt gerichtet ist (siehe die nach distal gerichtete Wirkrichtung der Schultergürtelmuskulatur in Abb. 3–12).

Im 10. Lebensmonat bewegt sich der greifende Arm nach oben. Diese Körperhaltung wird als „schräger Sitz" bezeichnet (s. Abb. 22). Er entwickelt sich aus der sicheren Seitenlage, die Voraussetzung für das Umdrehen von Bauch- und Rükkenlage ist.

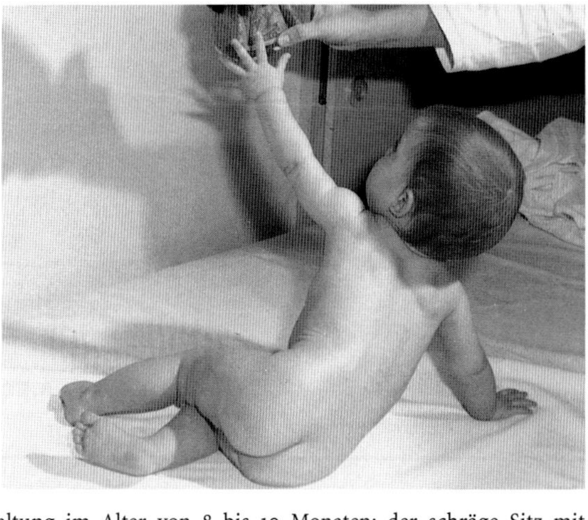

**Abb. 22.** Körperhaltung im Alter von 8 bis 10 Monaten: der schräge Sitz mit stützender Hand. Der schräge Sitz entsteht durch zielgerichtetes Greifen nach oben aus der sicheren Seitenlage. Hierbei richtet sich der Rumpf das erste Mal in vertikaler Richtung auf. Der greifende Arm wird mit 10 Monaten über 120° gebeugt, der Rücken ist dabei gestreckt. Aus dem schrägen Sitz entsteht der Krabbelgang (s. auch schräger Sitz mit aufgestützem Ellenbogen, Abb. 56 a und 76)

Für die beschriebenen Kopf- und Armbewegungen ist nicht nur eine Nakkenstreckung mit ausgewogener synergistischer Muskelfunktion zwischen dorsalen und ventralen Halsmuskeln erforderlich, sondern ebenso eine synergistisch ausgewogene Funktion zwischen ventralen und dorsalen Rumpfmuskeln. Selbstverständlich ist in der motorischen Entwicklung die Greiffunktion vor allem auch von der mentalen Entwicklung des Kindes abhängig.

## 2.5 Der Schrittzyklus beim Gehen, beim Krabbeln und bei der Reflexlokomotion

Gehen, Krabbeln, Reflexkriechen und Reflexumdrehen sind Fortbewegungen in gekreuzter Koordination. Lokomotion ist ein zyklischer Prozeß, der unterschiedliche Schrittphasen beinhaltet. Die vergleichende Lokomotionsanalyse gibt die relative Zeit des Schrittzyklus vor, in der die verschiedenen Schrittphasen versetzt auftreten. Sie bestehen aus:

1. Beugephase,
2. Relaxationsphase,
3. Standphase,
4. Stoßphase.

Die Schrittphasen wiederholen sich in immer gleicher Folge in reziproker Form an allen 4 Extremitäten. Hierbei gehen die Arme den Beinen in der zeitlichen Folge voran. In der fiktiven Vorstellung beträgt die relative Zeit des vollkommenen Schrittzyklus die konstante Summe eins.

Zwischen dem Schrittzyklus des Reflexkriechens, dem Vierfüßlergang der niederen Wirbeltiere und dem Krabbelgang des Menschen gibt es einige Unterschiede. Beim Krabbeln niederer Säugetiere und auch beim Krabbeln des Kleinkindes hat die Beugebewegung in den Schlüsselgelenken (Schulter und Hüfte) ungefähr dasselbe Ausmaß, sie beträgt ca. 115–117° (Grillner 1975). Beim Reflexkriechen ist der Winkel in den Schlüsselgelenken größer. An der Hüfte kommt es zu einer *maximalen* Flexion von 140°, während am Schultergelenk ein Winkel zwischen 125° und 135° zustande kommt.

Unterschiedlich ist auch die Lokalisation der Stützpunkte. Bei der spontanen Fortbewegung der niederen Wirbeltiere sind dies an den vorderen Extremitäten die Handwurzeln, während es beim Reflexkriechen am Gesichtsarm der Ellenbogen ist. Dadurch wird die Pronation des Unterarms, vor allem aber die dorsale Extension des Handgelenks, die mit radialer Abduktion kombiniert ist, möglich. Diese Unterarm- und Handbewegung ist sowohl für die Behandlung zerebraler motorischer Störungen als auch bei peripheren Läsionen von großem Nutzen, denn sie wird bei diesen Befunden mangelhaft durchgeführt. Der Stütz beim krabbelnden Kind erfolgt auf die entfaltete Hand, nicht jedoch auf die Handwurzel.

An den Hinterbeinen der niederen Wirbeltiere erfolgt der Stütz bei gebeugtem Knie auf dem Fuß. Im Muster des Reflexkriechens ist der Stütz des Gesichtsbeins auf dem Kniegelenk. Der Kontakt des Kniegelenks mit der Unterlage beginnt während sich die Beinbeugung vollzieht. Dieser Kontakt verstärkt sich so lange, bis das Bein nach vollzogener Beugung seinen Stütz genau am Epicondylus medialis femoris erreicht. Dieser Ort ist auch die Auslösungszone am Gesichtsbein. Der Hinterhauptsfuß wird beim Reflexkriechen zuerst mit der Ferse aufgestellt (Standphase), bevor er in der Stoßphase das Körpergewicht über den Fußaußenrand auf das Metatarsale 1 verlagert und vorwärts stößt.

Beim Krabbeln des 9 Monate alten Kindes bewegen sich die Extremitäten zeitlich wie folgt: Die homolateralen Extremitäten, z. B. rechter Arm und rechtes Bein, sind in bezug auf den Schrittzyklus entweder eine oder drei Schrittphasen voneinander getrennt. Die gleichnamigen Extremitäten, d. h. beide Arme bzw. beide Beine, sind zwei Phasen des Schrittzyklus voneinander getrennt.

### 2.5.1
### Die Schrittphasen beim Reflexkriechen und ihre Abhängigkeit von der Kopfdrehung (Abb. 23)

Die besondere Dynamik des Reflexkriechens geht über die Steuerung des Kopfes. Sie wird durch Widerstand an der Linea nuchae posterior inferior der Hinterhauptsseite in Gang gesetzt. Es ist zwingend notwendig, die zum Muster des Reflexkriechens gehörige Kopfdrehung zu bremsen, um den Raum des Aktivierungsprozesses im ZNS *zeitlich* auszunutzen.

Bei seiner Drehung überschreitet der Kopf zwischen Abb. 23 b und c und zwischen Abb. 23 d und a die Mittellinie. Hierbei werden die zuvor gesichtsseitigen Extremitäten zu Hinterhauptsextremitäten und umgekehrt. Dabei ändern sie ihre Muskelfunktion (Muskelspiele bei der Standphase des Gesichtsarms s. 2.2, bei der Beugephase des Hinterhauptsarms s. 2.3, bei der Streckung und Rotation des Kopfes s. 2.4, bei der Beugephase des Gesichtsbeins s. 2.6.2, bei der Standphase des Gesichtsbeins s. 2.6.3, bei der Stand- und Stoßphase des Hinterhauptsbeins s. 2.6.4).

In Abb. 23 a ist der linke Arm Gesichtsarm und befindet sich in der *Standphase*, die in Abb. 23 b in die *Stoßphase* übergeht. Hierbei beginnt die Kopfdrehung nach rechts bis zur Mittellinie. Anschließend bewegt sich der Kopf von der Mitte aus nach rechts, so daß der linke Arm zum Hinterhauptsarm wird und sich in die *Beugephase* bewegt (Abb. 23 c). Anschließend geht der Arm in die Relaxationsphase über (Abb. 23 d), wobei der Kopf nach links bis zur Mittellinie dreht.

Was über die unterschiedlichen Schrittphasen der Arme durch die Kopfdrehung über die Mittellinie gesagt wurde, gilt in derselben Präzision auch für die sich verändernden Schrittphasen der Beine: In Abb. 23 a ist das linke Bein Gesichtsbein und befindet sich in der *Beugephase*, die in Abb. 23 b in die *Relaxationsphase* übergeht. Hieran schließt sich in Abb. 23 b die *Standphase* an (s. hierzu 2.6.1 Verschmelzung der Beugephase mit der Relaxationsphase und Verschmelzung der Relaxationsphase mit der Standphase). Der Standphase des Gesichtsbeins (Abb. 23 b) folgt die Standphase des Hinterhauptsbeins (Abb. 23 c), der die Stoßphase des Hinterhauptsbeins folgt (Abb. 23 d). *Zwischen der Standphase des Gesichtsbeins (Abb. 23 b) und der Standphase des Hinterhauptsbeins (Abb. 23 c)*

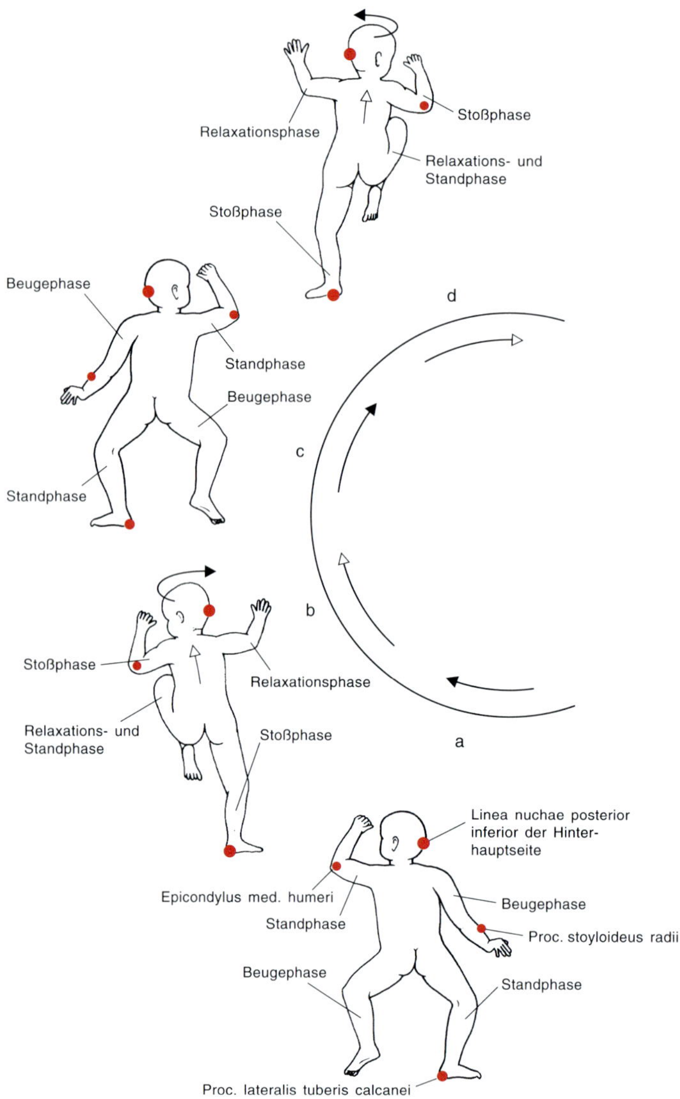


**Abb. 23 a–d.** Reflexkriechen im Kreuzganzmuster. Der Schrittzyklus ist mit seinen verschiedenen Schrittphasen dargestellt. Das sind idealisierte Phasen aus der Lokomotionsgeschichte (Grillner 1975). Der Schrittzyklus besteht aus der *Beuge-*, der *Relaxations-*, der *Stand-* und der *Stoßphase*. Der Hinterhauptsarm vollzieht in Abb. *a* und *c* seine Schrittbewegung im Sinne des „Eidechsenmusters". In der fiktiven Vorstellung beträgt ein vollkommener Zyklus in seiner relativen Zeit die Summe eins; während der verschiedenen Schrittphasen haben die Extremitäten damit ein unterschiedliches relatives Zeitverhältnis zueinander: Sie treten 1/4, 1/2 oder 3/4 Zeiteinheiten voneinander versetzt auf (s. 2.5.2). Die unterschiedlichen Phasen des Schrittzyklus hängen von der Kopfdrehung ab. Er überschreitet zwischen *b* und *c* und zwischen *d* und *a* die Mitte. Hierdurch ändern sich Schrittphasen und Muskelfunktionen (s. 2.5.1).
*Markierungen:* Auslösungszone am Epicondylus medialis humeri der Gesichtsseite, am Proc. styloideus radii der Hinterhauptsseite und am Processus lateralis tuberis calcanei der Hinterhauptsseite. Druck auf die Linea nuchae posterior inferior der Hinterhauptsseite zur Bremsung der Kopfdrehung. Die *Pfeile* in *b* und *d* markieren die Vorwärtsbewegung und die Kopfdrehung

*dreht der Kopf von der linken über die Mittellinie zur rechten Seite.* Hierbei wird das gesichtsseitige Bein zum Hinterhauptsbein, wechselt seine Schrittphase und damit seine Muskelfunktion.

**Die unterschiedliche Gelenkstellung des Standbeins beim Reflexkriechen**

In Abb. 23 b wird am linken Gesichtsbein die Standphase hinzugefügt, die auf die Relaxationsphase folgt. Die Standphase des linken Beines (Abb. 23 b) taucht dann wieder in Abb. 23 c auf, wo der Kopf schon über die Mittellinie auf die andere Seite gedreht hat. In Abb. 23 c hat das Standbein eine andere Gelenkstellung als in Abb. 23 b, wo es sich noch auf der Gesichtsseite befindet. Wie erwähnt, hat außer der unterschiedlichen Gelenkstellung das Standbein auf der Gesichtsseite (Abb. 23 b) und das Standbein auf der Hinterhauptsseite (Abb. 23 c) eine unterschiedliche Muskelfunktion.

## 2.5.2 Die Schrittphasen beim Reflexkriechen und ihre relativen Zeiteinheiten (Abb. 23)

Damit sich beim Reflexkriechen der linke Arm (Abb. 23 a) in der Standphase befindet, muß der Epicondylus med. humeri als Auslösungszone angewandt werden. Die dadurch beginnende Kopfdrehung wird gebremst (s. Markierung am Hinterhaupt). Bei Anwendung dieser Auslösungszone befindet sich die *erste Schaltstelle* der afferenten Impulse im zervikalen segmentalen Niveau. Die gleichnamige andere Extremität (rechter Arm) gerät über die Auswirkung der „central pattern generators" in die Beugephase.

Über die gebremste Kopfdrehung wird die autochthone Muskulatur des kraniozervikalen Übergangs und in direkter Folge auch die autochthone Muskulatur des gesamten zervikalen und des oberen thorakalen Bereichs aktiviert. Es kommt zur Streckung der zervikalen und oberen thorakalen Wirbelsäule.

Von der erwähnten ersten Schaltstelle aus werden – über Anwendung der Auslösungszone Epicondylus med. humeri – afferente Impulse geweckt. Sie führen

- *kranialwärts* in Richtung Hirnstamm, axiales Kleinhirn, Dienzephalon und auch zur Hirnrinde. Letztere ist die Kommandobrücke für die Efferenz in Richtung der gesamten spinalen Koordination.
- Sie laufen *kaudalwärts*, über Interneurone vermittelt, zu den Motoneuronen des gesamten spinalen Niveaus auf beiden Seiten.

Bei der Anwendung der Fersenzone befindet sich die erste Schaltstelle der afferenten Impulse im unteren lumbalen segmentalen Niveau. Über die Streckung der Segmente des Axisorgans und die intersegmentale Bewegung der Wirbelsäule kommt es bei der Reflexlokomotion – hier beim Reflexkriechen – automatisch zur Durchführung des vollkommenen Schrittzyklus an allen Extremitäten mit den dazugehörigen zeitlichen Ordnungen.

**a) Die gleichen und homolateralen Extremitäten und ihre relative Zeiteinheit**

- Die *gleichen* Extremitäten wie rechter Arm (Abb. 23 a), der sich in der Beugephase und rechter Arm (Abb. 23 b), der sich in der Relaxationsphase befindet, sind 1/4 oder 3/4 Zeiteinheit voneinander versetzt. Dieselben Zeiten gelten für die unteren Extremitäten wie linkes Bein (Abb. 23 a), das sich in der Beugephase und linkes Bein (Abb. 23 b), das sich in der Relaxationphase befindet.
- die gleichen Extremitäten wie linkes Bein (Abb. 23 a), das sich in der Beugephase und linkes Bein (Abb. 23 b), das sich in der Standphase befindet, sind *scheinbar* 1/2 Zeiteinheit voneinander versetzt. Diese halbe Zeiteinheit kommt nur scheinbar zustande, weil es zu einer Verschmelzung zwischen der *vollendeten* Beugephase des linken Beines und der folgenden Relaxationsphase kommt (s. 2.6.1). Bei der Beugephase bewegen sich im Kniegelenk die Gelenkflächen der Tibia über die Kondylen des Femurs nach dorsal, während die Tibia gleichzeitig nach außen rotiert.

**b) Die sich diagonal gegenüberliegenden Extremitäten und ihre relative Zeiteinheit**

- Das linke Bein (Abb. 23 a) befindet sich in der Beugephase und der rechte Arm (Abb. 23 b) in der Relaxationsphase. Sie sind 1/4 und 3/4 Zeiteinheit voneinander versetzt.
- Das rechte Bein (Abb. 23 a) befindet sich in der Standphase und der linke Arm (Abb. 23 b) in der Stoßphase. Sie sind 1/4 oder 3/4 Zeiteinheit voneinander versetzt.
- Der linke Arm (Abb. 23 a) befindet sich in der Standphase und das rechte Bein (Abb. 23 b) in der Stoßphase. Sie sind 1/4 und 3/4 Zeiteinheit voneinander versetzt.
- Der rechte Arm (Abb. 23 a) befindet sich in der Beugephase und das linke Bein (Abb. 23 b) befindet sich in der Relaxationsphase. Sie sind 1/4 und 3/4 Zeiteinheit voneinander versetzt.
- Der rechte Arm (Abb. 23 a) ist in der Beugephase. Er ist zum linken Bein (Abb. 23 b), das sich in der Standphase befindet, 1/2 Zeiteinheit versetzt.

**c) Die gleichnamigen Extremitäten und ihre relative Zeiteinheit**

Die gleichnamigen oberen Extremitäten

- In Abb. 23 a ist der rechte Arm in Beugephase und der linke Arm in der Standphase. Sie sind 1/2 Zeiteinheit voneinander versetzt.
- Der rechte Arm (Abb. 23 a) befindet sich in der Beugephase und der linke Arm (Abb. 23 b) in der Stoßphase. Sie sind 3/4 oder 1/4 Zeiteinheit versetzt.
- In Abb. 23 b ist der rechte Arm in der Relaxationsphase und der linke Arm in der Stoßphase. Sie sind 1/2 Zeiteinheit voneinander versetzt.

Die gleichnamigen unteren Extremitäten

- In Abb. 23 a ist das rechte Bein in der Standphase und das linke Bein in der Beugephase. Sie sind 1/2 Zeiteinheit voneinander versetzt.
- In Abb. 23 b ist das rechte Bein in der Stoßphase und das linke Bein in der Relaxationsphase. Sie sind 1/2 Zeiteinheit versetzt.
- Das rechte Bein (Abb. 23 a) ist in der Standphase und das linke Bein (Abb. 23 b) in der Relaxationsphase. Sie sind 1/2 oder 1/4 Zeiteinheit voneinander versetzt.

**Generelle Zusammenfassung**
Daß die unterschiedlichen Schrittphasen beim Reflexkriechen im *Kreuzgangmuster* stattfinden, wurde über die Muskelanalyse bis in die unterschiedliche Wirkrichtung der Muskulatur beschrieben und um Bild dargestellt. (Zum Schrittzyklus siehe auch Vojta, V. 6. Aufl., darin Abb. 10.12, S. 128 und Abb. 12.25b, S. 182. Auf diesen Fotos vollziehen ein 5 Wochen altes gesundes Kind und ein 20 Monate altes Kind mit schwerer spastischer Diparese beim Reflexkriechen die Schrittbewegung des Hinterhauptarms im Sinne des „Eidechsenmusters".) Dabei wurde auf die zentrale Rolle der autochthonen Muskulatur hingewiesen, die diese bei den unterschiedlichen Phasen des Schrittzyklus beim Reflexkriechen und auch beim Reflexumdrehen hat (s. Kap. 4.6.1 bis 4.6.3). Die *Kopfdrehung* und die *autochthone Muskulatur* scheinen daher der grundsätzliche Schlüssel des Kreuzgangs zu sein. Die neurobiologischen Hintergründe der Entwicklung des Kreuzgangs und seiner Generatoren wurden wissenschaftlich von GRILLER (1985) und LAUFENS, S. et al. (1991) nachgewiesen.

### 2.5.3 Hypothese zur Diskussion der Bahnungsvorgänge im ZNS

**Die Schrittphasen bei der Reflexlokomotion**
Bei den Schrittphasen der Fortbewegungsmechanismen Reflexkriechen und Reflexumdrehen haben die Extremitäten sowohl im *Raum* als auch in der *Zeit* ein bestimmtes Verhältnis zueinander (s. Kap. 2.5.2). Verändern sich in einem globalen motorischen Muster die Schrittphasen, kommt es an Kopf-, Rumpf- und Extremitätenbewegung zu unterschiedlichen *gesetzmäßigen Muskelfunktionen.* Das ZNS scheint dabei in seiner Verschaltung an den jeweiligen Schrittphasen, ein ihnen entsprechendes Funktionsverhältnis zu haben. Man könnte sagen: Der Fortbewegungsprozess Kreuzgang hat sowohl in seiner muskelsynergistischen als auch in seiner neurologischen Verschaltung einen gemeinsamen Nenner, über den Musterbildungen durch Vernetzung auf allen neurologischen Ebenen gleichzeitig stattfinden. *In diesem Fall wird die ZNS-Funktion bei der Reflexlokomotion global und gesetzmäßig in Anspruch genommen.*

**Die Bahnungsvorgänge im ZNS – ihr Zusammenhang mit der Reflexfortbewegung, den Körperhaltungsmustern der motorischen Ontogenese, den Lagereaktionen und den frühkindlichen Reflexen**
Die durch die Reflexlokomotion ausgelösten Bahnungsvorgänge müssen denjenigen der idealen motorischen Ontogenese entsprechen, weil die *motorischen Teilmuster* der Reflexfortbewegung denen der idealen motorischen Entwicklung analog sind. Die Teilmuster der Reflexlokomotion wurden über die *Körperhaltungsmuster der motorischen Ontogenese* (s. Abb. 13–16, 22, 41, 53, 54–56, 63, 64, 76) nachgewiesen – und umgekehrt. Um einen näheren Einblick in die gesetzmäßigen *Teilmuster* der motorischen Ontogenese zu gewinnen, gehört die Beschäftigung mit den *Lagereaktionen nach Vojta* und der Dynamik der *primitiven oder frühkindlichen Reflexe.* Beide Bereiche bestehen aus einem großen Arsenal motorischer Teilmuster. Die Beziehung der Lagereaktion und der frühkindlichen Reflexe zu den *gesetzmäßigen Körperhaltungsmustern der motorischen Ontogenese* ist eng. (s. Vojta, V. 6. Aufl.).

## 2.6 Die Beinbewegungen (Abb. 24)

Der Bewegungsablauf des Gesichtsbeins beim Reflexkriechen zeigt im wesentlichen folgende Phasen:

1. Die Beugephase, die mit einer Schrittbewegung zu vergleichen ist.
2. Die Standphase auf dem Kniegelenk, in der das Bein die Stützfunktion übernimmt, während sich der Rumpf durch die Stoßphase des Hinterhauptsbeins in Richtung stützender oberer Extremität vorwärts bewegt. Analog zu den Bewegungsabläufen des Schultergürtels auf dem Gesichtsarm kommen bei der Vorwärtsbewegung des Beckens auf dem Gesichtsbein folgende Beckenbewegungen zustande, die in ihrer Summe die Vorwärtsbewegung ausmacht: Das Becken bewegt sich nach dorsal, lateral und kranial.

Die verschiedenen Phasen des Schrittzyklus kommen beim Reflexkriechen nur zustande, wenn der Kopf in der Ausgangslage aktiv gehalten wird. Dies ist Vor-

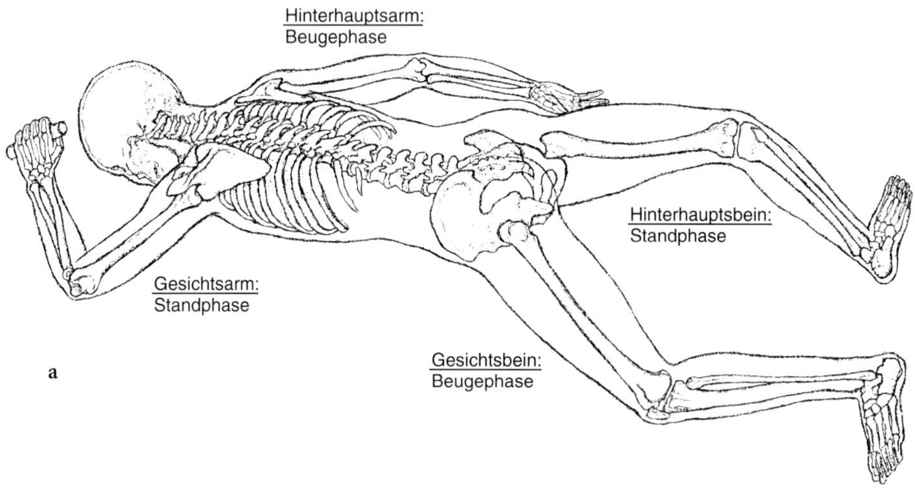


a

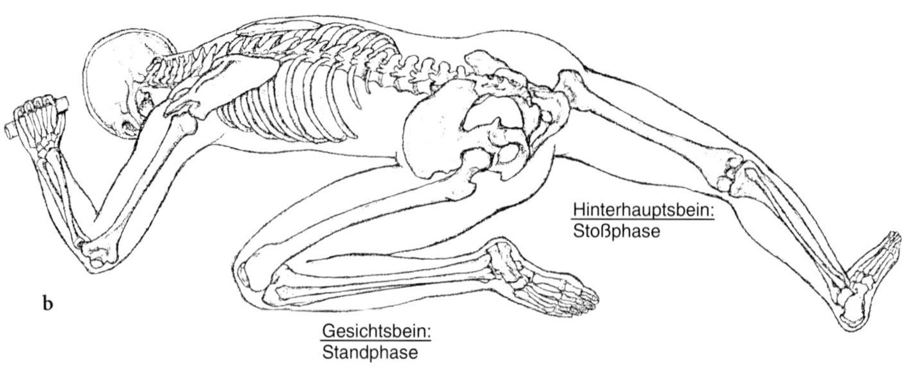


b

**Abb. 24 a, b.** Die Phasen des Schrittzyklus beim Reflexkriechen (vgl. hierzu Abb. 18) aussetzung für die zeitliche Summation (s. 2.1.3). Unerläßlich für die verschiedenen Phasen des Schrittzyklus ist auch die Aktivierung der gleichgewichtshaltenden Mechanismen durch die Anwendung der Zonen (s. 2.1.2–2.1.5, 3.2.2 und 4.2). Außerdem kann ohne Halten des Kopfes in der Ausgangslage und ohne aktive Stützfunktion des Gesichtsarms die muskuläre Arbeit an Beckengürtel und Beinen nicht zustande kommen.

Wird der Gesichtsarm im Entstehen seiner Standphase isometrisch gehalten, wird dem Gesichtsbein die Beugephase ermöglicht (Abb. 24 a). Bei dieser Beugephase ist der Spielraum des Oberschenkels aus kinesiologischer Sicht ungleich größer als beim spontanen Krabbeln des gesunden Kindes, weil der Gesichtsarm in statisch-dynamischer Kontraktion verharrt. Der bereits erwähnte Winkel von 115–117° in den Schlüsselgelenken wird hierbei weit überschritten.

Während der Beugephase hat der Epicondylus medialis femoris wegen der Abduktion und Außenrotation des Oberschenkels den größten möglichen Kontakt mit der Unterlage. Hierdurch wird die Zentrierung des Femurkopfes im Azetabulum gesichert. Denn dabei wird die bei pathologischem Befund in jeweils unterschiedlichem Ausmaß vorhandene Innenrotation verhindert und das jeweils größte mögliche Außenrotationsausmaß des Femurkopfs im Azetabulum ausgeschöpft (s. auch 2.6.2).

Bei dieser Beugephase, die mit Außenrotation und Abduktion des Oberschenkels durchgeführt wird, kommt es zur immer stärker werdenden Kontraktion der Adduktoren, die bei der Beckenaufrichtung auf dem Bein (Standbein) schließlich ihren Höhepunkt erreicht. Dabei hat es den Anschein, als ob die Relaxationsphase, die normalerweise in jedem Schrittzyklus vor der Standphase stattfindet, fehle. Denn es sieht so aus, als ob sich beim Reflexkriechen nach der Beugephase direkt die Standphase anschließe (s. 2.6.1).

Am Hinterhauptsbein entwickelt sich während der Beugephase des Gesichtsbeins die Standphase des Schrittes. Dies ist eine Streckbewegung, aus der die Stoßphase entsteht, bei der das Hinterhauptsbein den Körper in Richtung Stützpunkt Ellenbogen stößt (Abb. 24 b).

### 2.6.1 Verschmelzung der Beuge- mit der Relaxationsphase und der Relaxations- mit der Standphase (Abb. 25, 26)

Die Relaxationsphase ist eine phasische Streckung der Extremität (Grillner 1975). Die Muskelwirkrichtung geht zum Körper.

Obwohl beim Reflexkriechen nach der Beugephase am Gesichtsbein übergangslos der Stütz am Knie entsteht (also die 3. Phase im Schrittzyklus, die Standphase), ist es möglich, eine Relaxationsphase festzustellen, wenn man die Kniescheibe beobachtet oder noch besser tastet. Hierzu folgende Erläuterungen: Bei der Beugephase des Gesichtsbeins (Abb. 25) entsteht die Hüftbeugung u. a. durch M. rectus femoris und M. sartorius, während die ischiokrurale Muskelgruppe für die Kniebeugung zuständig ist. Letztere zieht bei proximal nachlassender Spannung mit ihrem distalen Ende die *Tibiaköpfe* nach dorsal (Abb. 25). Hierbei wird auch die Patella über das Lig. patellae nach distal gezogen, während

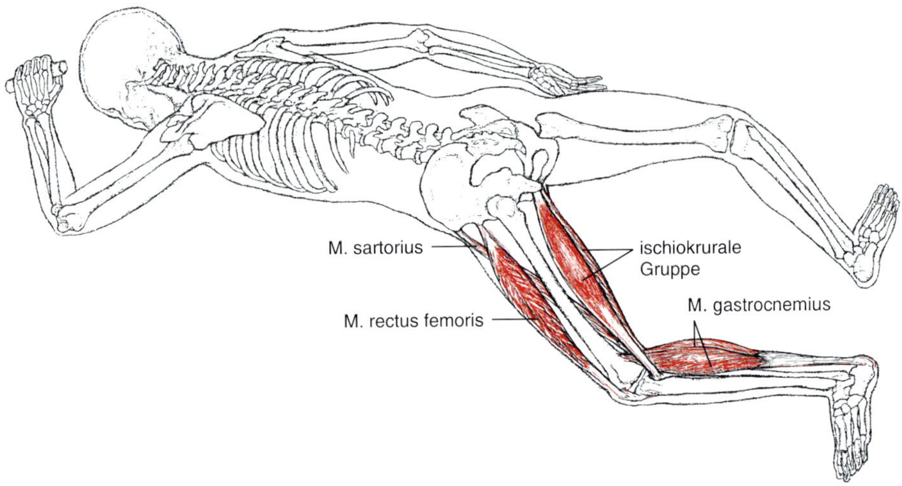


**Abb. 25.** Bei der Beugephase des Gesichtsbeins Flexion des Oberschenkels durch M. rectus femoris, M. sartorius und M. iliopsoas (s. Abb. 28). Flexion des Kniegelenks durch M. gastrocnemius und das distale Ende der ischiokruralen Muskelgruppe, die dabei auch die Tibiaköpfe nach dorsal zieht

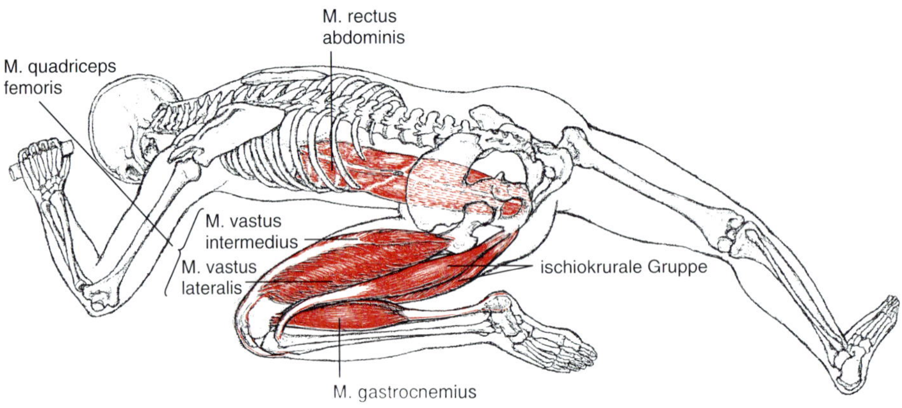


**Abb. 26.** Bei der Standphase des Gesichtsbeins Kontraktion der 3 kurzen Quadricepsköpfe als Kniegelenkstrecker. Als Aufrichter des Femurs ziehen sie den Oberschenkel in die Senkrechte. Der M. gastrocnemius ist hierbei als Kniegelenkstrecker haltender Synergist der 3 Quadricepsköpfe. Er zieht die Femurkondylen nach dorsal, so daß sich die Patella über das Lig. patellae nach distal bewegt. Beckenextension durch synergistische Funktion von Bauchwand (die schrägen Bauchmuskeln sind nicht dargestellt) und ischiokruraler Muskelgruppe

die Kniebeugung außerdem durch die Kontraktion der Gastrocnemiusköpfe übernommen wird.

Danach entwickelt sich der Stütz auf das Knie, die Standphase des Schrittes beim Reflexkriechen (s. Abb. 26). Hierbei ist der M. quadriceps femoris in allen seinen Anteilen kontrahiert. Bei distaler Wirkrichtung richtet er mit seinen drei kurzen Köpfen als Kniegelenkstrecker den Oberschenkel aus der schrägen Lage in die Senkrechte auf (s. S. 85, 86). Hierbei gerät der proximale Teil des M. gastrocnemius in einen Dehnungszustand und ändert seine proximale Wirkrichtung (s. Abb. 25) nach distal (Abb. 26). Der M. gastrocnemius wird damit als Kniestrecker haltender Synergist zu den Mm. vasti des M. quadriceps femoris.

Im Gegensatz zur Beugephase werden bei der Standphase des Gesichtsbeins im Kniegelenk die *Femurkondylen* durch den M. triceps surae, genauer gesagt durch den M. gastrocnemius, nach dorsal gezogen. Somit wird die in der Pathologie vorhandene Patella alta über das Lig. patellae nach kaudal gezogen (s. auch S. 92).

Wir sprechen also beim Reflexkriechen von einer Verschmelzung von Beuge- und Relaxationsphase, weil der Wandel von der Beugebewegung in die Streckung nicht sichtbar ist, denn die mediale Kniegelenkseite hat bereits bei der Beugephase Kontakt mit der Unterlage.

Die dabei in sagittaler Ebene realisierte Beckenbewegung im Sinne einer Hüftgelenkstreckung stabilisiert sich in der Standphase des Gesichtsbeins durch die Kontraktion der Bauchwand, die synergistisch dazu arbeitende Rückenmuskulatur und durch die ischiokrurale Muskelgruppe.

## 2.6.2
## Beugephase des Gesichtsbeins (Abb. 27)

Die Beugephase des Gesichtsbeins erfolgt bei Aufrichtung und Vorwärtsbewegung des Rumpfes zum Stützpunkt Ellenbogen, die vor allem durch die Funktion der ventral gelegenen Muskelschichten wie M. pectoralis major und Bauchmuskulatur zustande kommt. Gleichzeitig beginnt die Standphase, also die Streckbewegung des Hinterhauptsbeins (s. S. 88).

Beim Menschen beträgt das maximale Ausmaß der Beugung im Hüftgelenk ca. 140°. Dasselbe Ausmaß der Beugung erscheint bei der phasischen Beugung des Beins auf der Gesichtsseite beim Reflexkriechen. Bei der Standphase des Reflexkriechens, d. h. bei der 3. Phase des Schrittes, (dies geschieht am Hinterhauptsbein) ist die Flexionshaltung im Hüftgelenk 30°.

Die extrem große und aktiv durchgeführte Beugephase der Gesichtshüfte bezieht sich – weil dabei der mediale Femurkondylus im Kontakt mit der Unterlage bleibt – nicht nur auf die Flexion, sondern vor allem auch auf die Außenrotation und Abduktion des Oberschenkels. Hierdurch wirken starke propriozeptive Reize auf das Hüftgelenk, was sowohl für die Therapie von Hüftdysplasien und Subluxationen, als auch für die Therapie von zerebralen Bewegungsstörungen große Bedeutung hat (s. S. 71, 72; Niethard 1987; Niethard u. Kempf 1987).

Während der Beugephase bewegt sich der Fuß in dorsale Extension bis zur 0°-Grad-Stellung und in Eversion. Die Zehen bewegen sich in eine dorsale Extension und Spreizung. Die Muskelwirkrichtungen gehen nach proximal. Die Bauchmuskulatur ist dabei kontrahiert, sie zieht nach kranial und bildet eine Funktionseinheit mit dem M. pectoralis major der stützenden Körperhälfte, der zum Ellenbogen zieht.

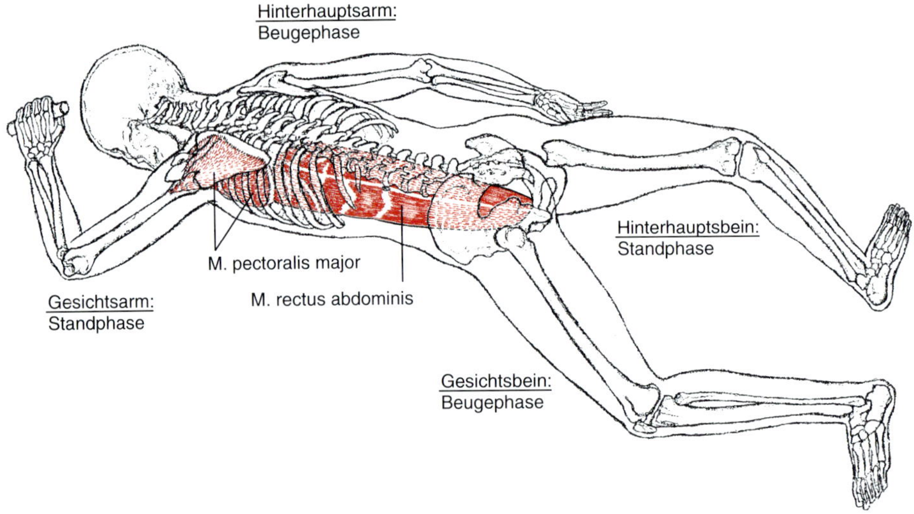


**Abb. 27.** Aufrichtung und Vorwärtsbewegung des Rumpfes durch M. pectoralis major und Bauchmuskulatur (die schräge Bauchmuskulatur ist nicht dargestellt) während der Standphase des Hinterhauptsbeins und Beugephase des Gesichtsbeins (vgl. hierzu Schrittphasen in Abb. 24 b)

**Die Bewegung im Hüftgelenk** (Abb. 28)

Die Flexion entsteht durch die Kontraktion von M. iliopsoas, M. rectus femoris und M. sartorius und verläuft in Außenrotation und Abduktion des Oberschenkels (Abb. 28), die vom M. glutaeus medius erzeugt wird. Er ist bei jeder zentral bedingten Bewegungsstörung ausgeschaltet oder geschwächt. Bedingt durch die Ausgangslage des Gesichtsbeins ist der M. glutaeus medius in seiner phasischen Funktion beim Reflexkriechen mit seinem vorderen Anteil Synergist der Beuger, während er mit seinem hinteren Teil zugleich Abduktor ist. An der Abduktion ist außerdem der M. glutaeus minimus beteiligt. Die Außenrotation des Oberschenkels erfolgt durch die eigentlichen Außenrotatoren wie M. obturatorius internus und externus, Mm. gemelli inferior und superior, M. quadratus femoris, M. piriformis (Abb. 28 b). Diese Muskeln stehen bei O-Grad-Stellung im Hüftgelenk rechtwinklig zur Femurlängsachse. Dank dieser Lage und ihrer Retroposition zum Drehpunkt im Hüftgelenk haben sie beim Reflexkriechen eine außerordentlich starke Hebelkraft, mit der sie die Außenrotation im Hüftgelenk durchführen (s. S. 84). Auch sie sind beim Reflexkriechen synergistisch in die Beugebewegung des Hüftgelenks einbezogen.

**Die Funktion der Adduktoren der Hüfte während der Beugung des Hüftgelenks** (Abb. 29)

Bei der Beugebewegung des Gesichtsbeins sind die Adduktoren massiv kontrahiert. Sie geraten bei gleichzeitig stattfindender Außenrotation und Abduktion des Femurs in Dehnung und werden dadurch in allen ihren Anteilen zur Kontraktion gezwungen. Hierbei kommt eine gleitende Drehbewegung des Femur-

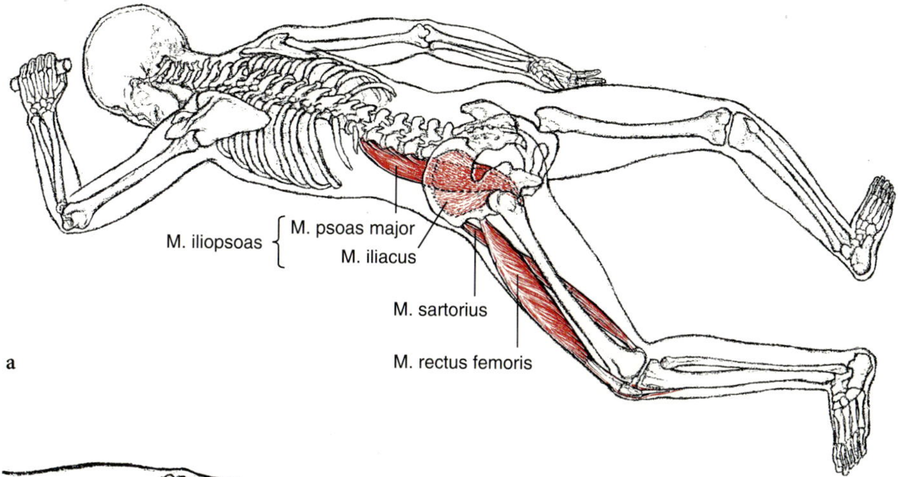


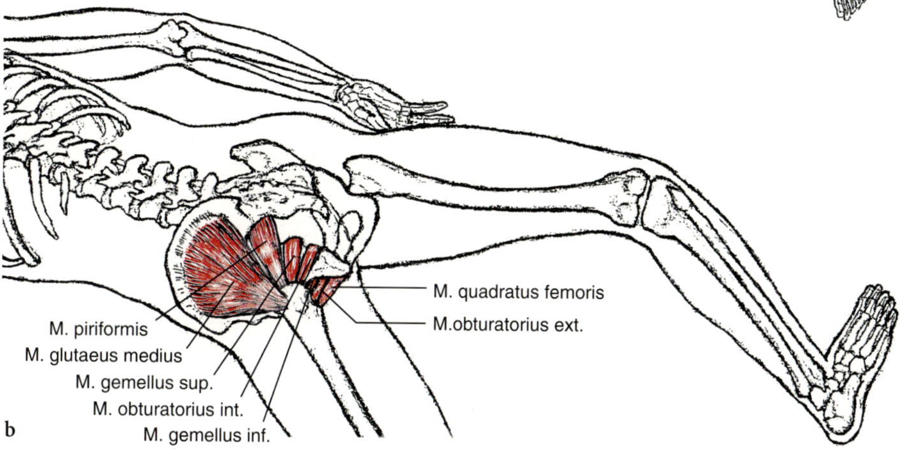


**Abb. 28 a, b.** Bei der Beugephase des Gesichtsbeins synergistische Funktion von Hüftgelenkbeugern, Außenrotatoren und Abduktoren. **b** Außenrotatoren des Hüftgelenks

kopfs in die Mitte des Azetabulums zustande, was eine formende Wirkung auf Hüftkopf und -pfanne hat. Die Wirkrichtung aller Muskeln geht dabei nach proximal.

Aufgrund der Ausgangslage des Gesichtsbeins und wegen seines Bewegungsziels ist die Außenrotation und Abduktion bei der Beugebewegung eine Primärbewegung.

**Die Bewegungen im Knie- und Fußgelenk** (Abb. 30)
Die ischiokrurale Gruppe ist bei der Beugung des Gesichtsbeins als Beuger des Kniegelenks kontrahiert. Dabei sind auch beide Gastrocnemiusköpfe beteiligt. Die Funktion der ischiokruralen Gruppe als Kniebeuger bezieht sich auf den distalen Teil dieser Muskeln (s. auch Abb. 25). Der proximale Teil, der über den

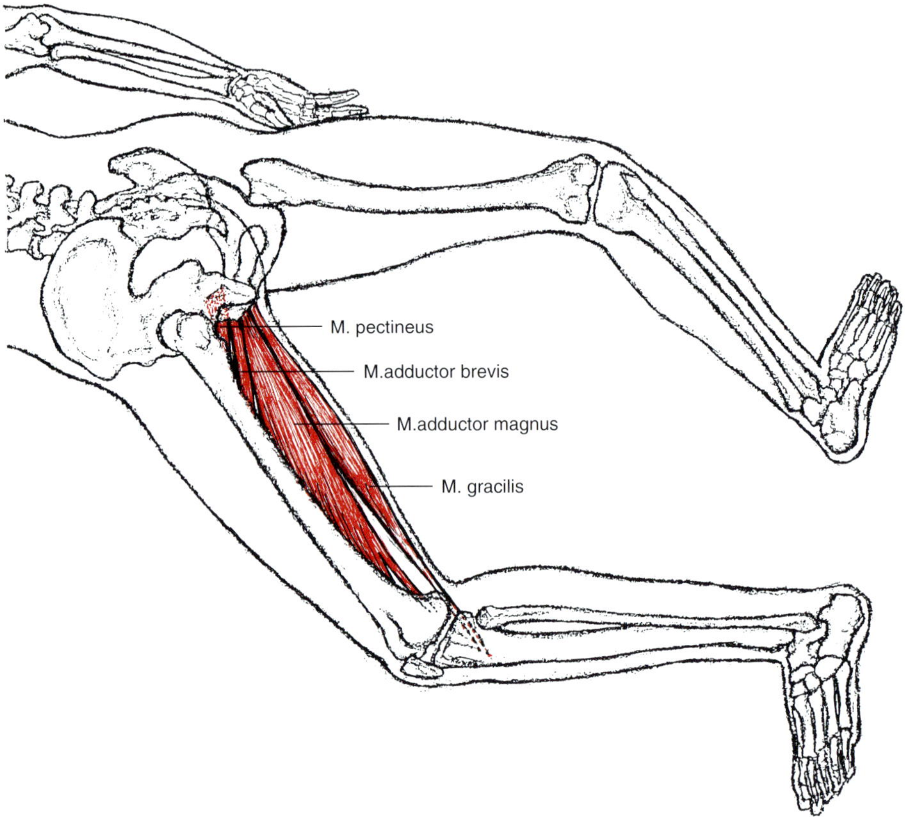


**Abb. 29.** Bei der Beugephase des Gesichtsbeins massive Kontraktion der Adduktorengruppe bei synergistischer Funktion von Außenrotatoren und Abduktoren des Hüftgelenks. Dadurch gleitende zentrierende Drehbewegung des Femurkopfes in die Mitte des Azetabulums

Tuber ossis ischii gespannt ist, läßt bei der Beugung im Kniegelenk in seinem Kontraktionszustand nach. Das Maß des Nachlassens hängt von der Entwicklung der Beugung im Hüftgelenk ab. Die Ischiokruralmuskeln haben hier eine hochdifferenzierte zweigelenkige Funktion, die bei jeder Körperhaltungsschwäche, zu der in den meisten Fällen auch ein Beckenhaltungsmangel gehört, gestört ist. Besonders groß ist dieser muskuläre Differenzierungsmangel bei zerebralen motorischen Störungen.

Im oberen Sprunggelenk erscheint bei der Beugephase des Gesichtsbeins eine 0°-Grad-Stellung, die bei Eversion im unteren Sprunggelenk durchgeführt wird. Die Zehen sind dabei gestreckt (hochgezogen) und die Metatarsalia geraten dabei in Abduktion. Die Eversion des Fußes bewirken die Mm. fibularis longus und brevis. Sie sind Synergisten des M. tibialis anterior und umgekehrt. Durch die Funktion der Mm. interossei dorsales pedis kommt es zur Entfaltung des Mittel-

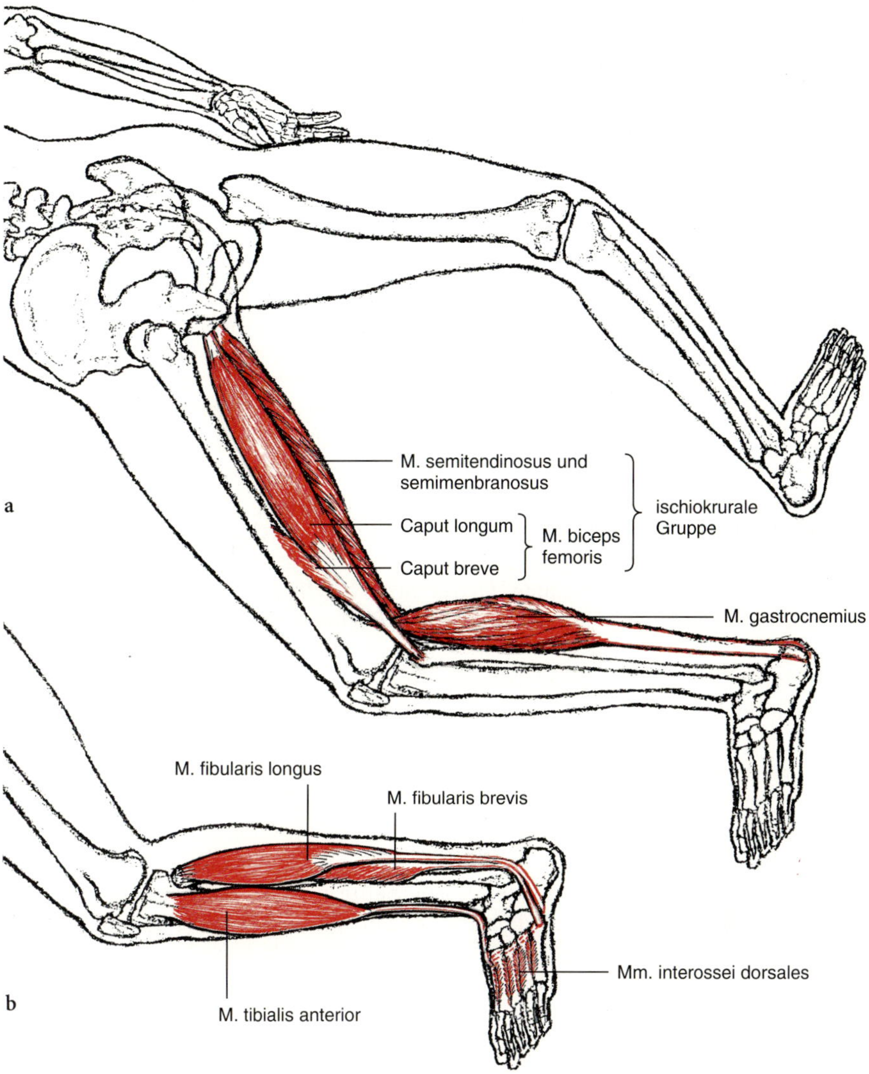


**Abb. 30 a, b.** Bei der Beugephase des Gesichtsbeins synergistische Funktion von ischiokruraler Muskelgruppe und M. gastrocnemius als Beuger des Kniegelenks (**a**). In den Fußgelenken kommt es durch Synergismus von M. tibialis anterior und fibularer Gruppe zur Null-Grad-Stellung bei Eversion und zur Entfaltung des Mittelfußes durch die Mm. interossei dorsales (**b**)

fußes. Bei der Entfaltung der Hand sind die Mm. interossei dorsales manus in ähnlicher Funktion tätig (s. S. 48 und 59).

Die Wirkrichtung aller Muskeln ist bei dieser phasischen Bewegung zum Körper hin gerichtet. In die eigentliche isometrische Kontraktion geraten in diesem akralen Bereich nur die Mm. interossei dorsales.

**Die Beckenschrägstellung bei der Beugephase des Gesichtsbeins** (Abb. 31)

Die Beugephase des Beines ist engstens mit der differenzierten Muskelaktivität im gestreckten Axisorgan verbunden. Das Becken wird dabei in frontaler Ebene schräg gestellt, wobei die laterale (hierzu gehören M. quadratus lumborum und M. latissimus dorsi) und die ventrale Muskelschicht des Rumpfes (die Bauchwand) eine funktionelle Einheit bilden.

M. latissimus dorsi und M. quadratus lumborum kontrahieren sich zum stützenden Arm hin und ziehen die Beckengürtelachse auf der Seite des Gesichtsbeins in frontaler Ebene kranialwärts. Durch ihre Stellung zur Körperlängsachse muß sich ihre Kontraktion als starke Vordehnung auf die schräge Bauchmuskulatur auswirken; damit sind sie Auslöser für die unterschiedliche Kontraktionsintensität der Bauchwand.

Die Wirkrichtung der Bauchwand zum Stützarm führt zur Beckenextension, wodurch die Adduktoren des Gesichtsbeins in Dehnung geraten. Dieses soll funktionell kurz erläutert werden: Beim Reflexkriechen trägt die Kontraktion des M. rectus abdominis von der Symphyse zum Brustbein, also kranialwärts, zur Beckenextension bei. Hierbei entfernt sich der Ramus inferior ossis pubis vom Femurkopf und wirkt dehnend auf die Adduktoren, die ihren Ursprung in der Nähe des Tuberculum pubicum haben. Dieser Stretch wirkt neben den auf S. 75 beschriebenen Dehnungsreizen als Aktivierung für die Adduktoren.

**Auswirkung der Beckenschrägstellung auf die autochthone Muskulatur und das Axisorgan als Ganzes**

Bei der Beschreibung der Aktivitäten des Schultergürtels wurde am Oberarm der „Gesichtsseite" der M. latissimus dorsi schon erwähnt (s. Abb. 5 und 11). Er ist auch an der Beckenschrägstellung beteiligt (Abb. 31) und wirkt als Bindeglied zwischen Schulter- und Beckengürtel. In Verbindung mit der Beugebewegung des Gesichtsbeins bewirkt seine Kontraktion eine Dehnung der kurzen autochthonen Muskulatur der gegenüberliegenden Körperhälfte, die dort im thorakalen Bereich der Wirbelsäule liegt, und ruft damit ihre Kontraktion hervor (s. hierzu Abb. 43, dort jedoch auf der „Gesichtsseite" dargestellt). Auch verstärkt er durch die Beckenschrägstellung in frontaler Ebene den Dehnungszustand der schrägen Bauchmuskulatur.

Der M. latissimus dorsi hat mit seinen quer verlaufenden Fasern – ebenso wie der untere Teil des M. trapezius – über die Rotation der einzelnen Wirbelsegmente einen streckenden Einfluß auf die Wirbelsäule, besonders auf die Region der infantilen Kyphose (vgl. Abb. 3).

Auch der M. quadratus lumborum übt dank seiner lateralen Stellung zur Körperlängsachse bei seiner Kontraktion einen starken Dehnungsreiz auf die schrägen Bauchmuskeln und auf die autochthonen Muskeln im lumbalen Bereich der gegenüberliegenden Seite aus. Dies führt zu einer Streckung dieses so wichtigen und anfälligen Gebiets des Axisorgans, denn die autochthonen Muskeln, die die einzelnen Wirbel aktiv miteinander verbinden, werden dadurch zur Kontraktion veranlaßt.

Die Funktionseinheit von M. latissimus dorsi und M. quadratus lumborum zeigt, daß der Rumpf beim Reflexkriechen als *Ganzes* bei der Beugebewegung des

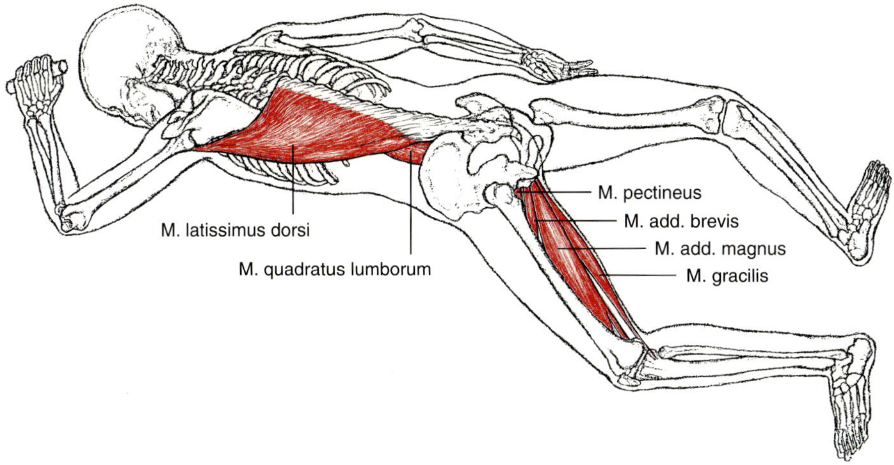


**Abb. 31.** Bei der Beugephase des Gesichtsbeins Beckenschrägstellung in frontaler Ebene durch M. latissimus dorsi und M. quadratus lumborum. Hierbei synergistische Funktion der Bauchmuskulatur (nicht gezeichnet), die die Adduktoren in kontraktionsauslösende Dehnung versetzt. Durch Funktionseinheit von M. latissimus dorsi und M. quadratus lumborum Einwirkung auf die autochthone Muskulatur

Gesichtsbeins zum Punctum fixum (Oberarm) gezogen wird. In diesem Moment des Fortbewegungsmechanismus ist die übrige dorsale Muskelschicht in funktioneller Einheit, also im Synergismus mit der ventralen Muskulatur tätig. Ihre Kontraktionswirkung, besonders die der Mm. recti abdominis erfolgt kranialwärts zum Thorax (Sternum) (s. Abb. 26, 27, 32, 37). Ebenso geht die Wirkrichtung des M. pectoralis major, der sich an die abdominale Muskulatur anschließt, zum Punctum fixum Ellenbogen (s. Abb. 4).

Die im abdominalen und thorakalen Rumpfbereich beschriebenen Aktivitäten haben eine Intensivierung der Bauchpresse und eine massive Erweiterung des oberen Brustkorbs zur Folge (s. S. 101, 104).

## 2.6.3
## Die Standphase des Gesichtsbeins

Beim Reflexkriechen folgt im Anschluß an die Beuge- die Standphase. Hierbei wird das Kniegelenk zum Stützpunkt, während die Aufrichtung und Vorwärtsbewegung des Rumpfes zustande kommt. Am Becken handelt es sich dabei um folgende Bewegungen:
- Beckenextension (sagittale Ebene),
- Beckenschrägstellung (frontale Ebene),
- Beckenrotation (transversale Ebene).

**Beckenextension (sagittale Ebene)** (Abb. 32)
Bei der Beugebewegung des Gesichtsbeins wurde von der Kontraktion der Bauchwand gesprochen (s. S. 74), wobei die Wirkrichtung der Mm. recti abdominis nach kranial zum Thorax und letzten Endes zum Stützpunkt Ellenbogen geht.

Sie ziehen an der Symphyse und tragen somit zur Extension des Beckens bei. Diese Funktion der Bauchmuskeln bleibt während der Standphase bestehen und hält synergistisch mit der ischiokruralen Muskelgruppe das Becken in Extension. Eine Beckenextension, die über die Mittelstellung der LWS hinausgeht – also eine Kyphose – kann bei der Therapie nicht zustande kommen, denn die Wirkrichtung der Mm. latiss. dors. und quadrat. lumb. nach kranial zum Stützpunkt Ellenbogen sorgt für eine Mittelstellung im lumbosakralen Bereich (s. Abb. 33).

**Beckenschrägstellung (frontale Ebene)** (Abb. 33)
Bei der Aufrichtung des Beckengürtels auf dem Gesichtsbein bleiben die dorsalen Rumpfmuskeln - hierzu gehören auch M. latissimus dorsi und M. quadratus lumborum - in Kontraktion. Sie geraten in isometrisch-dynamische Spannung,

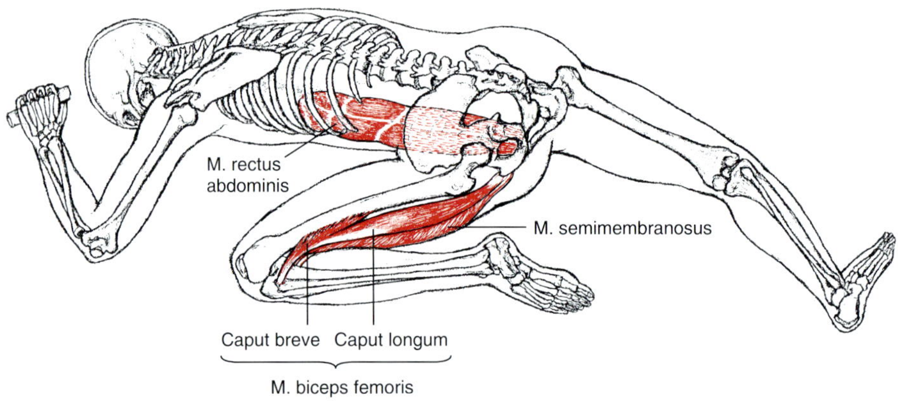


**Abb. 32.** Beckenextension bei der Standphase des Gesichtsbeins durch synergistische Funktion von Bauchmuskulatur (die schrägen Bauchmuskeln sind nicht dargestellt) und ischiokruraler Muskelgruppe

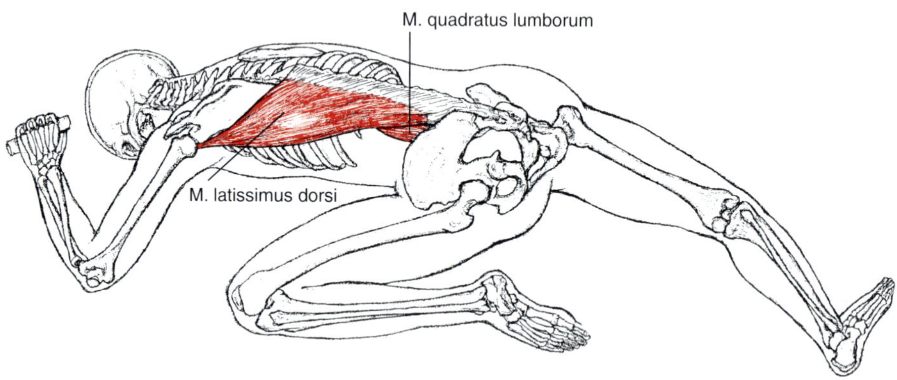


**Abb. 33.** Bei der Standphase wird der gestreckte Rumpf durch synergistische Funktion von M. latissimus dorsi und M. quadratus lumborum über das stützende Kniegelenk kranial- und lateralwärts zum stützenden Ellenbogen gehebelt

und durch ihre Wirkrichtung zum Stützarm lösen sie eine Fortbewegungstendenz des Rumpfes aus. M. latissimus dorsi und M. quadratus lumborum der Gesichtsseite sind für die Schrägstellung des Beckens in frontaler Ebene verantwortlich.

Wird nun das Knie in der Standphase des Reflexkriechens zum Stützpunkt, bekommt ihre Kontraktion zusätzlich noch eine andere Funktion als die der Rumpfstreckung und Beckengürtelschrägstellung. Bei sich aufrichtendem Femur hebeln sie die gestreckte LWS mit dem Becken über das stützende Kniegelenk (s. 2.6.1) kranial- und lateralwärts. Damit wird der Oberschenkel zum Hebel für den Beckengürtel, der über den Oberschenkelkopf nach vorne gleitet. Wenn letzteres geschieht, drehen Augen und Kopf bei gestrecktem Axisorgan von der Gesichts- zur Hinterhauptsseite. Dadurch wird das in der Standphase befindliche Gesichtsbein zum Hinterhauptsbein in der Stoßphase.

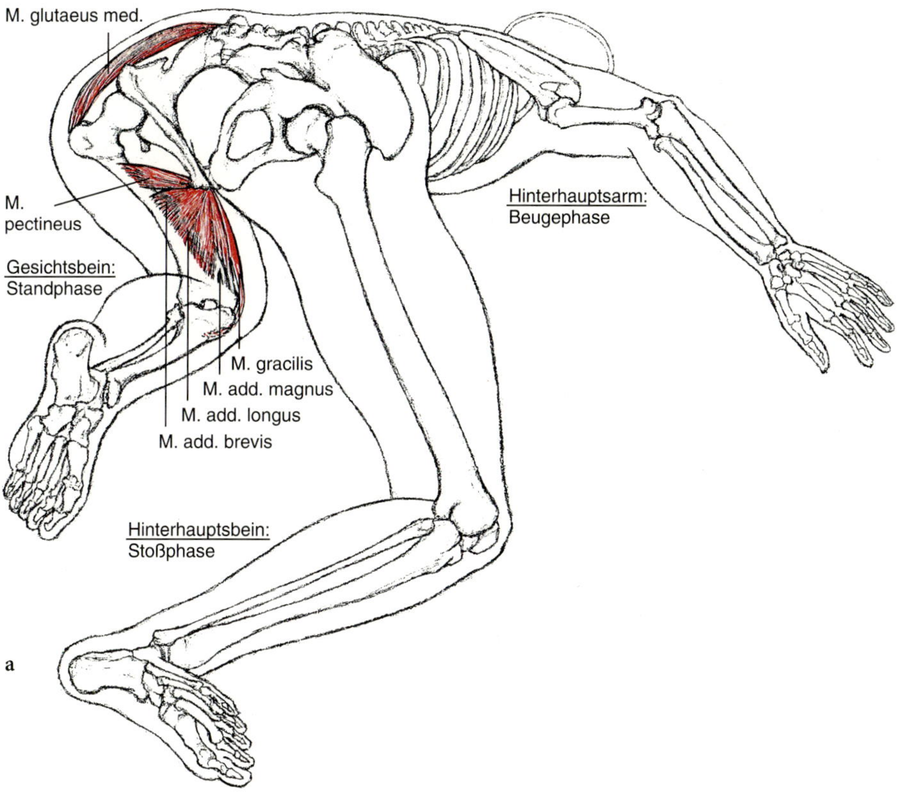


a

**Abb. 34 a-c.** Bei der Standphase des Gesichtsbeins beckenrotatorische Funktion der Adduktoren und Außenrotatoren. Die kurzen Adduktoren haben eine antigravitatorische Funktion. Bei Wirkrichtung nach distal heben sie das Becken nach dorsal. **b** Synergistisch dazu richten die Außenrotatoren das Becken in transversaler Ebene auf und halten es mit Wirkrichtung zum Femur in der Mitte. Dadurch Zentrierung des Azetabulums auf dem Femurkopf. **c** Gleitende Vorwärtsbewegung des Azetabulums auf dem Femurkopf durch M. rectus femoris und M. rectus abdominis

**Beckenrotation (transversale Ebene)** (Abb. 34)
Die Beckenrotation wird durch die Zusammenarbeit von Adduktoren und Außenrotation des Oberschenkels durchgeführt. Ihre gemeinsame Wirkrichtung geht dabei nach distal zum Oberschenkel.

Die Adduktoren bestehen aus langen und kurzen Muskeln, wobei den letzteren bei der Standphase die wichtigere Funktion zufällt. Die langen Adduktoren – Mm. adductor longus und magnus – entspringen am Os pubis und setzen an der medialen Seite des Femurs an. Der M. adductor magnus zieht bis zum medialen Femurkondylus (Abb. 34 a). Würde die beckenrotatorische Funktion der Adduktoren isoliert zum Tragen kommen, wären sie die Luxatoren des Hüftgelenks. Denn hierbei würde sich die Hüftgelenkpfanne weiter nach dorsal bewegen. Dies geschieht jedoch nicht, denn beim Reflexkriechen arbeiten sie synergistisch mit den Außenrotatoren (Abb. 34 b) und Abduktoren (s. hierzu formende Wirkung von Adduktoren und Außenrotatoren auf Hüftkopf und Azetabulum Kap. 2.6.2 u. S. 84).

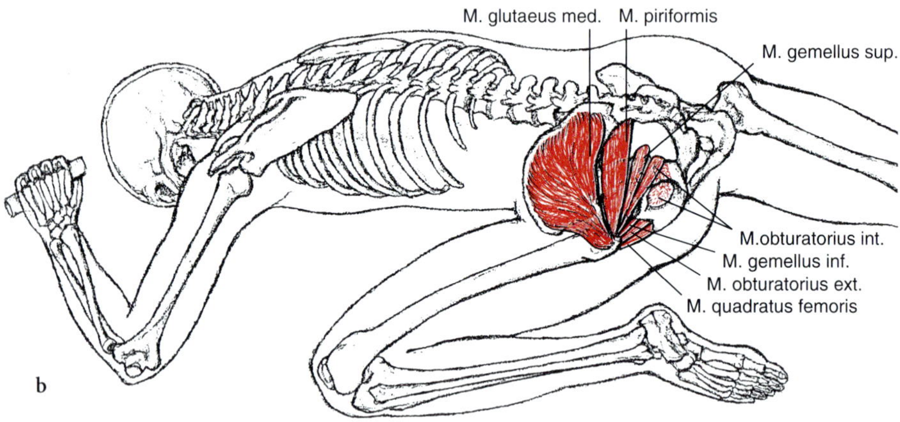


b

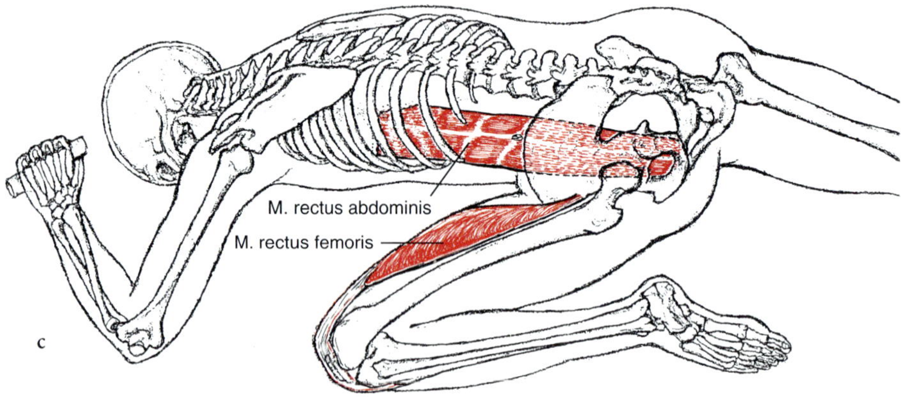


c

**Abb. 34 b, c.**

Die kurzen Adduktoren des Femurs (M. pectineus, M. adductor brevis) haben bei der Standphase, die bei maximaler Flexion, leichter Außenrotation und Abduktion des Femurs stattfindet, eine antigravitatorische Funktion. Betrachtet man dabei ihren Ansatz und Ursprung, so liegt ihr Ursprung am Os pubis medialer, kaudaler und ventraler als ihr Ansatz am proximalen Femurende. Damit hat ihr Verlauf eine schräg nach dorsal, also nach vertikal oben zielende Richtung (Abb. 34 a). Damit heben sie das Becken nach dorsal. Gleichzeitig richten die Außenrotatoren das Becken in transversaler Ebene auf und zentrieren die Pfanne auf dem Femurkopf. Diese Bewegung wird mit einer gleitenden Vorwärtsbewegung des Azetabulums auf dem Femurkopf in Richtung Stützarm kombiniert, weil der nach kranial ziehende Bauchmuskel M. rectus abdominis und auch der M. rectus femoris das Becken indirekt zum Stützpunkt Kniegelenk ziehen (Abb. 34 c).

**Die formende Wirkung auf Azetabulum und Femurkopf bei der Beuge- und Standphase des Gesichtsbeins**

Sowohl bei der Beuge- als auch bei der Standphase des Gesichtsbeins entstehen unterschiedliche propriozeptive Wirkungen auf Femurkopf und Azetabulum. Sie haben eine formende Wirkung auf das Hüftgelenk, was für die Behandlung von pathologischen Hüftverhältnissen wie z. B. bei dysplastischer Pfanne oder steilgestelltem Schenkelhalswinkel im frühen Kindesalter von Bedeutung ist (Niethard 187; Niethard u. Kempf 1987).

Im Laufe der *Beugebewegung* des Gesichtsbeins richtet sich der M. glutaeus medius als Außenrotator fächerförmig auf die Fossa intertrochanterica aus: Während bei 0°-Grad-Stellung im Hüftgelenk sein Faserverlauf eine annähernd parallele Stellung hat und in der Femurlängsachse verläuft, kommt es während der Beugebewegung zur Ausbreitung in fächerförmiger Anordnung, so daß in jedem Winkel der Beugebewegung ein Teil als Abduktor und als direkter Gegenspieler der Adduktorengruppe wirkt. Diese Funktionsdifferenzierung pflanzt sich innerhalb der Muskelfasern des M. glutaeus medius je nach Winkelstellung des Hüft-. gelenks fort.

Dank der Retroposition der Außenrotatoren zum Rotationspunkt im Hüftgelenk summiert sich ihre Gegenkraft, bezogen auf die Masse der Adduktoren, um ein Vielfaches (!) (s. S. 75, 76).

Bei der Beugephase des Gesichtsbeins kommt es durch Außenrotatoren und Adduktoren zu einer gleitenden Rollbewegung des Femurkopfs *in das Azetabulum*. Hierbei zentriert sich der Femurkopf spiralig in die Gelenkfläche. Auf Gelenkkopf und -pfanne wirken dabei starke propriozeptive formende Reize.

Einer der wichtigsten Muskeln, die bei der *Standphase* des Gesichtsbeins eine formgebende Wirkung auf Hüftgelenkpfanne und -kopf haben, ist der M. glutaeus medius (s. Abb. 34 a, b). Er ist beim Reflexkriechen bereits in der Beugephase kontrahiert, und er bleibt in der Standphase in isometrisch-dynamischer Kontraktion. Dieser Muskel liegt dabei wie ein Dach über dem Hüftgelenk. Seine Wirkrichtung geht, ebenso wie die der anderen Hüftmuskeln, zum Punctum fixum (Kniegelenk) nach lateral, kranial und ventral.

Gleichzeitig wird das Becken und damit das Azetabulum durch Bauchmuskeln, ventrale und dorsale Oberschenkelmuskeln in Richtung Stützpunkt Kniegelenk gezogen (s. Abb. 35). Eine ähnliche Aufgabe erfüllen M. quadratus lumborum und M. latissimus dorsi. Die bei der Standphase auf dem Gesichtsbein stattfindende und zum stützenden Arm nach kranial strebenden Beckenbewegung geht ebenfalls mit starken formenden Reizen auf Femurkopf und Azetabulums einher.

**Fortbewegung des Beckengürtels durch ventrale und dorsale Oberschenkelmuskeln** (Abb. 35)
Die Funktion des M. latissimus dorsi und des M. quadratus lumborum, die an der Schrägstellung des Beckens beteiligt sind, und die den Zug des Beckengürtels in die Richtung zum stützenden Ellenbogen bewirken, wurde schon mehrfach erwähnt (s. Abb. 5, 31 und 33).

Sobald diese Schrägstellung des Beckengürtels beginnt, geraten die proximalen Anteile der ischiokruralen Muskelgruppe bei der Standphase in einen Dehnungszustand und kommen in Kontraktion. Am Tuber ossis ischii ziehend, sind sie nun eingelenkige Muskeln, die das Hüftgelenk strecken. (Bei der vorher abgelaufenen Beugephase des Gesichtsbeins waren sie eingelenkig als Beuger des Kniegelenks tätig s. 2.6.1).

Der M. quadriceps ist mit seinen Teilen M. vastus intermedius, medialis und lateralis als Strecker des Kniegelenks und mit dem M. rectus femoris außerdem Beuger des Hüftgelenks.

Auf die motorische Entwicklung des gesunden Neugeborenen bezogen, sind beide Gelenkfunktionen (Beugung des Hüftgelenks mit Kniestreckung) im „primitiven Strampeln“[5] gleichzeitig vorhanden.

Bei der Standphase des Reflexkriechens sind die drei kurzen Köpfe des M. quadriceps femoris Aufrichter des Femurs, und der Oberschenkel wird zu einem sich aufrichtenden Hebel, der das gesamte Axisorgan „vorwärts wirft“. Der M. rectus femoris trägt ebenfalls zur Vorwärtsbewegung des Axisorgans bei, indem er das Azetabulum nach kranial zieht (s. Abb. 35).

Die drei kurzen Quadricepsköpfe haben eine analoge Funktion wie M. brachialis und M. brachioradialis, die Aufrichter des Oberarms auf der Gesichtsseite sind (vgl. Abb. 8).

---

[5] Das „primitive Strampeln“ existiert bis zur 6. Lebenswoche. Bei der Beugebewegung ist auch das Becken gebeugt und der Fuß im unteren Sprunggelenk proniert. Bei der Streckbewegung des „primitiven Strampelns“ streckt sich bei bestehenbleibender Becken- und Oberschenkelbeugung nur das Kniegelenk. Diese Kniestreckung bei Oberschenkelbeugung kommt durch den M. rectus femoris zustande. Die anderen Anteile des M. quadriceps femoris (Pars intermedia, medialis und lateralis) sind in diesem Alter bei der Kniestreckung noch wenig beteiligt. Sie kommen in der motorischen Entwicklung erst zur vollen Funktion, wenn sich der Kniestütz entwickelt. Dieser beginnt frühestens mit 4,5 Monaten im Muster des „Einzelellenbogenstützes“ (s. S. 53) und vollendet sich über den „schrägen Sitz“ (s. Abb. 56 a, b), den „Krabbelgang“ (s. Abb. 76 a, b) und das Hochziehen zum Stand. Nach der 6. Lebenswoche stellt sich beim motorisch ideal entwickelten Kind der Fuß bei der Beinbeugung aus der Pronation in die Mitte ein. Bei der infantilen Zerebralparese bleibt der M. quadriceps femoris funktionell auf dem Entwicklungsniveau des „primitiven Strampelns“ stehen, und die Bewegungsinhalte des „primitiven Strampelns“ bleiben das ganze Leben lang erhalten (s. hierzu auch „Pes valgus“, S. 90). Sichtbar wird dies nach stattgefundener Vertikalisierung an der Patella alta (s. S. 72 ff und 92).

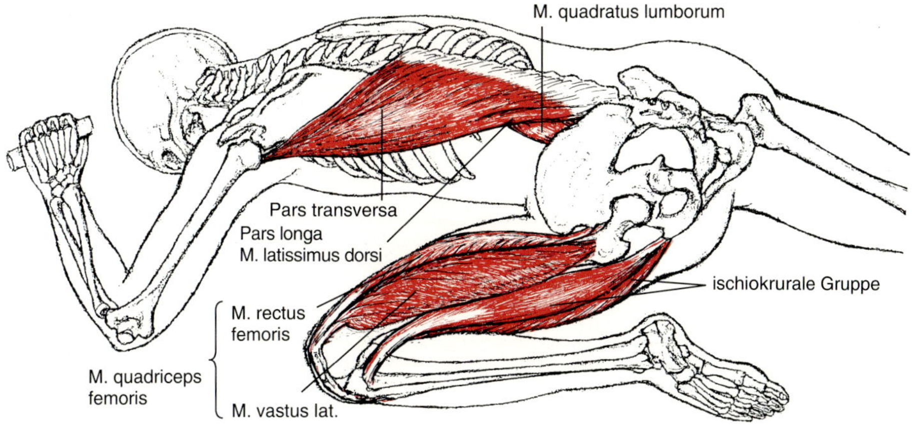


**Abb. 35.** Bei der Standphase des Gesichtsbeins Vorwärtsbewegung des Beckengürtels zum Stützpunkt Ellenbogen durch M. latissimus dorsi und M. quadratus lumborum. Die 3 kurzen Köpfe des M. quadriceps richten den Oberschenkel auf, während der M. rectus femoris zur Vorwärtsbewegung des Axisorgans beiträgt. Synergistische Funktion der ischiokruralen Muskelgruppe als Hüftgelenkstrecker

**Die besondere Funktion des M. iliopsoas** (Abb. 36)
Je mehr das Kniegelenk bei der Standphase belastet wird, desto mehr wird auch der Beckengürtel aufgerichtet und mit dem Azetabulum lateral- und kranialwärts über den Schenkelhalskopf gezogen. Hierbei sei besonders der M. iliopsoas erwähnt, der auch in der Beugephase des Gesichtsbeins zur Kontraktion kommt, wo er bei proximal gelegenem Punctum fixum eine oberschenkelbeugende und adduktorische Wirkung hat (s. Abb. 28 a). Er bleibt nach vollzogener Beugephase kontrahiert, ändert dann aber seine Funktion.

Sein Ansatz liegt im Trochanter minor. Von den ventrolateralen Flächen der lumbalen Wirbel und von ihren Querfortsätzen kommend, geht seine Wirkrichtung bei der Standphase zum stützenden Kniegelenk schräg nach ventral lateral. Seine Kontraktion kommt in dem Moment zustande, in dem die Aufrichtung im Beckengürtel beginnt. Sie findet zu einem Zeitpunkt statt, in dem die Mm. vasti des M. quadriceps femoris den Femur aufrichten (s. Abb. 35). Gleichzeitig wird das Azetabulum dabei durch den Rectus femoris und die Außenrotatoren gleitend nach kranial und lateral über den Schenkelhalskopf geführt. Dieser schräge Zug des M. iliopsoas an den Wirbeln nach ventral lateral hat eine Beugewirkung auf das Becken und zieht die lumbale Wirbelsäule in die Inklination. Dadurch entsteht ein tiefgehender Dehnungsreiz auf die *dorsalen*, in schräger Position zur Wirbelsäule liegenden autochthonen Muskeln, wie M. multifidus der Hinterhauptsseite und die zum geraden System gehörenden Mm. intertransversarii lumborum der Gesichtsseite. Daraus ergibt sich im lumbalen Bereich ein neu entstehendes Kräfteverhältnis, das auf beiden Körperhälften unterschiedlich wirkt. Die Kontraktion der autochthonen Muskulatur ist auf der Hinterhauptsseite im lumbalen Bereich stärker als auf der Gesichtsseite. Denn hier wirkt sie als Widerlager des M. iliopsoas der Gesichtsseite (vgl. S. 101).

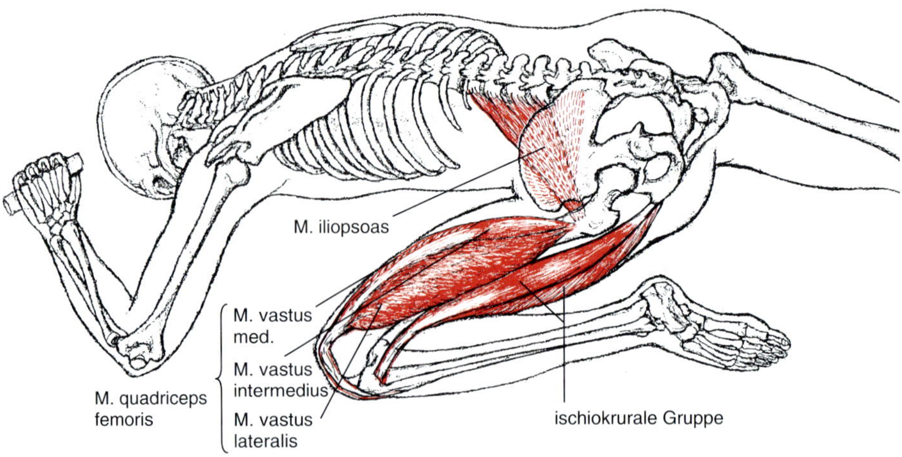


**Abb. 36.** Bei Oberschenkelaufrichtung durch die 3 kurzen Quadricepsköpfe Streckung der LWS und Beugung des Hüftgelenks (Becken) durch Wirkrichtung des M. iliopsoas nach distal zum Oberschenkel. Dadurch unterschiedliche Kontraktionsintensität der autochthonen Muskulatur dieses Bereichs. Beckenextension mit zügelnder Auswirkung auf die autochthone Muskulatur des LWS-Bereichs durch Kontraktion der ischiokruralen Muskelgruppe und der Bauchmuskulatur (nicht dargestellt)

Ohne die zügelnde Funktion des M. iliopsoas auf die autochthone Muskulatur der Hinterhauptsseite ist die unterschiedliche Kontraktionsintensität an beiden Körperseiten im gestreckten LWS-Bereich nicht denkbar (s. S. 88). Diese ausgeprägte Muskelfunktionsdifferenzierung ist bei der Therapie motorischer Störungen von entscheidender Bedeutung. Die differenzierten Kontraktionszustände kommen bei jedem physiologischen und reziproken Fortbewegungsmuster zustande und sind in *jeder* motorischen Pathologie mangelhaft. Auch die Beckenextension, die durch die ischiokrurale Muskelgruppe und durch die Bauchmuskulatur ausgeführt wird, hat eine zügelnde Auswirkung auf die autochthone Muskulatur des lumbalen Bereichs.

**Die Fußbewegung in der Standphase am Gesichtsbein**

Die bei der Beugephase des Gesichtsbeins vorherrschende Eversion des Fußes bei Abduktion der Mittelfußknochen (s. S. 77) verändert sich bei der Standphase wie folgt: Während der Aufrichtung des Beckens auf dem Oberschenkel entwickelt sich im unteren Sprunggelenk die Mittelstellung bei rechtwinkligem oberem Sprunggelenk. Das Längs- und Quergewölbe kommt durch die synergistische Muskelfunktion zur vollen Entfaltung. Diese nur bei aufgerichtetem Becken entstehende Fußhaltung ist bereits Vorbereitung für die am Hinterhauptsbein entstehende Inversion bei der Stand- und Stoßphase. Wenn diese am gleichen Fuß geschehen soll, muß die Ausgangslage von Kopf und Armen zur anderen Seite gewechselt werden.

Die Fußbewegung von der Eversion in die Mitte zeigt an, in welcher Koordination sich die Beckenmuskulatur befindet: Entsteht die Eversion, haben die bekkenaufrichtenden Muskeln ihre Funktion noch nicht übernommen, sondern Bein und Becken befinden sich mit den Phasen des Schrittzyklus verglichen in ihrem Muskelspiel noch in der Beugephase. Entsteht jedoch bei gut ausgebildeten Fußgewölben die Bewegung von der Eversion in die Mitte, ist die Aufrichtung des Beckens auf dem Gesichtsbein erreicht (Standphase), vgl. hierzu Fußnote S. 85 sowie S. 90, 91. Wir weisen nochmals darauf hin, daß die Motorik der Akren die Kontrolle dafür ist, welche Muskelfunktionen am Axisorgan ablaufen.

## 2.6.4
## Die Stand- und Stoßphase des Hinterhauptsbeins

Die aufrichtende Funktion des Beckengürtels mit Stütz auf dem Gesichtsknie beginnt, wenn die Stützfunktion des Gesichtsarms schon abgelaufen ist und wenn sich dabei der Kopf zur Hinterhauptsseite gedreht hat. Auf dieser jetzt neuen Gesichtsseite soll nun die Schultergürtelaufrichtung über dem stützenden Arm stattfinden.

Das stützende Knie, eben noch auf der Gesichtsseite gelegen, befindet sich nach der Kopfdrehung also auf der Hinterhauptsseite. Die Aufrichtung – also die Standphase des Schrittes – wird im Muster des Reflexkriechens jetzt folgerichtig auf der Hinterhauptsseite stattfinden. Aus der Standphase wird sich die Stoßphase entwickeln.

**Die Bewegungen im thorakolumbalen Übergang und in Hüft- und Kniegelenk** (Abb. 37)

Die Streckaktivität des Hinterhauptsbeins ist in der Standphase durch massive Kontraktion der *Außenrotatoren* des Oberschenkels gekennzeichnet. Selbstverständlich gilt auch hier dieselbe Wechselwirkung zwischen Außenrotatoren und Adduktoren des Oberschenkels wie bei der Standphase des Gesichtsbeins (s. Abb. 34). Die Außenrotatoren des Hüftgelenks der Hinterhauptsseite geraten in eine synergistische Funktion, die wie folgt aussieht: Mit ihrer Wirkrichtung zur Fossa intertrochanterica halten sie das Becken in transversale Ebene in der Mitte, während die ischiokrurale Muskelgruppe und die nach kranial ziehende Bauchmuskelkette das Becken in sagittaler Ebene aufrichten.

Die Außenrotation des Hüftgelenks wird in elastischer Weise durch die Funktion der beidseits gelegenen Mm. serrati posteriores inferiores im Bereich des thorakolumbalen Übergangs widerlagert. Dies ist der „neuralgische Punkt", an dem immer auch die infantile Kyphose zu finden ist. Die Mm. serrati posteriores inferiores sind schräg dorsal-lateral am Ende der drehbaren Wirbelsäule gelegen und verbinden über die unteren 4 Rippen den Brustkorb mit den Dornfortsätzen des 12. Brust- und der ersten lumbalen Wirbel. Sie haben bei ihrer widerlagernden Funktion gleichzeitig eine streckende Wirkung auf den thorakolumbalen Übergang der Wirbelsäule. Die Rumpfstreckung kommt auf beiden Körperhälften mit unterschiedlicher Kontraktionsintensität zustande, weil die ventrale Muskulatur (Bauchwand) die Symphyse nach kranial zieht, während sich das Hinterhauptsbein in der Stand- und Stoßphase befindet und im LWS-Bereich der Hinterhauptsseite für eine Streckung sorgt (s. S. 86, 87).

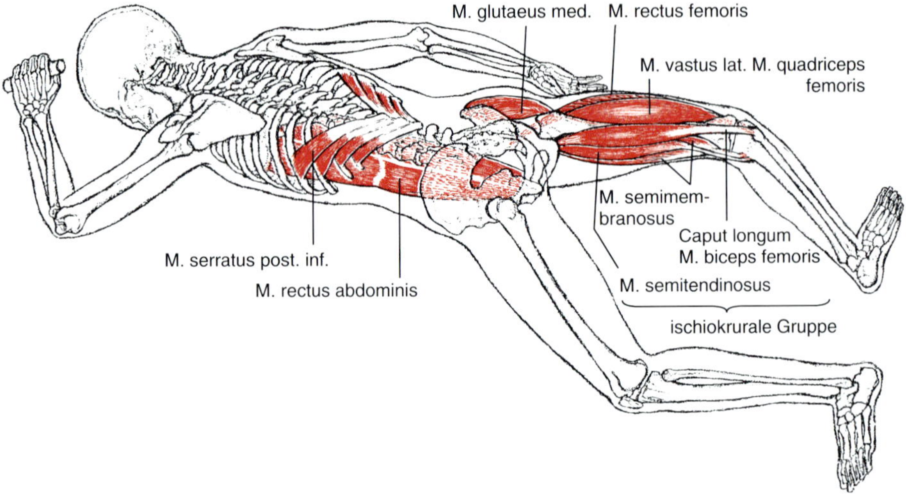


**Abb. 37.** In der Stand- und Stoßphase des Hinterhauptsbeins halten die Außenrotatoren den Oberschenkel in sicherer Außenrotation, während die ischiokrurale Muskelgruppe und die Bauchwand (die schrägen Bauchmuskeln sind nicht gezeichnet) das Becken strecken. Widerlagernde rotatorische und wirbelsäulenstreckende Funktion der Mm. serrati posteriores inferiores im thorakolumbalen Übergang. Oberschenkelstreckung im Kniegelenk durch antigravitatorische Funktion der drei kurzen Quadricepsköpfe. Bei Wirkrichtung zum Kniegelenk wird der Unterschenkel zu einem Hebel, über den der Rumpf zum stützenden Ellenbogen gestoßen wird

Dann werden auch die beiseits gelegenen Mm. serrati posteriores inferiores in einen unterschiedlichen, also differenzierten Dehnungszustand versetzt und reagieren mit unterschiedlicher Kontraktion. Ihre enge Beziehung zur autochthonen Muskulatur und zur in der Pathologie in ihrem Bereich entstehenden Kyphose wird in 4.6.2 beschrieben.

Die auf dem Hinterhauptsbein von den Außenrotatoren stabil gehaltene Bekkenextension beinhaltet ein Fortbewegungs- und Aufrichtungselement. Denn die Symphyse bewegt sich nach kranial, der Tuber ossis ischii durch die deutlich sichtbare Kontraktion der ischiokruralen Muskelgruppe nach ventral. Die ischiokruralen Muskeln fungieren auf der Gesichtsseite bei der Beugephase als Kniebeuger (s. S. 76, 77) und hier auf der Hinterhauptsseite in der Stand- und Stoßphase als Hüftgelenkstrecker. Diese Arbeit können sie jedoch nur übernehmen, wenn das gesamte Bein - hierzu gehört auch das Kniegelenk - in der Streckaktivität bleibt. Der M. glutaeus maximus spielt im Muster des Reflexkriechens nur eine untergeordnete Rolle, weil er bei der Fortbewegung lediglich die von den ischiokruralen Muskeln durchgeführte Streckung des Hüftgelenks zu halten hat, nicht jedoch an der Streckbewegung im vollen Winkelgrad beteiligt ist.

Um die Muskelfunktionsdifferenzierung des M. glutaeus medius beim Reflexkriechen zu verdeutlichen, sei noch einmal an seine Funktion auf der Gesichtsseite erinnert. In der Beugephase ist er Synergist der Hüftgelenkbeuger mit der Muskelwirkrichtung nach proximal (s. Abb. 28 b). In der Standphase des Gesichtsbeins bleibt er in Kontraktion, dann jedoch mit anderer Funktion und anderer Wirkrichtung. Hierbei ist er Aufrichter des Beckengürtels in transversaler Ebene und zieht ihn nach lateral, über den Femurkopf (Abb. 34 a, b).

Auf der Hinterhauptsseite wirkt er sowohl bei der Stand- als auch bei der Stoßphase nach distal und hat eine fortdauernde Außenrotationswirkung auf das Hüftgelenk.

Die kurzen drei Köpfe des M. quadriceps femoris strecken den Oberschenkel im Kniegelenk. Sie haben eine antigravitatorische Funktion, und der Oberschenkel wird zum Hebel, über den der ganze Rumpf nach kranial und medial in frontaler Ebene quer über die Körperlängsachse in Richtung zum stützenden Ellenbogen gestoßen wird.

Die Kontraktion der Abduktoren- und Adduktorengruppe wird bei der Streckung des Hüftgelenks am Hinterhauptsbein gut sichtbar. Sie arbeiten synergistisch mit Außenrotatoren und ischiokruraler Muskelgruppe. Ohne ausgewogene hochdifferenzierte Zusammenarbeit der genannten Hüftmuskeln würde sich das Hüftgelenk in der Stand- und Stoßphase zwangsläufig in die Innenrotation bewegen.

### Die Bewegungen in den Fußgelenken: die Achse des talokalkanearen Gelenks bei der Stand- und Stoßphase des Hinterhauptsbeins (Abb. 38)

Die Fußstellung des Neugeborenen hat zwei Besonderheiten:

1. Ein Neugeborenes hat die Füße in Eversion. Die Längsachse des Calcaneus weicht in bezug auf die Längsachse des Talus nach lateral ab.
2. Die Ferse ist hochgestellt, weil der Calcaneus noch nicht unter den Talus gewandert ist.

Der Calcaneus findet seine Position unter dem Talus erst später, wenn sich durch Veränderung der Gesamtkörperhaltung die Aufrichtefunktion und damit unter der Belastung die Muskelfunktionen verändert haben. Noch beim Erreichen des selbständigen Gehens hat jedes Kind einen Pes valgus. Er wird sich erst mit 3 Jahren verändern, wenn sich aufgrund der Muskelfunktionsdifferenzierungen der gesamten Skelettmuskulatur die Fußgewölbe entwickelt haben. Wenn eine zerebralparetische Bedrohung besteht oder wenn sich eine infantile Zerebralparese entwickelt, bleibt der Fuß in bezug auf Talus und Calcaneus auf dem motorischen Entwicklungsniveau des Neugeborenen stehen (s. hierzu auch Fußnote S. 85). Wenn sich das Kind nun durch seinen Vertikalisierungsbetrieb auf die Füße stellt, obwohl sich die Position von Calcaneus und Talus noch auf Neugeborenenniveau befindet, kommt es zur Verformung des Fußes (s. S. 102 und 118). Die beschriebene pathologische Stellung von Talus und Calcaneus ist bei Patienten mit infantiler Zerebralparese meist noch mit einer nach innen gedrehten Tibia verbunden.

Beim Reflexkriechen steht der Fuß in der Ausgangslage rechtwinklig zum Unterschenkel; er wird an der „Fersenzone" gereizt und im talokalkanearen Gelenk in eine Position gedrängt, bei der sich die Längsachse des Calcaneus und Talus in sagittaler Ebene übereinanderstellen. Wird die Valgusstellung des Fußes also durch die Reizzone an der Ferse korrigiert, hat dies vorerst nur eine passive

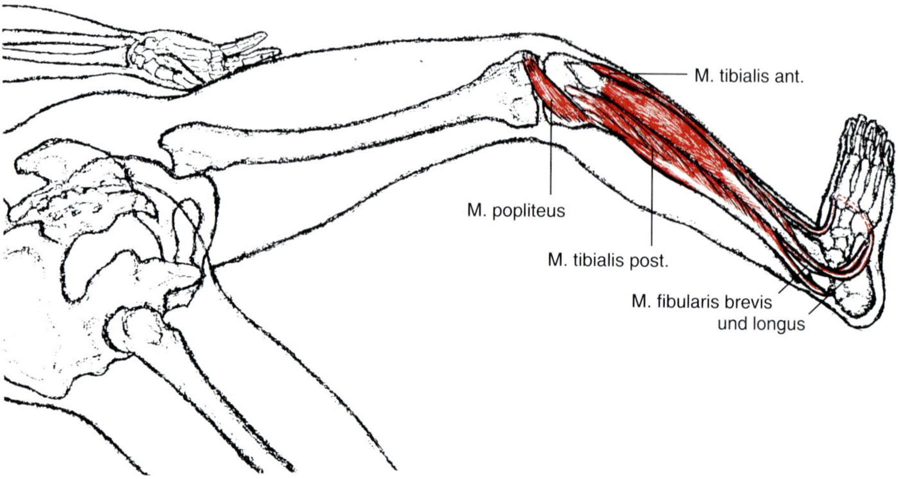


**Abb. 38.** Bei der Stand- und Stoßphase des Hinterhauptsbeins stellt sich durch die synergistische Funktion von M. tibialis anterior, M. tibialis posterior und Mm. peronei die Längsachse vom Talus und Calcaneus in sagittaler Ebene übereinander. Gleichzeitig Außenrotation des Femurkopfs im Azetabulum und indirekter Einfluß auf die Inversion der Ferse durch den M. popliteus. Die Muskelwirkrichtung geht zum Stützpunkt Ferse

Umstellung des hinteren Fußteils zur Folge, die jedoch während des Fortbewegungsprozesses aktiv durch die synergistische Funktion von M. fibularis longus und brevis, M. tibialis anterior und des so wichtigen M. tibialis posterior gehalten wird. Der Druck auf die Fersenzone hat auch eine entfernte Wirkung über den Unterschenkel auf den M. popliteus (s. auch Abb. 40). Der Druck auf die Fersenzone wird über das obere Sprunggelenk auf die Unterschenkellängsachse übertragen und der M. popliteus in einen Stretchzustand versetzt. Bei seiner Kontraktion zieht er zum Punctum fixum nach kaudal und dreht den Oberschenkel nach *außen*. Dies ist wichtig, wenn man bedenkt, daß bei zerebralmotorischen Störungen die Spitz-Knick-Fuß-Problematik fast immer mit einer einwärtsgedrehten Tibia und Innenrotation des Femurs verbunden ist.

Der M. popliteus wirkt sich beim Reflexkriechen am Hinterhauptsbein nicht nur auf die Außenrotation des Femurs aus, sondern beeinflußt auch die Belastung des Fußes. Im Synergismus mit dem M. tibialis posterior sorgt er indirekt für die *Inversion* der Ferse und für eine gute Fersenbelastung bei der Standphase.

Zusammenfassend kann man über den Fuß des Hinterhauptsbeins sagen, daß er beim vollkommenen Ablauf des Reflexkriechens aktiv und *allein* in rechtwinkliger Stellung bei Inversion auf die Unterlage stützt. Hierbei stellen sich Calcaneus und Talus in die Längsachse des Unterschenkels ein. Diese Muskelaktivität ist im Muster des Reflexkriechens schon im Neugeborenenalter auslösbar, kommt durch Muskelsynergie zustande und muß nicht passiv vom Therapeuten gehalten oder korrigiert werden. Das Neugeborene und auch der ältere Patient bewegt dieses Bein mit dem Schrittzyklus verglichen in der Stand- und Stoßphase, wobei sich auch der M. triceps surae einschaltet.

**Die Funktionsdifferenzierung des M. triceps surae bei der Stand- und Stoßphase des Hinterhauptsbeins** (Abb. 39)

Vom Schrittzyklus des gesunden Menschen ausgehend ist die eben beschriebene Einstellung von Calcaneus und Talus in die Unterschenkellängsachse Voraussetzung dafür, daß das Körpergewicht bei der *Standphase* in allen Gelenken des Beins elastisch aufgefangen wird. Der Standphase ist die Relaxationsphase vorausgegangen (Streckbewegung bei proximal gelegenem Punctum fixum). Für die Funktion des M. triceps surae ist entscheidend, daß sich zwischen Relaxationsphase (auf der Gesichtsseite gelegen, s. 2.6.1) und Standphase (auf der Hinterhauptsseite gelegen) die Bewegung im oberen Sprunggelenk nicht verändert, sondern daß der Fuß weiterhin in rechtwinkliger Gelenkstellung *aktiv* gehalten wird. Mit dorsalextendiertem Fuß wird das Körpergewicht bei der Standphase von M. tibialis anterior, M. triceps surae und M. quadriceps femoris elastisch aufgefangen, wobei die beiden letzteren für eine Kniestreckung sorgen. Hierbei wird der M. gastrocnemius im Gegensatz zur Standphase am Gesichtsbein, wo er eine eingelenkige kniebeugende Funktion hat (s. Abb. 30), zum zweigelenkigen Muskel. Hier am Hinterhauptsbein arbeitet er mit distaler Wirkrichtung als Kniestrecker *gegen* die Beugung. Somit hat sich im Vergleich zur Relaxationsphase am Gesichtsbein eine Funktionsdifferenzierung abgespielt.

Mit Wirkrichtung nach distal zum Punctum fixum Ferse zieht der M. gastrocnemius die Femurkondylen nach dorsal. Damit wird auch die in pathologischen Zuständen vorhandene Patella alta über das Lig. patellae nach kaudal gezogen (s. Fußnote zu S. 85 und S. 72, 73), und das Genu recurvatum existiert nicht mehr. In der dann folgenden *Stoßphase* transportiert der M. triceps surae – im besonderen ist es der M. soleus, der den Unterschenkel im Fußgelenk streckt – bei distaler Wirkrichtung mit seiner vorwärtsstoßenden Kraft das gesamte Körpergewicht quer über die Körperlängsachse in Richtung stützenden Gesichtsarm. Im weitesten Sinne gehört auch der M. plantaris dazu.

Die Muskelfunktionsdifferenzierung des M. triceps surae am Hinterhauptsbein ist für die Therapie von zerebral-motorischer Behinderung von besonderer Bedeutung. Denn die Spitzfußproblematik tritt bei diesen Patienten in der Vertikalisierungsphase auf, weil die Muskelwirkrichtung des gesamten M. triceps surae immer nur nach proximal ausgerichtet ist. Seine mangelhafte Funktionsdifferenzierung, bei der vor allem seine Funktion als Kniegelenkstrecker ausfällt, wird u. a. als Genu recurvatum sichtbar, bei dem das Kniegelenk nicht aktiv gehalten, sondern passiv gestreckt wird.

**Unterschenkel- und Fußmuskulatur bei der Stoßphase des Schrittes: die Inversion des Fußes bei Zehenbeugung und Plantarflexion bis zur 0°-Grad-Stellung** (Abb. 40)

Die Beinstreckung, die in der Stoßphase zustande kommen soll, wird aus therapeutisch-technischen Gründen nicht zugelassen, sondern das Bein wird in der Ausgangslage gehalten. Trotzdem wird die Stoßphase am Profil der Muskulatur wie folgt sichtbar: Im oberen Sprunggelenk bleibt die rechtwinklige Stellung (0°-Grad-Stellung) bestehen. Dabei kommt es zur Zehen- und Vorfußbeugung mit Kontraktion der Mm. interossei plantares, die Fußsohle „faltet“ sich ein. Synergistisch arbeiten hierbei M. soleus, M. tibialis posterior und M. plantaris mit ihrer

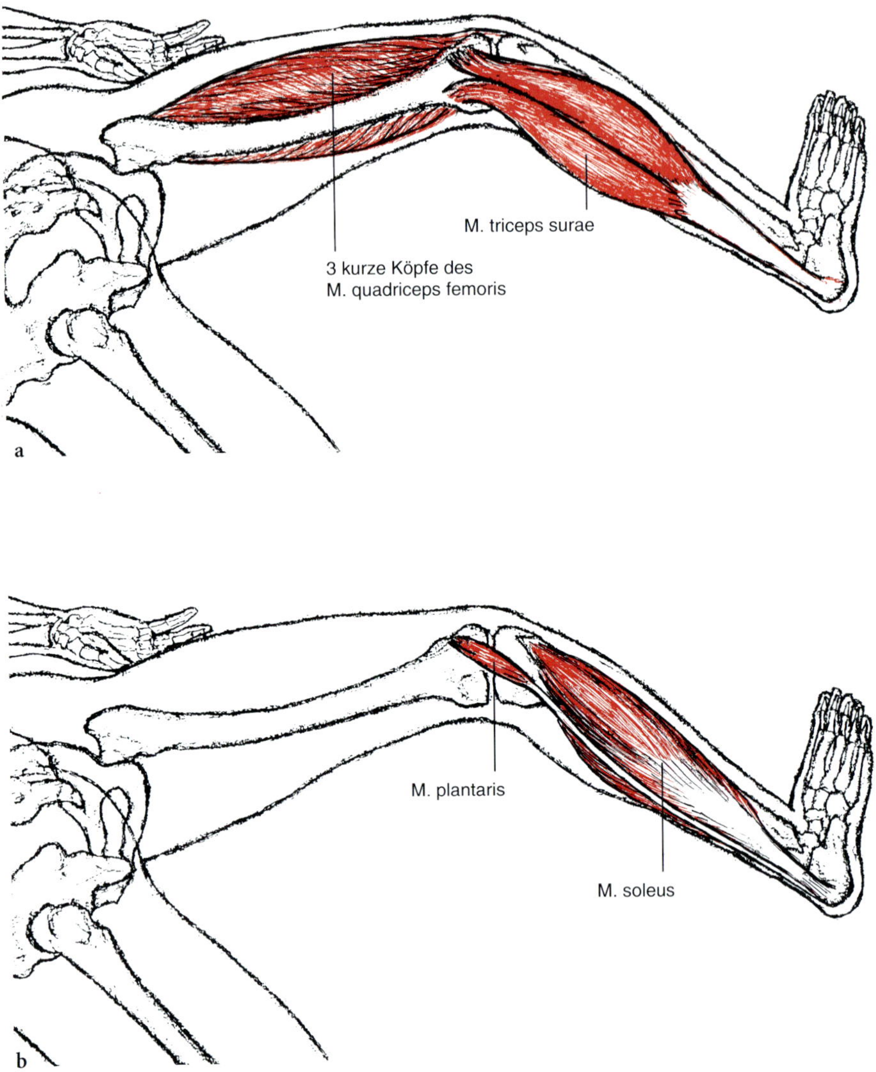


**Abb. 39 a, b.** Elastisches Auffangen des Körpergewichts bei der Standphase durch synergistische Funktion von M. quadriceps femoris und M. triceps surae. Bei distaler Wirkrichtung arbeiten sie gegen die Kniebeugung und strecken das Knie. Bei der Stand- und Stoßphase zieht der M. gastrocnemius die Femurkondylen nach dorsal, so daß sich die Patella alta über das Lig. patellae nach kaudal bewegt. Die vorwärtsstoßende Kraft des M. triceps surae wird besonders vom M. soleus geleistet, der den Unterschenkel im Fußgelenk streckt und das Körpergewicht bei sich streckendem Bein zum stützenden Gesichtsarm stößt

Wirkrichtung nach distal. In dieser Synergie bewegen sie das proximale Unterschenkelende und den Condylus lateralis femoris nach dorsal und wirken mit ihrer Streckung fortbewegend, also stoßend auf den Rumpf.

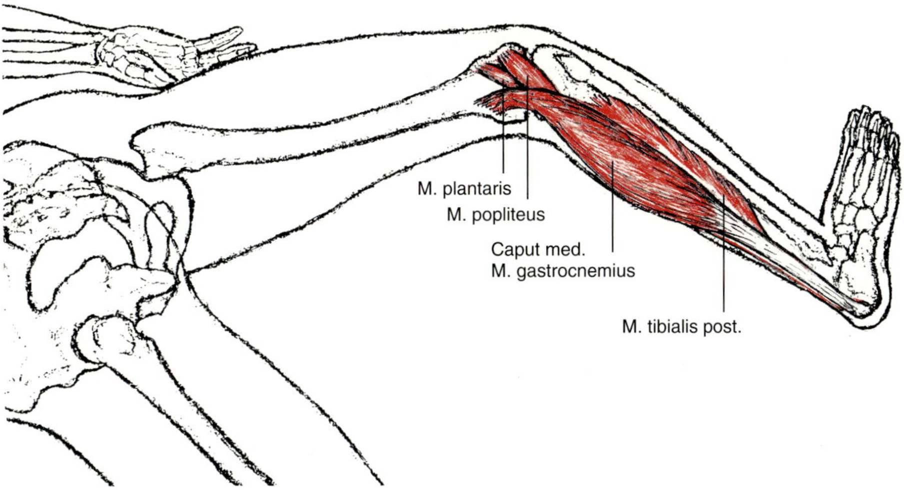


**Abb. 40.** Bei der Stoßphase des Hinterhauptsbeins synergistische Funktion von M. soleus, M. tibialis posterior und M. plantaris. Bei distaler Wirkrichtung zum Punctum fixum Ferse strecken sie das Sprunggelenk und wirken fortbewegend auf den Rumpf. Der nach distal gerichtete Zug des M. popliteus wirkt über die Außenrotation des Femurs kontraktionsverstärkend auf den medialen Gastrocnemiuskopf

Die Kontraktion des medialen Gastrocnemiuskopfs intensiviert sich durch synergistische Funktion von M. tibialis posterior und M. popliteus (s. S. 91). Denn durch die distale Wirkrichtung des letzteren wird bei Außenrotation des Femurs der mediale Gastrocnemiuskopf gedehnt; er kontrahiert sich daraufhin stärker als der lateral von ihm gelegene Partner.

Betrachtet man das gesamte Muskelspiel, so setzt sich am Hinterhauptsbein eine Muskelfunktion zusammen, wie sie sich auch im bipedalen Gang bei der Stoßphase des Schrittes abspielt. Der gesamte Ablauf spricht dafür, daß die Muster der Reflexlokomotion - hier das Muster des Reflexkriechens - ein Arsenal von Teilmustern beinhalten, die im Laufe der posturalen Ontogenese bis zur höchsten Vollendung auftreten. Die Zehenflexion ist beim Reflexkriechen am Hinterhauptsbein und beim bipedalen Gang eine Selbstverständlichkeit. Sie gehört der Stoßphase an und kann mit einer Greifbewegung der Zehen verglichen werden.

### Die kleinen Muskeln des Fußes

Um die Funktion der kleinen Fußmuskeln im Rahmen des globalen Fortbewegungsprozesses des Reflexkriechens zu verstehen, verweisen wir auf die Bewegungen von Gesichts- und Hinterhauptshand (s. 2.2.8, 2.3.4). In die globalen Fortbewegungsmuster sind die Akren selbstverständlich mit einbezogen, ihre Bewegung ist in den Fortbewegungskomplex integriert. An ihrer Aktivität können wir ermessen, ob das ZNS in seiner Impulsgebung vom niedrigsten bis zum höchsten Niveau „durchgängig“ ist oder ob funktionelle Blockaden vorherrschen. An der gut zu beobachtenden Kontraktion der kleinen Muskeln können wir die Vollständigkeit des „globalen Musters" beurteilen.

Die Bewegungen der Akren kommen zustande, wenn sich Axisorgan und die Gliedergürtel bereits im Sinne der Reflexlokomotion bewegen, d. h. wenn an den Schlüsselgelenken die Außenrotation entstanden ist. Am Fuß entsteht die Entfaltung bei der Beugephase des Gesichtsbeins. Unter dem Aspekt der Fortbewegung heißt das: Die Mittelfußknochen abduzieren sich in der Beugephase des Beines, damit der Fuß in der Standphase den Boden breit „ergreifen" kann, um sich bei der Stoßphase wie von einem elastischen Trampolin nach vorn, also in die Vorwärtsbewegung abzustoßen. Um den Boden für dieses Abstoßen zu benutzen, muß ihn der Fuß vorher jedoch „ergriffen" haben.

Wir können diese Bewegungsabfolge des Fußes mit der Hand des Kleinkindes beim Greifen vergleichen. Um einen Gegenstand gezielt zu ergreifen, müssen dabei nicht nur die Finger gestreckt, sondern auch der Handteller entfaltet sein. Geschieht diese Entfaltung nicht, wird das Kind nur mit den Fingern, nicht aber mit der ganzen Hand greifen, wie es z. B. bei der Spastik und der Athetose (Dyskinese) der Fall ist.

Das Ergreifen des Bodens mit dem Fuß der Hinterhauptsseite kommt beim Reflexkriechen in der Standphase durch Beugung von Zehen und Vorfuß bei Inversion des Fußes zustande. Hierbei bleibt der Vorfuß entfaltet d. h. die Metatarsalia sind abduziert. Man sieht in der motorischen Entwicklung des Kindes bei der Greifbewegung der Hand assoziierte Greifbewegungen des Fußes (s. Vojta [1]1974, 1981). Weil hierbei selbstverständlich die Opposition des 1. Zehen fehlt, ist die Inversion um so stärker ausgeprägt (Abb. 41).

## 2.7 Bewegungen im Bereich des Axisorgans

Bei der Beschreibung der Extremitätenbewegungen des Reflexkriechens wurde immer wieder auf den engen Zusammenhang zu den Aktivitäten im Axisorgan hingewiesen.

Auf die Haltung und Bewegung von Rumpf und Kopf (Axisorgan) wird besonderer Wert gelegt, weil bei der Reflexfortbewegung die Extremitäten quasi nur als aktivierte Anhängsel des Rumpfes angesehen werden (s. 1.8.1). Das kraniale Ende des Axisorgans – dieses sind Kopf und zervikaler Bereich – wird als Ziel- und Erfolgsorgan bezeichnet. In der spontanen Motorik werden dann beide in die zielgerichtete Motorik integriert (s. 2.4.3).

Das Kriechen – mit Stützen auf Ellenbogen- und Kniegelenk – wird in der motorischen Ontogenese nicht realisiert. Aber das Reflexkriechen beinhaltet entwicklungsgeschichtliche Analogien eines Vierfüßlers, der den Kopf als „zielgerichtetes Organ" bewegt, so wie z. B. das Tier den Kopf bei der Nahrungsaufnahme als Greiforgan benutzt.

Auch das Kind benutzt den Mund bis Ende des 1. Trimenons als Greiforgan (s. Abb. 41). Diese Funktion beginnt beim Neugeborenen, wenn es beim Saugen die Brustwarze der Mutter mit der Zunge „ergreift". Beim CP-Kind mit Tetraplegie,

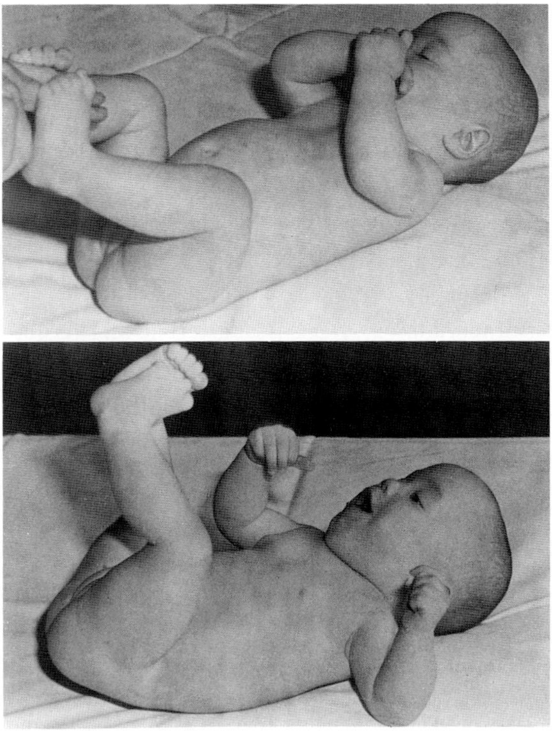

a

b

**Abb. 41 a, b.** Körperhaltung im Alter von 4 bis 6 Monaten: „Fußgreifen". Bei zielgerichtetem Greifen der Hände entstehen assoziierte Greifbewegungen der Füße. **a** Mit 4 Monaten erscheint gezieltes Greifen der Füße in Inversion, die Oberschenkel werden in Flexion, leichter Abduktion und Außenrotation getragen und die Unterschenkel in 90° Streckung gehalten. **b** Während das Kind mit den Füßen greift, bewegen sich die Hände zum Mund. Hier wird z. B. das mit Händen und Füßen „imaginär" Ergriffene zum bereits geöffneten Mund geführt. Das Kind auf dem Foto ist 6 1/2 Monate alt

bei dem die Hände noch keine Greifmöglichkeit entwickelt haben, bleibt der Kopf lebenslänglich das einzige „zielende Organ", um zielgerichtete Bewegungen, wie z. B. Schreiben auszuführen. Auch bei optischer, akustischer und olfaktorischer Orientierung bewegt sich der Kopf zielgerichtet. Besonders differenziert wird seine Bewegung aber bei der interindividuellen Signalisierung, beim Menschen beim Sprechen und in der Tierwelt beim Bellen, Zischen der Schlange, Blöken der Kuh usw.

Die Aktivitäten im Rumpfbereich wurden bisher nur unter dem Blickwinkel der Aufrichtefunktion im Schulter- und Beckengürtel beschrieben. Auf die eigentlichen Rumpfbewegungen, die von der Aktivität der Wirbelsäule abhängen, wird im folgenden eingegangen.

## 2.7.1
## Bewegungen der Schultergürtelachse

Auf der Gesichtsseite wird das Schultergelenk bei der Entstehung des Stützpunkts Ellenbogen zu einer Drehscheibe, auf die sich der gesamte Fortbewegungsmechanismus des Reflexkriechens konzentriert. Von der Ausgangslage des Säuglings und Kleinkindes ausgehend, bei der eine annähernd parallele Stellung zwischen Schulter- und Beckengürtellinie vorherrscht, kommt es zu einer dreidimensionalen Veränderung der Schultergürtelachse. Die dorsalen und ventralen Muskelschichten des Rumpfes konzentrieren sich auf die Skapula, dazu gehört auch der M. serratus anterior (s. Abb. 3 a). Der dorsal gelegene M. latissimus dorsi verbindet den Rumpf mit dem Oberarm, dasselbe trifft auch auf den M. subscapularis zu, obwohl dieser Muskel nicht direkt der dorsalen oder lateralen Muskulatur zuzuordnen ist (Abb. 4 b, 5, 9 a, 10 b, c, 11). Die ventrale, mit Rumpf und Oberarm in Verbindung stehende Muskulatur, wird an erster Stelle durch den M. pectoralis major vertreten (Abb. 4). Dazu gehört auch der M. pectoralis minor, der seinen Ansatz am Processus coracoideus der Skapula hat.

Aus der synergistisch gut ausgewogenen Funktion der dorsalen, lateralen und ventralen Muskulatur ergibt sich bei Streckung der thorakalen Wirbelsäule eine Verlagerung des Körpergewichtes nach lateral, dorsal und kranial in Richtung zum stützenden Ellenbogen. Dabei bewegt sich die Schultergürtelachse um den Dreh- und Stützpunkt Gesichtsschulter nach kranial. Die Bewegung der Schultergürtelachse wird vom Akromion der Hinterhauptsschulter angeführt. Hierbei verkleinert sich der Winkel zwischen Brustkorb und stützendem Oberarm, bis der Höhepunkt der Aufrichtung erreicht ist. Diese Winkelveränderung ist engstens mit der Schrittbewegung des Hinterhauptsarms verbunden, d. h. mit der 1. Phase des Schrittzyklusses.

In bezug auf die menschliche Bewegungsentwicklung heißt das, daß durch die beschriebene Winkelveränderung der Gesichtsschulter (stützendes Gelenk) der Raum für die gegenüberliegende greifende Extremität in Bauchlage vergrößert und das Greifen erst ermöglicht wird (s. Vojta [1]1974). Die hierfür notwendigen Muskelfunktionen sind u. a. in 2.3 beschrieben worden.

## 2.7.2
## Die Streckbewegung im Axisorgan

**Zervikaler Bereich** (Abb. 42)
Die wichtigste Bewegung im zervikalen Bereich ist beim Reflexkriechen die Rotation des Kopfes von der asymmetrischen schrägen Lage zur entgegengesetzten schrägen Lage. Dies geschieht über die Nackenstreckung. Der Kopf ist zu Beginn zur Gesichtsseite gedreht, im Nacken gestreckt und auf dem Tuber frontale der Hinterhauptsseite aufliegend. Am Ende der Bewegung ist der Kopf zur früheren Hinterhauptsseite schräg nach oben gedreht. Voraussetzung für diese Dreh- und Schraubbewegung, die eine wichtige Rolle bei der Nahrungsaufnahme und bei der Orientierung spielt, ist die Streckung der Wirbelsäule. Ist sie nicht gewährleistet, ist der volle Drehvorgang des Kopfes nicht möglich oder weitgehend einge-

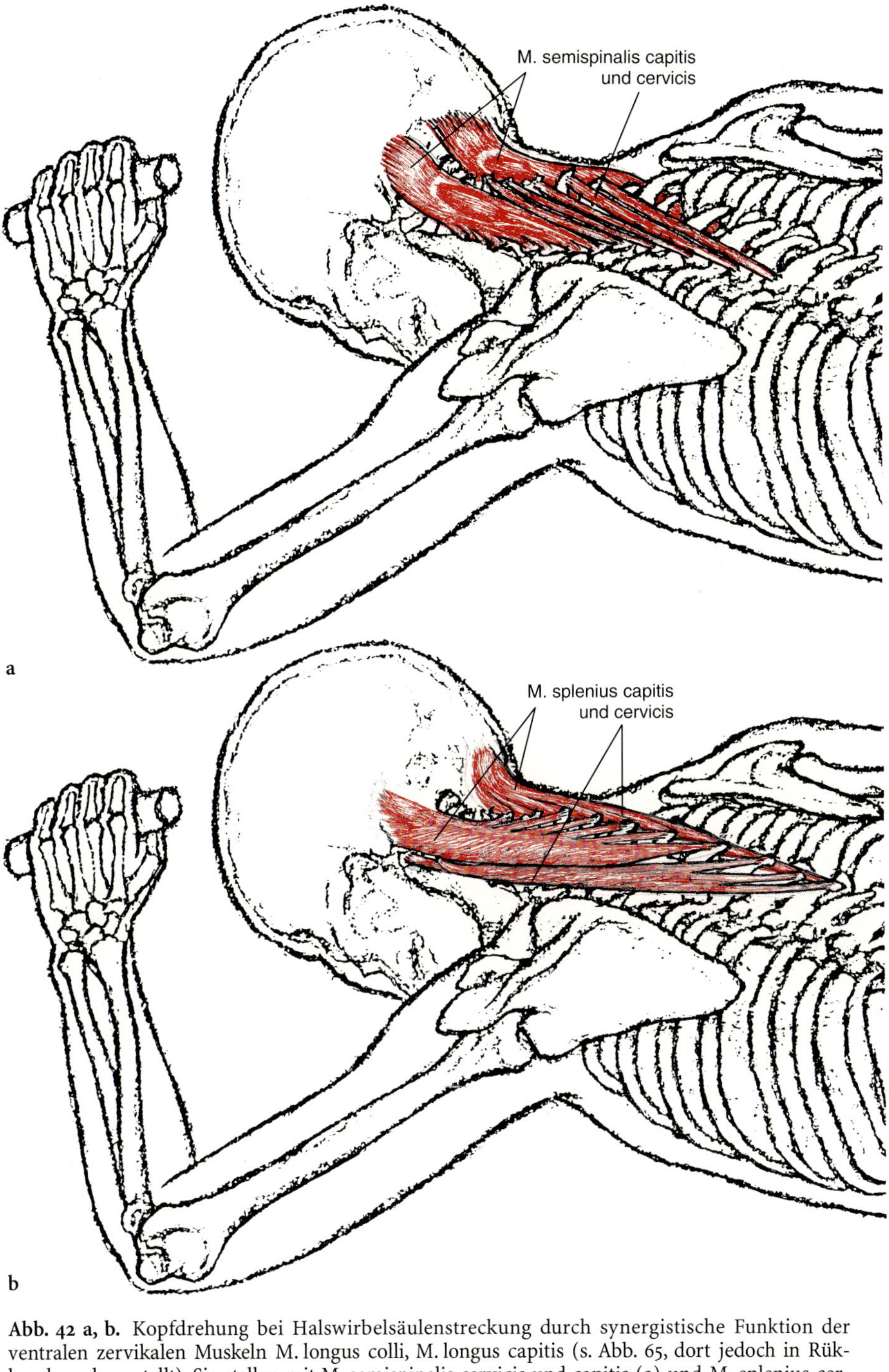


a

b

**Abb. 42 a, b.** Kopfdrehung bei Halswirbelsäulenstreckung durch synergistische Funktion der ventralen zervikalen Muskeln M. longus colli, M. longus capitis (s. Abb. 65, dort jedoch in Rükken-lage dargestellt). Sie stellen mit M. semispinalis cervicis und capitis (**a**) und M. splenius cervicis und capitis (**b**) die HWS aus der Hyperlordose in die Mitte ein schränkt. In der pathologischen motorischen Entwicklung ist der Kopf rekliniert und der Drehvorgang ist auf den kraniozervikalen Übergang begrenzt, ohne die Rotation der gestreckten Halswirbelsäule und der übrigen Wirbelsäule mit einzuschließen.

Voraussetzung für die Streckung der Halswirbelsäule ist die Funktion der ventralen Muskelschichten, zu denen vor allem M. longus colli und M. longus capitis (s. Abb. 65 in Rückenlage) gehören. Sie stellen die Halswirbelsäule aus der Hyperlordose in die Mitte ein. Zu den dorsal gelegenen Streckern und Drehern der Halswirbelsäule gehört der zum Schrägsystem der autochthonen Muskeln gehörige M. semispinalis cervicis und capitis (Abb. 42 a), der einer der kräftigsten Nackenmuskeln ist und der M. splenius cervicis und capitis (Abb. 42 b). Diese Muskeln können jedoch nur dann funktionieren, wenn die ventralen Muskelschichten die Reklination des Kopfes durch ihre Kontraktion verhindern. Weil die Halswirbelsäulenstrecker mit ihrer hoch differenzierten Funktion nicht direkt dorsal zur Längsachse der Wirbelsäule liegen, sondern einen schrägen Verlauf nehmen, haben sie gleichzeitig auch eine Rotationsfunktion (Extension und Drehung von Kopf und Nacken s. auch 2.4).

**Thorakaler Bereich** (Abb. 43)
Im thorakalen Bereich wurde die Streckfunktion der Mm. rhomboidei und die des M. trapezius (Pars transversa und Pars ascendens) erwähnt (s. Abb. 3 a, b, 4 a). Die eigentlichen Strecker der Wirbel sind jedoch die autochthonen Muskeln.

Zur autochthonen Muskulatur gehören neben dem lateralen Trakt (M. iliocostalis, M. longissimus) der mediale Trakt (das autochthone gerade System mit Mm. interspinalis, M. spinalis) und das schräge System (mit Mm. rotatores, M. multifidus, M. semispinalis). Die kurzen Muskeln des geraden und des schrägen Systems der autochthonen Muskulatur verbinden die einzelnen Wirbel direkt untereinander oder sie überspringen einen oder zwei Wirbel. Somit wirken sie auf die Wirbelsäule *über einzelne Segmente der Säule.*

Im Unterschied zu anderen Skelettmuskeln besitzen sie keine fasciale Bekleidung. Dagegen ist der bindegewebige Anteil, der die Muskelfascikel voneinander trennt, enorm groß. Er übersteigt 25 % der jeweiligen Muskelmasse (Linc, R. 1967). Dies kann man als Schutzvorrichtung gegen die Dislokation einzelner Segmente der „Säule“ vor einer plötzlichen, passiven, von außen provozierten Einwirkung verstehen.

Wichtiger ist jedoch Folgendes: Kontrahiert sich diese segmental organisierte Muskulatur z. B. auf der linken Seite, werden die Muskeln auf der rechten Seite über einen direkten Dehnungszustand in eine nachfolgende Kontraktion facilitiert. Es wird jedoch nicht nur das Muskelgewebe auf der rechten Seite, sondern auch *sein bindegewebiges Gerüst* gedehnt, das sich anschließend wie die Sehne eines Bogens anspannt. Diese spannende Kraft wird im bindegewebigen Gerüst *gespeichert.* Beim Nachlassen der Muskelkontraktion auf der linken Seite, wird die gespeicherte Kraft (in der Bogensehne) bei gleichzeitiger Muskelkontraktion rechts, rechts freigegeben. Somit wird der Muskel auf der linken Seite in einen Dehnungszustand versetzt und der ganze Prozeß, der vorher von der linken Seite gesteuert wurde, wird nun von der rechten Seite gesteuert.

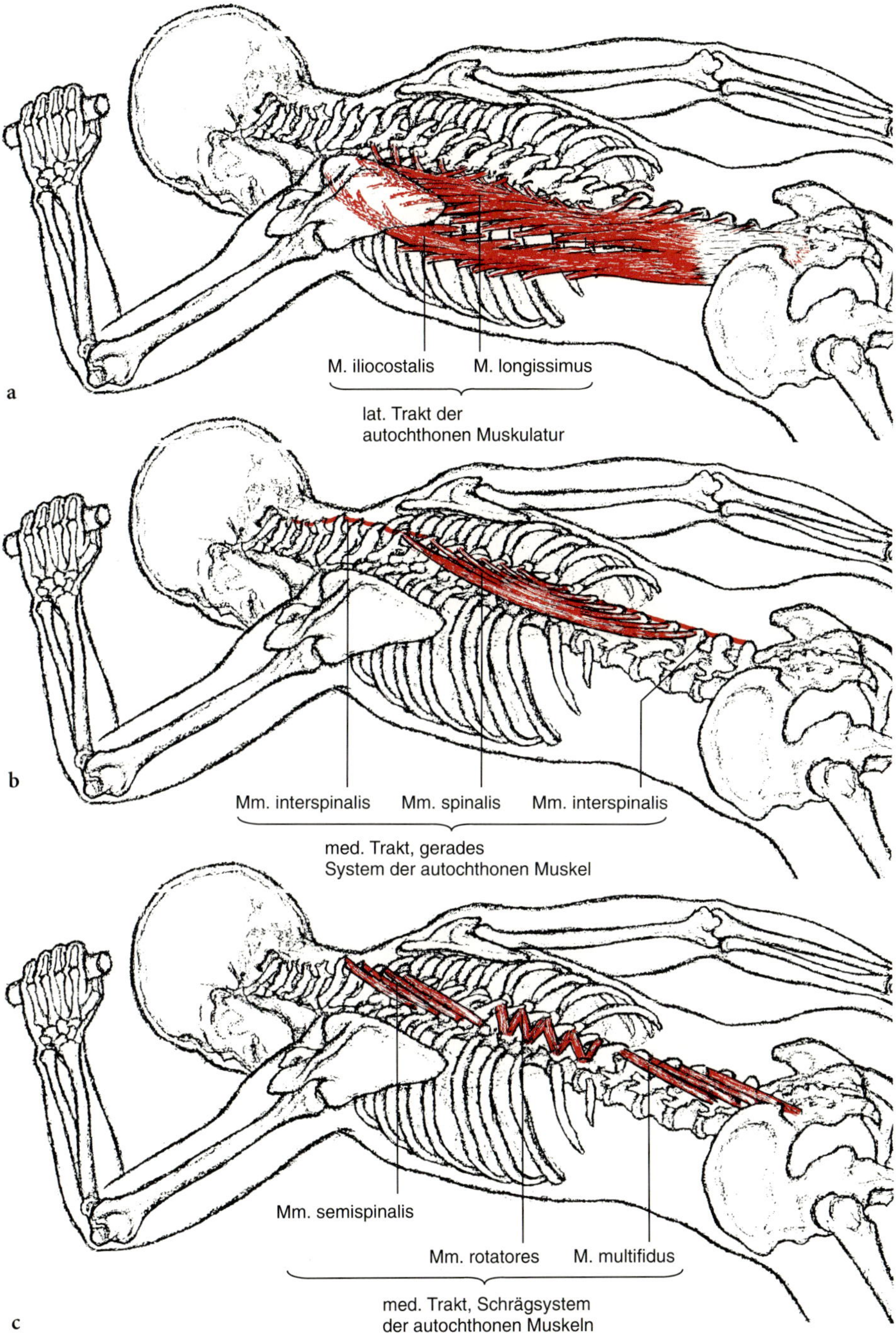


**Abb. 43 a–c.** Die autochthonen Muskeln. Bei synergistisch zügelnder und antigravitatorisch tätiger Funktion der ventralen Rumpfmuskulatur (s. Abb. 26 und 37) steuert die autochthone Muskulatur die Bewegung und Haltung der einzelnen Wirbelsäulensegmente

Die Verbundenheit der Muskelfaser mit den bindegewebigen Fasern bewirkt einen *gegenseitigen segmentalen autoregulativen Servomechanismus* mit einem darin enthaltenen *Automatismus*, der, wenn er wie bei der Reflexfortbewegung von einem zyklisch funktionierenden Fortbewegungsmuster *angezapft* wird, wie ein riesiger automatischer *Kraftgenerator* wirken muß.

Wenn die Rumpfstrecker (die autochthone Muskulatur) bei pathologischen Zuständen wie bei ICP nicht arbeiten, können sie durch die Muster der Reflexlokomotion aktiviert werden. Durch ihre Funktion wird im thorakalen Bereich die kyphotische Haltung behoben, es kommt zur Entfaltung des Brustkorbs und zur Intensivierung der kostalen Atmung (s. 2.7.4), die bei Zerebralparesen immer eingeschränkt ist.

**Lumbaler Bereich**

Die Aktivierung der Rumpfstrecker setzt im lumbalen Bereich eine synergistisch zügelnde Kontraktion der ventralen Muskeln voraus. Hiermit wird der fatalen Persistenz der Beckenbeugehaltung und der Lordosierung der lumbalen Wirbelsäule entgegengewirkt. Diese Fehlhaltung von Becken und Wirbelsäule ist besonders in Bauchlage, aber auch bei der Vertikalisierung schon bei leichtesten Haltungsstörungen, bei jeder beginnenden zerebralen Bewegungsstörung, aber auch bei schwerster motorischer Behinderung sichtbar.

Auf die synergistisch zügelnde Funktion der ventralen und dorsalen Muskulatur im lumbalen Bereich wurde schon bei der Beschreibung des M. iliopsoas auf der Gesichtsseite hingewiesen (s. Abb. 36). Dieser Muskel streckt beim Reflexkriechen die Wirbelsäule (s. auch unterschiedliche Kontraktionsintensität der Bauchwand, S. 79). Sie kommt bei der Beugung des Gesichtsbeins, während der Verschiebung der Beckengürtellinie kranialwärts und auch bei der Standbeinphase des Gesichtsbeins zustande.

Bei dieser synergistisch zügelnden Kontraktion der Bauchmuskulatur wird die Symphyse durch die Kontraktion der Mm. recti abdominis nach kranial gezogen.

Auch bei der Streckung des Hinterhauptsbeins wurde auf die Hüftgelenkstrekkung und die Mittelstellung im lumbosakralen Übergang durch die Beckenextension hingewiesen (s. S. 88). Trotz der unterschiedlichen Kontraktionsintensität der dorsalen und ventralen Muskulatur im lumbalen Bereich wird die Mittelstellung der lumbalen Wirbelsäule in sagittaler Ebene gewährleistet. Daß sie auch in frontaler Ebene gestreckt bleibt, ist besonders durch die ausgewogene Funktion der beidseitig gelegenen lateralen Rumpfmuskeln M. latissimus dorsi und M. quadratus lumborum zu erklären: Durch ihre weit von der mittleren Körperlängsachse und parallel zur Wirbelsäule liegenden Fasern sorgen sie bei der phasischen Bewegung des Gesichtsbeins für eine Lateralflexion, die die autochthone Muskulatur zur Kontraktion provoziert (s. S. 79, 80). Durch ihre an den Dornfortsätzen ziehenden Fasern haben sie auch eine rotatorische Wirkung auf die Wirbelsäule, die sich streckend auf den Bereich auswirkt, der unterhalb des Gipfels der infantilen Kyphose liegt, d. h. im Bereich des 10.–12. thorakalen Wirbels (s. Abb. 31, 33 und 35). Zur hier entscheidend wichtigen Drehfunktion des M. serratus posterior inferior siehe Abb. 37, 4.9.1 und 4.9.3.

Im lumbalen Bereich wurde die unterschiedliche Kontraktionsintensität der dorsalen Muskulatur erwähnt (s. S. 86, 87); sie kommt vermehrt auf der Hinterhauptsseite zustande. Auch die abdominale Muskelgruppe, zu der u. a. der M. iliopsoas gehört, arbeitet auf beiden Körperhälften unterschiedlich (s. 2.7.3). Ihre Kontraktion findet vermehrt auf der Gesichtsseite statt (s. Abb. 36). Wir sehen also im lumbalen Bereich z. B. auf der rechten Körperseite dorsal die stärkere Kontraktion und auf der linken Körperseite ventral. Diese unterschiedliche Kontraktion der dorsalen und ventralen Rumpfmuskulatur kann man sowohl von der Aufrichtefunktion im Schultergürtel auf der Gesichtsseite her verstehen wie auch als eine Auswirkung der Streckung des Hinterhauptsbeins, die die Verschiebung des Körperschwerpunkts in Richtung zum stützenden Ellenbogen nach sich zieht.

Die unterschiedlichen Kontraktionszustände setzen eine hohe Muskelfunktionsdifferenzierung voraus, die bei jeder Körperhaltungsstörung mangelhaft ist. Die Bauchmuskeln und der M. iliopsoas sind dann in ihrer Funktion gestört. Ihre Koordination mit der Rückenmuskulatur und der Muskulatur um die Schlüsselgelenke (Schulter- und Hüftgelenk) ist aus dem synergistischen Gleichgewicht geraten. Dieser synergistische Zusammenbruch kommt auch bei der infantilen Zerebralparese und bei rein orthopädischen Störungen der Lokomotion vor.

In der motorischen Ontogenese weisen mindestens 20 % der Kinder funktionelle Haltungsmängel auf, die durch den ausgefallenen Synergismus verursacht sind. Zu diesen gehören der vorgewölbte Bauch, die Sitzkyphose, Genua valga, Hyperlordose, Coxa valga (s. S. 84, 118, 168), der Knick- oder auch Knick-Senk-Fuß. Klinisch kündigt sich der zukünftige motorische Mangel in der Verspätung des Drehvorgangs, also schon im 6. Lebensmonat an (Schirm et al. 1986; Vojta 1969 b).

## 2.7.3
## Die Bauchmuskelkette

Die Bauchmuskelkette ist die „weiche" Bindung des Thorax an das Becken. Als Teil der ventralen Muskulatur ist sie bei der Fortbewegung für den Zusammenhalt von Thorax und Beckengürtel verantwortlich.

Der M. transversus abdominis, an der Vagina communis der Mm. recti abdominis angeheftet und dorsolateral von der Fascia transversalis kommend befindet sich im System des Reflexkriechens in einer besonderen Situation: Er wird beidseits differenziert gedehnt. Auf der Gesichtsseite kommt diese Dehnung durch die Kontraktion des M. quadratus lumborum und des M. latissimus dorsi zustande. Sie wird durch die Beckenschrägstellung ausgelöst (s. Abb. 31) und hat selbstverständlich einen lateralen Vektor. Auf der Hinterhauptsseite wird der M. transversus abdominis in seiner ganzen Breite in Richtung Konvexität der Wirbelsäule gedehnt. Der Dehnungsreiz geht dabei nach medial. Diese Dehnung kommt ebenfalls durch die Kontraktion der lateral der Wirbelsäule gelegenen Muskulatur (M. latissimus dorsi und M. quadratus lumborum) der Gesichtsseite zustande. Durch diese beidseits gesetzten Dehnungsreize muß sich die Wirkrichtung des M. transversus abdominis im Koordinationskomplex Reflexkriechen zur Mitte konzentrieren.

Im Vorschulalter weisen 100 % der zerebralparetischen Kinder einen Funktionsmangel des M. transversus abdominis auf, der sich durch die Diastasis der Mm. recti abdominis (Vojta 1959) äußert. Mangelhaft ist hierbei auch die Funktion der schrägen Bauchmuskulatur.

Kommt es bei der Therapie mit dem Reflexkriechen zur Dehnung des M. transversus abdominis, provoziert dies auch seine anschließende Kontraktion. Diese bewirkt wiederum die Kontraktion des M. obliquus abdominis externus auf der Gesichtsseite lateral- und kranialwärts. Somit ist der M. transversus abdominis direkt an der *ziehenden* Arbeit beteiligt, mit der der Beckengürtel zum Stützpunkt Ellenbogen fortbewegt wird.

Von der Fortbewegungsfunktion der Bauchmuskulatur wurde bisher noch nicht gesprochen. Sie ist auf den ganzen Rumpf bezogen, denn die Wirkrichtung des M. obliquus abdominis externus geht zum Stützarm. Und so ist auch die Kontraktion des M. pectoralis major und letzten Endes auch die des M. serratus anterior der Gesichtsseite nur die Weiterführung der Kontraktion der ventralen Muskelkette, die am M. obliquus abdominis extenus beginnt.

Der M. rectus abdominis und der M. transversus abdominis sind bei der Aufrichtung und Vorwärtsbewegung des Rumpfes kontrahiert, und zwar mehr auf der Gesichtsseite. Die hier verstärkte Kontraktion ist u. a. durch die vermehrte Belastung dieser Körperhälfte bedingt. Der M. rectus abdominis hat bei der Vorwärtsbewegung eine Wirkrichtung von kaudal nach kranial. Der M. transversus abdominis ist zur Körpermitte kontrahiert. Von der Ausdehnung des Rumpfes mit der Konvexität auf der Hinterhauptsseite haben wie bereits gesprochen. Hierdurch kommt es auf dieser Körperhälfte auch zu einem Dehnungszustand des M. obliquus abdominis internus, der die gleiche Richtung hat wie die Dehnung des M. transversus abdominis dieser Seite. Der M. obliquus abdominis internus bewirkt über die Scheide des M. rectus abdominis eine Dehnung des M. obliquus abdominis externus der Gesichtsseite, der sich daraufhin lateral- und kranialwärts zum Stützarm kontrahiert.

### Zusammenfassung der Aktivitäten im Axisorgan beim Reflexkriechen

Die massive Kontraktion, die von M. quadratus lumborum und M. latissimus dorsi auf der Gesichtsseite hervorgerufen wird, treibt den Rumpf in die Konkavität (s. Abb. 31). Die Kontraktion wirkt sich über die autochthone Muskulatur besonders auf die Muskulatur der Hinterhauptsseite im Sinne einer Rumpfstrekkung aus.

Beim Reflexkriechen wird bei aufgerichteter Rumpfhaltung die Bedeutung der ventralen Muskulatur sichtbar. Ihre koordinierte Funktion spielt bei der Fortbewegung, wenn sie ohne Ausweichmechanismen durchgeführt werden soll, eine zentrale Rolle.

Die freie bipedale Fortbewegung ist unser Ziel. Sie ist nur bei einem hochdifferenzierten Zusammenspiel der gesamten Rumpf-, Hals- und Extremitätenmuskulatur zu erreichen. Alles zusammen macht dann die koordinierte Fortbewegung bei guter Körperhaltung aus. Beim Reflexkriechen übernimmt die Bauchmuskulatur die antigravitatorische Funktion und spielt neben der Nacken- und Halsmuskulatur und der Schlüsselgelenkmuskulatur die zentrale Rolle. Im Schema des reziproken Musters des Reflexkriechens liegt der Kreuzungspunkt der Bauchmuskelketten im Nabelbereich.

Die gestörte Funktion der ventralen Muskulatur zeigt alle oder mindestens die meisten motorischen Störungen an. Sichtbar wird dies heute u. a. auch an den häufigsten Störungen der zivilisierten Welt, an den Bandscheibenschäden. Bei der Anwendung des Reflexkriechens ist die unkoordinierte Bauchmuskelfunktion ein immer wieder auftretender Mangel. Hieran wird auch deutlich, wie empfindlich die Bauchmuskulatur auf den kleinsten Körperhaltungsmangel reagiert.

### 2.7.4
### Bauchpresse, Atmung, Blase und Beckenboden

Ein Funktionsmangel der Bauchmuskulatur zieht immer auch einen Funktionsmangel der im Thorax und Bauchraum gelegenen inneren Organe nach sich.

Bei der Reflexlokomotion – hier beim Reflexkriechen – kommt es durch die Kontraktion der Bauchmuskulatur zwangsläufig zu einer vermehrten Bauchpresse. Hierbei wirkt gleichzeitig ein von kranial und kaudal kommender Druck auf den Inhalt der inneren Organe. Die Kontraktion der Bauchmuskulatur wirkt als Widerstand gegen der Ausschlag des Zwerchfells bei der Atmung. Beides verstärkt den intraabdominalen Druck und hat rückwirkend eine dosierte Zwerch- fellkontraktion zur Folge (s. 3.5).

Die klinische Erfahrung zeigt, daß bei der Reflexlokomotion muskulärer Widerstand gegen die Zwerchfellkontraktion zu einer Vertiefung der Atmung, zur Entfaltung des Brustkorbs und zur Steigerung der kostalen Atmung führt (s. S. 101). Bei Kindern mit infantiler Zerebralparese verdoppelt sich durch die Reflexfortbewegung die Vitalkapazität, während sich der Totraum der Atmung verringert. Ähnliches wurde von Stierle (1987) mit Paraplegikern nachgewiesen. Die Atmung der Kinder mit ICP ist überwiegend abdominal, ihre Qualität und Quantität läßt sehr zu wünschen übrig.

Die Auswirkung der verstärkten Bauchpresse hat auch eine vermehrte Dehnung des Beckenbodens zur Folge, der wie jede andere Muskulatur auf Dehnung mit einer Kontraktion reagiert. Bei Störungen des Beckenbodens – z. B. bei Bekkenbodenparesen der Meningomyelozelen – gelingt es in den meisten Fällen verhältnismäßig schnell, mit der Reflexlokomotion die Lähmungszustände der äußeren Sphincter ani zu beheben (s. Vojta [3]1981, S. 120, 121, Bauer, Vojta 1979).

Die Kontraktion der M. sphincter ani entsteht beim Reflexkriechen deutlicher auf der Seite der schon aktivierten Aufrichtung.

Bei der Anwendung der Reflexlokomotion wird der Harn im Strahl entleert (s. 3.5). Dies kommt auch bei Meningomyelozelen mit Blasenlähmung zustande und beweist die Auswirkung der Bauchpresse auf die Harnblase: Ihre Druckrichtung ist konzentrisch und kaudalwärts zur Uretra gerichtet. Die manuelle, d. h. die passive Blasenentleerung, hat dagegen eine exzentrische Druckwirkung des Harnes gegen die Blasenwand zur Folge und bringt die Gefahr der Refluxbildung mit sich. Die Vermutung liegt nahe, daß neben der Aktivierung der Somatomotoneuronen auch die kleinen Motoneuronen des lateralen (Clark) Hornes aktiviert werden, so daß auch die glatte Muskulatur der inneren Organe – wie hier der

Blase – im Aktivierungsprozeß auf spinalem Niveau mit einbezogen wird. Auch die Darmperistaltik wird beim Aktivierungsprozeß der Reflexlokomotion beeinflußt. So kommt es bei Kindern mit ICP, die sehr oft an Obstipation leiden, zur Verbesserung des Stuhlgangs. Dies ist in der Regel schon nach kurzer Behandlungszeit der Fall. Auch Kinder mit Meningomyelozele leiden oft an Obstipation und entleeren harten kleinkugelförmigen Stuhl, der sich bei Anwendung der Reflexlokomotion in den meisten Fällen zu wohlgeformtem Stuhl verändert.

## 2.8 Aktivitäten im orofazialen Bereich

Die Aktivitäten im orofazialen Bereich sind der beste Beweis dafür, daß die Bewegungen des Reflexkriechens oberhalb des Stammhirns geschaltet werden. Ihnen ist gemeinsam, daß die Muskelwirkrichtung bei ihren komplizierten Funktionen die gleiche Richtung hat wie die Kopfdrehung (s. 2.8.1–2.8.4 und 1.9.1). In bezug auf die Ausgangsposition geht die Wirkrichtung zur Hinterhauptsseite.

### 2.8.1 Blickwendungen

Wird der Kopf in der Ausgangslage des Reflexkriechens gehalten, bewegen sich die Augen ruckartig in Richtung Hinterhauptsseite und wieder zurück. Diese Augenbewegung hat einen ähnlichen Charakter wie der Fixationsnystagmus, der Einstellungssnystagmus, bei dem die schnelle Komponente in die entgegengesetzte Richtung schlägt. Nicht selten wird beim Reflexkriechen eine totale Blickwendung erreicht, also eine Wendung beider Augen bis zur Endstellung: Das Auge der Hinterhauptsseite bewegt sich bis zum temporalen Winkel, das Auge auf der Ge- sichtsseite bis zum nasalen Winkel (s. S. 123).

Diese Aktivierung ist schon in der Neugeborenenzeit auslösbar, also in der Zeit, in der noch das sogenannte Puppenaugenphänomen vorhanden ist. Hierbei ist das Kind noch nicht fähig, den Blick auf Gegenstände zu fixieren.

Die Aktivierung im Bereich der Augen durch die Reflexfortbewegung ist wichtig, weil bei den meisten infantilen zerebralen Bewegungsstörungen – vor allem bei Diparesen – diese Koordination in hohem Maße gestört ist (s. 1.4.2).

### 2.8.2 Bemerkungen zur pathologischen Blickfixierung

Nur etwa 20 % der Kinder mit fixierter Zerebralparese verfügen über eine normale Augenkoordination. Bei der spastischen infantilen Diparese, dem häufigsten Typus der ICP, ist der konvergente alternierende Strabismus die Regel. Kinder mit Athetose können wegen des Ausfalls der Konvergenz in die Nähe nur mangelhaft fixieren. Außerdem ist bei ihnen die vertikale Blickwendung eingeschränkt oder nicht möglich. Bei angeborenen Störungen des Kleinhirns kommt es neben dem konvergenten Strabismus alternans zum groben Fixationssnystagmus in unregelmäßigen Sakkaden.

Bei den eben genannten Kindern hat die Aktivierung mit der Reflexlokomotion – dies ist besonders bei Frühbehandlungen, also vor dem 3. Lebensmonat der Fall – eine günstige Auswirkung auf das Aufmaß dieser Störungen, nicht selten werden sie behoben.

### 2.8.3
### Aktivierung von Mundspalte und Unterkiefer

Wird der Kopf in der Ausgangslage gehalten, bewegt sich die Mundspalte beim Reflexkriechen in Richtung der geplanten Kopfdrehung. Gleichzeitig kommt es zur Verschiebung des Unterkiefers zur selben Seite (s. 3.6). Dies ist eine sehr differenzierte und komplizierte Mundbewegung. Diese Bewegungen werden im supranuklearen Gebiet der motorischen Kerne der Hirnnerven koordiniert.

In den Neugeborenenzeit führt die Berührung der Gesichtshaut eines gesunden Kindes zur einer Kopfdrehung und Mundbewegung zur Reizquelle (Suchreflex). Diese Kopf- und Mundbewegung ist jedoch nicht mit der Mund und Unterkieferbewegung zu verwechseln, die wir beim Reflexkriechen beobachten können. In der motorischen Entwicklung sehen wir die Mundbewegungen, so wie sie beim Reflexkriechen schon beim Neugeborenen zu sehen ist, erst in der 2. Hälfte des 2. Trimenons. Im selben Alter erscheint auch die seitliche Bewegung des Unterkiefers. Sie gehört zu den mastikatorischen Bewegungen des Unterkiefers, also zum Mahlen der festen Nahrung.

Sowohl die koordinierte Mund- als auch die Unterkieferbewegung ist bei Kindern mit infantiler Zerebralparese häufig gestört, ebenso bei Hirntraumatikern und Apoplexien. Bei diesen Patienten kann während der Auslösung der Reflexfortbewegung sowohl im Bereich der einzelnen mimischen Muskeln, als auch gegen die Bewegung des Unterkiefers gezielt Widerstand angesetzt werden. Hierdurch sind die im ZNS angelegten und geplanten Bewegungen des Musters durch die Wirkung des Stretchreflexes zu steuern und zu verstärken.

Die Bewegungen von mimischer Muskulatur und Unterkiefer sind nur möglich, weil diese Aktivitäten dem Koordinationskomplex der Reflexlokomotion angehören. Ihre entwicklungsgeschichtlichen Analogien zu diskutieren, ist zur Zeit gewagt. Die mangelhafte Koordination im Mund- und Unterkieferbereich ist während der Entwicklung einer zentral bedingten Koordinationsstörung häufig vorhanden und kann mit der Reflexlokomotion behandelt werden.

### 2.8.4
### Zungen- und Mundbodenmotorik sowie Schluckfunktion

Wird der Kopf bei der Aktivierung des Reflexkriechens in der Ausgangsstellung gehalten, sieht man die Verschiebung der Zunge zur Seite der geplanten Kopfdrehung, also in die Richtung der Hinterhauptsseite. Die Zunge verliert hierbei ihre in der Pathologie übliche konische Form, breitet sich flach aus, drückt sich gegen den Mundboden und verschiebt sich zur Seite (s. 3.6). Hierbei erscheint auch ein intensiver Schluckakt. Sicher handelt es sich hier um eine differenzierte supranukleäre Funktion der distalen motorischen Hirnnerven mit funktioneller Lokalisation oberhalb des Stammhirns. Aus klinischer Erfahrung ist bekannt, daß viele zerebralparetisch bedrohte Säuglinge eine gestörte Schluckfunktion haben, was die Nahrungsaufnahme behindert.

Zusammenfassend kann man von den Aktivitäten im orofazialen Bereich sagen, daß ihre Steuerungsebenen *oberhalb* des Hirnstamms liegen. Durch die Behandlung mit der Reflexlokomotion werden, wie jahrelang positive Erfahrungen zeigen, bei zerebralparetischen Kindern Mundboden- und Schluckmotorik günstig beeinflußt, und auch bei Hirntraumatikern sind die Erfahrungen auf diesem Gebiet vielversprechend.

Aus der motorischen Ontogenese wissen wir, daß in der 1. Hälfte des 1. Trimenons bei taktiler Reizung der Lippen und der Mundwinkel das Herausstrecken der Zunge zum Reizpunkt stark vorhanden ist (Rooting-Reflex). Geschieht diese gezielte reflektorische Zungenbewegung zum Reiz in den ersten 6 Lebenswochen nur mangelhaft, ist dies als abnormales pathologische Symptom zu werten.

In der pathologischen Entwicklung erscheint statt dieser gezielten reflektorischen Zungenbewegung zum Reizort häufig das Herausstrecken und Zurückziehen der konisch geformten Zunge als alternierender Zungenstoß. Dies ist sowohl bei der spastischen als auch bei der dyskinetischen Entwicklung – bei der Athetose – als pathologisches Symptom bekannt. Bei oligophrenen Kindern ist die große, oft herausfallende Zunge ein schwerwiegendes pathologisches Symptom. Durch die Aktivierung des Reflexkriechens entfaltet sich die Zunge und verändert ihre konische Form.

Es wurde bereits von der Entfaltung der Hand und des Fußes gesprochen. Beides dient der greifenden Bewegung und ist Vorbereitung dafür. In der motorischen Entwicklung gehört auch die Zunge zu den greifenden Organen. Dies zeigt sich schon beim Saugen des Kindes, wenn die entfaltete Zunge die Brustwarze ergreift.

Fehlen diese wichtigen Entfaltungsmöglichkeiten der Zunge, sind im frühen Säuglingsalter nicht nur die Nahrungsaufnahme, sondern auch die spätere Sprachentwicklung gestört.

# Kapitel 3

# Erste Phase des Reflexumdrehens 3

## Das Reflexumdrehen im Vergleich zum Reflexkriechen

Das globale Muster des Reflexumdrehens beginnt aus der Rückenlage. Die Bewegung geht über die Seitlage in den schrägen Sitz und hat im Krabbelgang ihr Ziel. Die „innere Gestaltung" dieses Bewegungsablaufs und die „Weckung der Teilmuster" der sich von Rückenlage zum Krabbelgang zusammensetzenden Bewegung gestaltet sich *unterschiedlich*. Diese Unterschiedlichkeit ist – trotz des von der Anlage geplanten und bekannten Bewegungsziels "Krabbelgang" – bei der Therapie motorischer Behinderung und auch bei motorisch Gesunden vorhanden.

Aus praktischen, technischen und pädagogischen Gründen wird der Drehvorgang in 2 Phasen eingeteilt. Die Antworten der 1. Phase in der Rückenlage sind Folge der hochdifferenzierten Reizung der Brustzone (s. 3.2.2). Der Bewegungsablauf ab der Seitenlage wird als 2. Phase des Reflexumdrehens bezeichnet, geht in den schrägen Sitz über und endet im Vierfüßlergang.

Das Muster des Reflexumdrehens ist ebenso wie das Reflexkriechen ein „künstliches" Muster (s. 1.8.1 und 4.6). Im Gegensatz zum Reflexkriechen, das in seinem Gesamtablauf (nicht jedoch in seinen Teilelementen) mit entwicklungsgeschichtlichen Analogien verglichen wurde (s. 1.8.1), gehört das Reflexumdrehen in die menschliche motorische Ontogenese. Denn hierbei werden dieselben Bewegungsabläufe *gleichzeitig* sichtbar, die während des Drehvorgangs in der motorischen Entwicklung als Teilmuster *nacheinander*, d. h. erst im Laufe des ersten Lebensjahres entstehen. Im Vergleich zum Reflexumdrehen reichen die Teilmuster des Reflexkriechens bis in die Zeit der freien bipedalen Fortbewegung hinein, d. h. bis in das 5. Trimenon. Das Muster Reflexkriechen reicht mit seinen Teilmustern also weiter in die motorische Ontogenese als das Muster des Reflexumdrehens.

Noch eine andere Besonderheit ist interessant: Im Muster des Reflexkriechens erscheint während der stützenden Extremitätenfunktionen eine Abduktion (Entfaltung) der Mittelhand- und Mittelfußknochen bei Beugung der Finger und Zehen. Die Akren der unteren und oberen Extremität werden hiermit zum *Greiforgan*. Im Gegensatz dazu bereiten sich die Akren der Extremitäten im Muster des Reflexumdrehens ausschließlich für die *Stützfunktion* vor (s. 4.1, 4.4.1, 4.5.1), was auch immer mit einer Abduktion und Entfaltung der Akren – hier jedoch mit Streckung der Fingergelenke und mit dorsaler Bewegung des Handgelenks – einhergeht.

Dieser Unterschied zwischen Greifen und Stützen hat kinesiologisch gesehen eine Bedeutung, weil hierbei unterschiedliche, zentral gesteuerte globale Koordinationsmechanismen in Kraft treten, die selbstverständlich über verschiedene efferente Bahnen laufen. Darum können sich aus therapeutischer Sicht Reflexkriechen und Reflexumdrehen gegenseitig auch nicht ersetzen. So reicht z. B. zur Einschaltung einer guten Bauchmuskelfunktion die Aktivierung des Musters Reflexumdrehen nicht aus. Das wäre mit der früheren Annahme zu vergleichen, daß gezieltes Training für bestimmte Muskelgruppen Funktionsmängel beseitigen können. Für das tägliche Leben muß jedoch ein vielseitiger Einsatz der gesamten Skelettmuskulatur mit verschiedenartigster Beanspruchung, d. h. mit unterschiedlichster Funktionsdifferenzierung *automatisch* vorhanden sein. Hierfür bieten sich die auf der angeborenen automatischen Steuerung der Gesamtkörperhaltung basierenden globalen Reflexfortbewegungsmuster an. Der Einsatz der Skelettmuskulatur muß der Ideomotorik in unzähligen Variationen abrufbereit zur Verfügung stehen und immer in die aktuell in Anspruch genommene posturale Steuerung eingebettet sein (s. Fußnote S. 11).

Der Muskeleinsatz unterliegt in der motorischen Ontogenese einer unterschiedlichen Funktionsdifferenzierung. Nur diese Funktionsdifferenzierung ermöglicht zukünftig flüssige und ökonomische Bewegungsabläufe. Auf die Therapie bezogen bedeutet es: Die gute Aktivierung und gute Koordination einer Muskelgruppe im Muster des Reflexkriechens ist nicht dasselbe wie die gute Koordination derselben Muskelgruppe im Muster des Reflexumdrehens. In beiden Mustern sind dieselben Muskelgruppen in *verschiedenen Funktionen* tätig.

## 3.1 Historischer Rückblick zur Entstehung des globalen Musters Reflexumdrehen

Die Entstehung geht auf das Jahr 1954 zurück. Damals wurde sowohl in Bauch- als auch in Rücken- und Seitenlage mit Bewegungen gegen Widerstand gearbeitet. Die Bewegungen begannen entweder am Rumpf, am gesamten Axisorgan oder an den Schlüsselgelenken. Damals war schon bekannt, daß sich hierdurch nicht nur der pathologische Muskeltonus in Richtung Normalität veränderte, sondern – und das war viel wichtiger – daß sich die Kinder in der *Vielfalt* ihrer motorischen Selbstäußerung besserten.

Bei der ersten Veröffentlichung über die theoretischen Hintergründe der Arbeit (Vojta 1962), war es noch nicht möglich, die globalen Muster der Reflexlokomotion zu definieren. Damals wurde zwar mit entwicklungsgeschichtlichen Analogien gerechnet, die Muster aus der Bauch-, Rücken- und Seitenlage konnten aber noch nicht eingeordnet, kinesiologisch aufgeschlüsselt und in Analogie zur motorischen Entwicklung gesetzt werden.

Obwohl sich die Theorie der Therapie noch in den ersten Anfängen befand, war bei den Patienten in klinischer Hinsicht eine Besserung festzustellen, die durch klinische Befunde bestätigt wurde. Die älteren Kinder unter den Patienten konnten ihre verbesserte motorische Selbstäußerung auch verbalisieren. Mit Beginn der Therapie verbesserten sich – sozusagen als „Nebenprodukt" – auch Sprechfähigkeit und Phonation. Bei zerebralparetischen Kindern mit Dysarthrie oder Anarthrie wurde oft eine grundlegende Verbesserung des Sprechens beobachtet, obwohl keine logopädische Behandlung stattfand. Dies wurde und wird als „Sprechexplosion“ bezeichnet.

Kinder in etwas fortgeschrittenem Schulalter äußerten, daß sie sich nach der Therapie leichter und wohler fühlten. Wenn sie schon eine wenn auch pathologische Gehfähigkeit erreicht hatten, konnten sie schnellere und größere Schritte machen. Dies wurde durch Messungen nachgewiesen. Den Zustand der Lockerung verglichen einige Jugendliche z. B. damit, als ob sie Alkohol getrunken hätten.

Das Muster Reflexkriechen wurde 1965 das erste Mal veröffentlicht[1]. Die Definition des Reflexumdrehens ermöglichte jedoch erst Ende 1967 die „Erfindung“ der Brustzone. Sie wurde bei der Behandlung eines 5jährigen Jungen mit schwerer Athetose entdeckt, der außerdem an immer wiederkehrenden Pneumonien und schwerer Anämie litt. Bei ihm scheiterten alle therapeutischen Bemühungen. Um seine segmentale Atmung zu verbessern, wurden die damals von Kabat angegebenen Reizpunkte angewandt. Bei Reizung aus der mittleren Zone – unserer späteren Brustzone – zeigte das Kind eine merkwürdige globale Reaktion: Es erschien die Drehung des Kopfes mit Beugung der Beine und Drehung des Bekkens, es kam zur Öffnung der Hände, und was am deutlichsten war, es kam zur Vertiefung der kostalen Atmung mit Ausbreitung des Brustkorbs.

Bei anderen Kindern mit anderen Formen der Bewegungsstörung wurde diese Zone daraufhin wiederholt gereizt, und es entstanden auch bei ihnen (also nicht nur bei Athetotikern) dieselben motorischen Antworten. Bei Anwendung dieses Aktivierungspunkts „Brustzone“ war es möglich, *gesunde* Neugeborene und Säuglinge von der Rückenlage bis auf die Seite und von dort aus übergangslos in einem Ablauf in den Vierfüßlergang (Reflexkrabbeln) zu bringen. Ebenso kamen Spastiker, z. T. Kleinkinder mit Tetraparese, durch Anwendung der Brustzone aus der Rückenlage in den Vierfüßlergang und stützten dabei auf die entfalteten Hände.

Das Reflexkrabbeln (in einem Ablauf von der Rückenlage in den Vierfüßlergang mit Stütz auf die Hände) war jedoch in der praktischen Durchführung problematisch, denn das Ausweichen in Ersatzmuster ist bei in „hoher Position“ endenden Bewegungsabläufen besonders leicht möglich. (Beim Reflexkrabbeln handelt es sich nicht um das Reflexkriechen, denn dabei stützt der Patient auf den Ellenbogen!)

Der zusammenhängende Bewegungsablauf des Reflexumdrehens von der Rückenlage in den Krabbelgang zeigt jedoch, daß es sich um denselben Koordinationsprozeß handelt, durch den auch ein gesundes Kind in der motorischen Entwicklung in den Krabbelgang kommt: Dies geschieht über den aus der Rükkenlage beginnenden Drehvorgang und führt über die Seitlage und den „schrägen Sitz“ (s. Abb. 55, 56, 76).

Mit Entdeckung der Brustzone war es also möglich geworden, die Muskelspiele aus der Seitenlage, die schon über ein Jahrzehnt bekannt waren, mit den Muskelspielen aus der Rückenlage in Verbindung zu bringen und das Reflexumdrehen in seinem Zusammenhang zu definieren.

---

[1] V. Vojta: Filmvortrag auf dem 1. Weltkongreß der Kinderneurologie, Prag, Sept. 1965

In der praktischen therapeutischen Anwendung wurde zwischen der 1. und 2. Phase eine Trennung vollzogen, weil es schwierig war, die Eltern in der Therapie ihrer Kinder so anzuleiten, daß sie neben der praktischen Durchführung imstande waren, den gesamten Ablauf von der Rückenlage in den Krabbelgang bewegungsanalytisch zu beobachten und in der technischen Durchführung notwendige Veränderungen vorzunehmen, wenn während der Therapie falsche Bewegungsantworten zustande kamen. Hierfür war der Ablauf zu kompliziert. Auch für Therapeuten, die in der Anwendung der Reflexlokomotion langjährige Erfahrungen haben, ist der zusammenhängende Ablauf des Umdrehens von der Rükkenlage in den Krabbelgang nicht einfach durchzuführen. Deshalb wurde die Seitenlage als Ausgangslage für die 2. Phase beibehalten, obwohl ein direkter und enger Zusammenhang mit der aktiven Rückenlage besteht. Auch wenn der Krabbelgang in der heutigen praktischen Durchführung der Therapie nicht vollzogen wird und das Kind beim Reflexumdrehen in der Seitenlage bleibt, entstehen trotzdem dieselben Muskelfunktionen, als wenn der Krabbelgang entstanden wäre.

Zusammenfassend kann folgendes gesagt werden: Die Anwendung der Brustzone ist Voraussetzung für das Erlangen der im folgenden beschriebenen aktiven Rückenlage, die wiederum die Basis für das Ingangsetzen des Drehvorgangs ist.

## 3.2
## Die 1. Phase des Reflexumdrehens: Von der asymmetrischen Rückenlage in die Ausgangslage des Drehvorgangs

Die Rückenlage ist bei einem gesunden Neugeborenen und auch bei einem Säugling mit zerebralparetischer Bedrohung asymmetrisch. *Immer* asymmetrisch ist die Rückenlage auch beim CP-Kind und beim Erwachsenen mit zentraler motorischer Störung.

Die Ausgangslage für die Aktivierung der 1. Phase des Reflexumdrehens ist die asymmetrische Rückenlage: Der Kopf ist in einem Winkel von 30° zu einer Seite gedreht. Je nach Lage des Kopfes werden die beiden Körperhälften mit Gesichtsseite und Hinterhauptsseite bezeichnet (Abb. 44). Die Extremitäten liegen locker auf der Unterlage.

Das Reflexumdrehen beginnt durch die Anwendung der Brustzone (s. 3.2.2). Hierdurch wird - gleichgültig an welcher Körperseite sie angesetzt wird - die Rückenlage erreicht. Hierbei ist die Kontraktionsintensität der Muskulatur auf beiden Körperhälften unterschiedlich. Das Bewegungsziel, der Krabbelgang, kann nur drehend über die Seitlage erreicht werden.

Die Wirbelsäule wird dabei in allen Abschnitten gestreckt. In der 1. Phase stellt sich die Körperlängsachse durch Gewichtsverlagerung nach kranial in die Mitte ein, und es entsteht als Voraussetzung für den Drehvorgang eine sehr labile Stützbasis (s. 4.8.1). Hierbei bekommen das Hinterhaupt, beide Schulterblätter und die Wirbelsäule bis zum unteren thorakalen Bereich eine stützende Funktion, und die Beine werden rechtwinklig gegen die Schwerkraft getragen

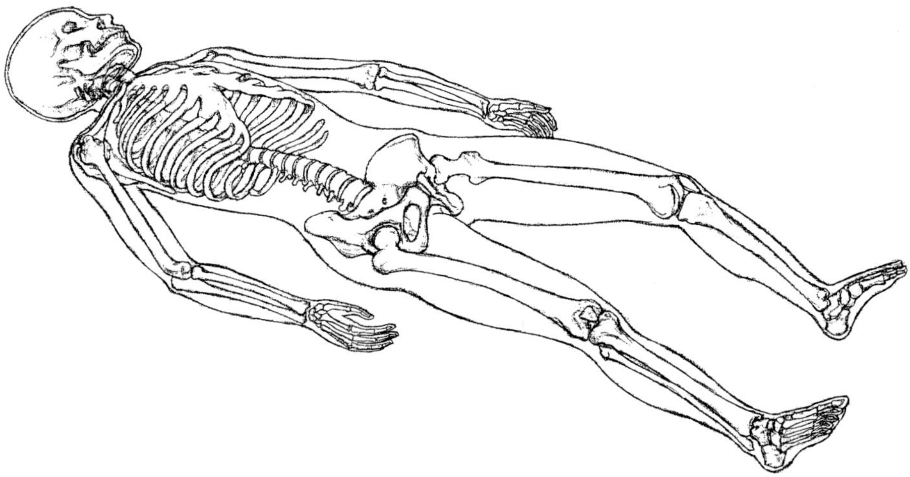

**Abb. 44.** Die Rückenlage als Ausgangslage des Drehvorgangs in der 1. Phase des Reflexumdrehens. Der Kopf ist in einem Winkel von 30° zu einer Seite gedreht

(s. Abb. 46). Dabei entsteht an allen Schlüsselgelenken die Außenrotation mit Flexion. Diese Außenrotation ist die Basis für alle weiteren Differenzierungen der Extremitäten: für das Krabbeln oder für das Seitwärtsgehen an Möbeln entlang („die Küstenschiffahrt").

Mit dieser Aktivität, die asymmetrische, instabile Rückenlage durch Gewichtsverlagerung nach kranial bei gleichzeitiger Außenrotation in den Schlüsselgelenken in die stabile Rückenlage zu verändern, ist die 1. Phase des Reflexumdrehens beendet. Diese Körperhaltung ist Vorbereitung für den dann folgenden Rotationsvorgang von Becken und Schultergürtel (2. Phase des Reflexumdrehens), der mit gleichzeitiger Arm- und Beindifferenzierung einhergeht. Hierbei verlassen die Extremitäten ihre Haltung und beginnen, sich auf das Kreuzgangmuster Krabbeln vorzubereiten.

Wird die mit der 1. Phase einhergehende stabile Rückenlage in der Pathologie nicht erreicht, muß der Prozeß des Umdrehens vom Rücken auf den Bauch in seinem weiteren Verlauf notgedrungen unvollständig verlaufen. Er muß pathologisch verlaufen, wenn die für den Start jeder harmonischen Fortbewegung notwendige Steuerungsstufe nicht integriert ist.

### 3.2.1 Die asymmetrische Körperhaltung des Neugeborenen

Der gesunde und wache Säugling hat eine asymmetrische Körperhaltung, die in den ersten Lebenstagen und -wochen mit Seitneigung und leichter Rotation des Kopfes zu einer Seite kombiniert ist (s. Abb. 53). Dies ist die physiologische Prädilektionshaltung (Vorzugshaltung).

Bei einem aktiven Säugling sind eine Schulter und gleichseitige Beckenhälfte leicht von der Unterlage abgehoben. Er liegt also nicht symmetrisch auf dem Rücken, sondern ist immer mit Kopf und Körper zu einer Seite gedreht, Arme und Beine sind gebeugt.

Die Extremitäten des wachen, gesunden Neugeborenen sind sozusagen zum Körper „eingewickelt". Erst mit 3 Lebensmonaten, wenn sich die Extremitäten vom Körper aus „entfalten", was immer mit außenrotatorischer Bewegung der Schlüsselgelenke Schulter und Hüfte einhergeht (s. 3.3.1 und Abb. 54), „startet" die Greiffunktion der Extremitäten.

Die asymmetrische Körperhaltung des Neugeborenen wechselt bei plötzlichem Reiz in Form von Massenbewegungen von einer Seite zur anderen. Bei einem gesunden Neugeborenen ist das Moro-Muster die typische kinesiologische Einheit auf den Erregungsreiz. Aršavskij und Krjučková (1955, in Kolarova 1968) haben nachgewiesen, daß sich ein Neugeborenes aus der Rückenlage, wenn es in einem verdunkelten Raum einem schwachen, sich langsam bewegenden Lichtreiz ausgesetzt ist, in Richtung dieses Lichtreizes koordiniert und „flüssig" drehen kann. Es folgt der Bewegung dieser Lichtquelle, ohne in Massenbewegungen zu geraten, von einer asymmetrischen Körperlage in die asymmetrische Haltung der anderen Seite. Dies geschieht spiegelbildlich und reziprok. Ohne davon zu wissen haben Aršavskij und Krjučková damit gezeigt, daß ein gesundes Neugeborenes über die Fähigkeit verfügt, die eigene Körperhaltung koordiniert zu steuern. Das Kind verfügt über eine entsprechende posturale Aktivität. Aršavskij und Krjučková haben mit ihrem Versuch auch bewiesen, daß der motorische Vorgang des Umdrehens vom Rücken auf die Seite *keine gelernte* Bewegung ist. Sie sprachen lediglich von der optischen Orientierung des Neugeborenen.

Unabhängig davon hat Brazelton 1984 die optische Orientierung des Neugeborenen getestet, jedoch ohne Bezug zur posturalen Aktivität.

Die motorischen Aktivitäten, die den Drehvorgang des Kindes bei Aršavskij und Krjučková ausgelöst haben, kamen also durch einen adäquaten Reiz zustande. Die asymmetrische Lage des Neugeborenen ist somit keine passive Lage, denn das Kind kam von hier aus in den aktiven Drehvorgang. Denn jede Lage, aus der ein globaler reziproker Bewegungsablauf entsteht, ist eine aktive Lage.

Bei dem z. B. in asymmetrischer Lage nach rechts liegenden Kind ist vom ZNS aus ein Steuerungsmechanismus zur rechten Seite geschaltet. Kommt nun ein bestimmter Reiz – ein adäquater Reiz, wie z. B. die sich langsam bewegende Lichtquelle –, entsteht aus dieser asymmetrischen Lage nach rechts ein Drehvorgang zur linken Seite.

Das Umdrehen ist beim Neugeborenen also kein angelernter, sondern ein angeborener, also vorprogrammierter Prozeß. Dieser Vorgang wird im ZNS geschaltet. Dem „flüssigen" Rotationsmechanismus von Körper und Extremitäten liegt eine „flüssige" Steuerung der reziproken, globalen Haltungsmuster mit definierbaren Winkelbewegungen der Gelenke zugrunde. Hierbei wendet sich der *ganze Körper* der sich langsam bewegenden Lichtquelle zu. Es handelt sich also nicht nur um die Zuwendung des Blickes oder des Kopfes.

Wenn die Lichtquelle im Laufe der Bewegung stehen bleibt, geht der Rotationsmechanismus des Kindes um ein paar Grade weiter, dann stoppt die Drehbewegung, und das Kind wendet wieder Blick und ganzen Körper der stehenden Lichtquelle zu. Für Aršavskij und Krjučková war dieses Phänomen entscheidend dafür, dieser Reaktion des Kindes die Fähigkeit zur optischen Orientierung zuzusprechen. Doch die *posturale Einstellung* als entscheidenden Grundstein der gesamten Motorik haben sie nicht gedeutet.

## 3.2.2 Ein adäquater Reiz für den Mechanismus des Reflexumdrehens: Die Brustzone

Beim Reflexumdrehen wird mit dem Reiz der Brustzone der Drehvorgang beim Neugeborenen und auch beim Erwachsenen ausgelöst. Er beinhaltet sowohl dieselben Muskelspiele wie das spontane Umdrehen in der motorischen Entwicklung, als auch diejenigen, die beim Versuch von Aršavskij und Krjucková zustande kamen.

Der Brustzonenreiz wird vom Therapeuten auf der Körperseite ausgelöst, zu der der Kopf gedreht (Gesichtsseite) ist. Der Vorgang des Reflexumdrehens geht also *gegen* die physiologische Prädilektionshaltung (s. S. 114). Die Brustzone liegt auf Höhe der 6. Rippe, entweder zwischen 5. und 6. oder zwischen 6. und 7. Rippe (Abb. 45).

*Druckrichtung:* nach dorsal, medial und kranial. Der Druck geht schräg zur Wirbelsäule.

*Reizwirkung:*

1. Direkter Stretch auf die Interkostalmuskulatur um die 6. Rippe auf der Gesichtsseite.
2. Direkte Auswirkung über Rippen und kostovertebrale Gelenke auf die autochthone Muskulatur, hier die kurzen und langen Rotatoren.
3. Direkte Dehnung des Diaphragma-Ansatzes auf der Gesichtsseite.
4. Direkter Stretch auf die Interkostalmuskulatur und M. obliquus abdominis externus der Gesichtsseite.
5. Übertragene Dehnung auf den Zwerchfellansatz der Hinterhauptsseite.
6. Indirekte Kompression der Lunge mit Verschiebung des Mediastinums.
7. Übertragener Stretch auf den M. quadratus lumborum der Gesichtsseite.
8. Interozeptive Reize auf Pleura und Mediastinum.

Die Reizung ist vielfältig. Sie erstreckt sich auf afferentem Wege strahlen- und fächerförmig über das breite segmentale Gebiet des Rückenmarks und wird von dort aus auf weitere Bereiche des ZNS übertragen. Der größte Teil der Reizung hat propriozeptiven Charakter. Das Zentrum des Reizstroms liegt in den mittleren thorakalen Segmenten Th 5–Th 7.

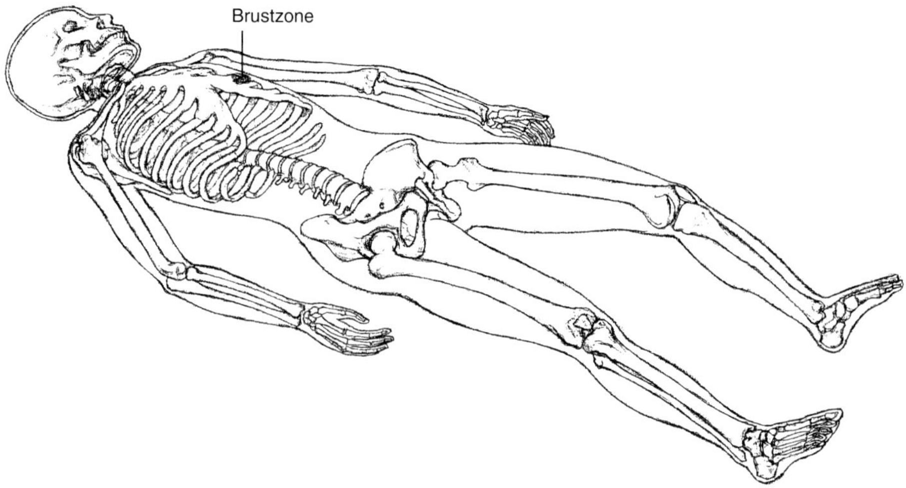


**Abb. 45.** Die Brustzone als Auslöser des Drehvorgangs. Sie liegt im Bereich der 6. Rippe

Über Dehnungsreize der Bauchmuskulatur und der seitlichen Muskulatur wie M. quadratus lumborum strahlt der Reiz bis hinunter in den lumbalen Bereich aus.

Der direkte und indirekte Stretch über das Zwerchfell erreicht die oberen zervikalen Segmente. Über den N. accessorius und über die Interozeption der Pleura und des Mediastinums geht die Reizung über den N. vagus bis in die Medulla oblongata. Hinzu kommt auch die exterozeptive Reizung der Haut aus dem thorakalen Gebiet der Gesichtsseite.

Zusammenfassend handelt es sich bei der Brustzone um einen „Ort", der eine breit gefächerte Ausstrahlung auf das Gebiet des lumbalen, thorakalen und zervikalen Rückenmarks bis hinauf in die Medulla oblongata hat.

Der größte Teil der Afferenzen geht über das Rückenmark, das außerhalb der Intumescentia cervikalis und lumbalis liegt. Sie gehen vom thorakalen Rükkenmark aus über die spinoretikuläre Bahn (Brodal 1949). Hier ist auch die Anzahl der spinalen Nerven, die die Reize aus dem breiten afferenten Gebiet zum spinalen Gebiet führen, besonders groß. Vergleicht man die große afferente Leistungsfähigkeit eines spinalen thorakalen Nerven mit der Leistungsfähigkeit eines spinalen Nerven aus der Intumescentia cervikalis oder lumbalis, wird deutlich, daß ein Nerv aus dem thorakalen Gebiet einen unvergleichlich größeren Anteil sensitiver Fasern und einen verhältnismäßig kleinen Anteil motorischer Nervenfasern hat als der spinale Nerv aus der Intumescentia cervicalis und lumbalis. Hier besteht also eine Dysproportion, durch die die große afferente Leistungsfähigkeit eines spinalen Nerven aus dem thorakalen Bereich erklärt werden kann.

Diese anatomischen Gegebenheiten erklären die große Reizwirkung und Afferenz aus der Brustzone, die bei dem Lokomotionskomplex des Reflexumdrehens zustande kommt.

## 3.3
## Haltungsveränderungen in die Streckung der Körperlängsachse

Bei Anwendung der Brustzone stellt sich der Rumpf in die Mitte ein, und es kommt zur Parallelstellung von Schulter- und Beckengürtellinie. Hierbei handelt es sich um einen *aktiven* Vorgang, der nicht passiv vom Therapeuten, sondern allein vom Neugeborenen oder Erwachsenen durchgeführt wird. Mit der Veränderung der Körperlängsachse in die Streckung gerät auch das Becken in die Extension. Der Rücken wird zur Stützbasis. Die Beine werden angehoben und in Beugehaltung gegen die Schwerkraft außerhalb der Stützbasis getragen. Dies geschieht in rechtwinkliger Hüft- und Kniegelenkhaltung[2] (s. Abb. 46). Auch Füße und Unterschenkel stehen rechtwinklig zueinander. Das *Körpergewicht* wird dabei kranialwärts in den mittleren Brustwirbelbereich verlagert. Bei dieser motorischen Leistung kann ein Neugeborenes fast ein Drittel seines Körpergewichts – das sind die Beine – gegen die Schwerkraft tragen!

Dabei beginnt das Ausbalancieren der Beinhaltung. Das ist der Start der Gleichgewichtssteuerung in Rückenlage, die beim Muster des Reflexumdrehens am kaudalen Ende des Axisorgans (Becken und Beine) beginnt.

### 3.3.1
### Die Bewegung in den Schlüsselgelenken: Außenrotation

Bei der 1. Phase des Reflexumdrehens entsteht durch den Brustzonenreiz neben der Einstellung der Körperlängsachse in die Mitte eine Veränderung der Extremitätenhaltungen, die an den Schlüsselgelenken beginnt. Es kommt zur „Entfaltung der Extremitäten", die vom Axisorgan ausgeht. Mit Erreichen der Mittelstellung des Rumpfes in Rückenlage finden klare *außenrotatorische* Drehvorgänge in Schulter- und Hüftgelenken statt.

Hiermit ist die 1. Phase des Reflexumdrehens erreicht und beendet. Zu den Bewegungselementen, die sich an Unterarmen, Händen und Beinen entwickeln, siehe 3.6.

Sowohl bei zentral als auch bei peripher pathologischen Zuständen fallen die oberen und unteren Extremitäten in den Schlüsselgelenken mehr oder weniger in die Innenrotation. Hierfür ist auch die mangelhafte Streckung des Axisorgans verantwortlich. Wir sagen hier „Axisorgan" und nicht „Rumpf", weil dabei immer eine mangelhafte Kopf- und Halswirbelsäulenhaltung vorherrscht. Für die Innenrotation der Schlüsselgelenke ist entscheidend, daß die Muskelmasse der Innenrotatoren der Muskelmasse der Außenrotatoren um ein Vielfaches überlegen ist. Dies betrifft weniger die unteren als vor allem die oberen Extremitäten, wo die Außenrotatoren lediglich durch den sehr kleinen Muskel, M. teres minor und den nur um weniges größeren M. infraspinatus vertreten sind. Dagegen gehören zur großen Muskelmasse der Innenrotatoren M. pectoralis major, M. subscapularis, M. latissimus dorsi und M. teres major.

---

[2] Diese Beinhaltung wird in der Therapie von Erwachsenen nur selten erreicht.

Trotz allem können wir nicht sagen, daß die große Muskelmasse der Innenrotatoren bei der Reflexlokomotion der kleinen Muskelmasse der Außenrotatoren unterstellt ist. Denn es geht hier nicht um die Verhältnisse von Muskelmassen, sondern vielmehr um die *Gesamtsteuerung* der Körperhaltung in einem bestimmten, beim Menschen im ZNS angelegten, vorhersagbaren und vorprogrammierten *Muster*, bei dem die Außenrotation immer *gehalten wird.*

Sowohl an der oberen als auch an der unteren Extremität ist jeder motorische Mangel zuerst am Verlust der Außenrotationshaltung zu erkennen.

In der pathologischen Motorik der ersten Lebensmonate tritt die Innenrotation an den Beinen meistens noch deutlicher in Erscheinung als an den Armen. Die Ursache der Innenrotation ist die mangelhafte „Entfaltung" der Beine. Sie ist in der motorischen Entwicklung des gesunden Kindes im 3. Lebensmonat schon so weit entwickelt, daß die Beine bei Außenrotation und Abduktion von 45° in den Hüftgelenken und bei rechtwinkliger Hüft- und Kniebeugehaltung (bei gestrecktem Axisorgan) außerhalb der Stützbasis getragen werden können (s. Abb. 54).

Die volle Einsatzfähigkeit der Außenrotatoren im Hüftgelenk ist der entscheidende Faktor für die eben beschriebene Beinhaltung. Ohne ihre Funktion bleiben die Valgusstellung und die Antetorsion des Schenkelhalses auf dem Neugeborenenniveau stehen (s. S. 84, 102 und 168).

Bedauerlicherweise wird der Funktionsmangel der Außenrotatoren meist erst nach vollzogener Vertikalisierung erkannt, wenn er sich, wie in den leichteren Fällen, als Knickfuß, Genu valgum, Beckenbeugung, vorgewölbter Bauch, lumbale Hyperlordose, thorakale Kyphose, vorgeschobene Schultern und zervikale Hyperlordose manifestiert.

Bei der 1. Phase des Reflexumdrehens werden die Außenrotatoren schon sofort zu Beginn der Aktivität zu einer *Haltefunktion* gezwungen. Sie werden trotz ihrer im Säuglings- und Kleinkindalter „ungünstigen" Lage – wegen der Antetorsion und Valgusstellung des Schenkelhalses – als Synergisten (!) der Adduktoren in die Haltefunktion mit einbezogen, (s. auch S. 145). Dasselbe gilt auch für die Therapie Erwachsener.

Daß die Beine bei der 1. Phase des Reflexumdrehens trotz der Aktivität der Außenrotatoren nicht nach lateral auseinander fallen, ist der Haltefunktion der *Adduktoren* zu verdanken. Die Adduktoren und Außenrotatoren haben hier eine synergistische antigravitatorische Funktion.

Denkt man an das oben beschriebene Mißverhältnis der Muskelmassen, das zwischen Außenrotatoren und Innenrotatoren besteht und an ihren bei der Reflexlokomotion zustandekommenden Synergismus – und stellt man Vergleiche mit anderen aktiven Formen der Bewegungstherapie an –, wird klar, was ein angeborenes Steuerungsprogramm im ZNS bedeutet, bei dem die Außenrotatoren in ihre Funktion eingesetzt werden. Bezogen auf die Pathologie – das betrifft nicht nur Bewegungsstörungen zerebraler Ursache, sondern ebenso Haltungsmängel – weist dies auf die sich anbietenden Behandlungsmöglichkeiten hin, die dieser Fortbewegungskomplex in sich birgt.

### 3.3.2
### Die 1. Phase des Reflexumdrehens bei Erwachsenen

Die 1. Phase des Reflexumdrehens in die Therapie von Erwachsenen zu übertragen, ist nicht einfach. Der Reiz zur Auslösung wird wie bei Neugeborenen aus einer asymmetrischen Körperlage gegeben. Bereits bei Beginn wird Widerstand am Kopf angesetzt. Dieses muß deutlicher geschehen als bei Säuglingen (s. 3.6).

Bei der Aktivierung der 1. Phase des Reflexumdrehens erlebt der Erwachsene ähnliche Muskelaktivitäten, wie sie auch beim Neugeborenen zu beobachten sind. Die Aktivitäten der Extremitäten, besonders die der Hand- und Fußmotorik, verlaufen jedoch nicht so vehement und komplex wie beim Säugling. Wichtiger jedoch als die Vollständigkeit des globalen und bis zum Ende ausgeführten reflexogenen Bewegungsablaufs ist, daß die abnormale Haltung von Axisorgan und Extremitäten auch beim Erwachsenen bei Anwendung des Brustzonenreizes nachläßt. Die Bewegungs- und Haltungsaktivitäten, wie sie unter der Therapie auch bei Neugeborenen zu sehen sind, beginnen beim Erwachsenen bruchstückhaft und mosaikartig. Das angeborene Muster wird auch beim Erwachsenen abgerufen. Genausowenig wie beim pathologischen Neugeborenen ist dies jedoch als Hemmung der pathologischen Körperhaltung zu verstehen. Vielmehr entsteht eine Körperhaltung, deren Steuerungsebene den Schaltungsebenen der pathologischen Bewegungen *übergeordnet* ist. Auch bei Erwachsenen kommt es zu einer Weckung der angeborenen Programme des ZNS, die für den Start der posturalen extrauterinen motorischen Ontogenese notwendig ist.

## 3.4
## Die autochthone Muskulatur: Dreh- und Haltemuskulatur der Wirbelsäule

Bei der 1. Phase des Reflexumdrehens verlagert sich das Körpergewicht bei Streckung des Axisorgans in den mittleren thorakalen Wirbelsäulenbereich (siehe Abb. 47). Die Streckung des Axisorgans wird durch die Aktivierung der autochthonen Muskulatur iniziiert (s. Abb. 43 a–e u. S. 99–101), die sich unter dem ständigen Einfluß der spinalen Automatismen (cerebral pattern generators) befindet.

Der Scheitelpunkt der infantilen Kyphose, die in der motorischen Pathologie immer zu finden ist und bei zerebralen Bewegungsstörungen starr und unbeweglich bleibt, wird hierbei in Streckung gebracht. Die Kyphose sehen wir auch bei einem gesunden Kind unter 9 Monaten, das passiv hingesetzt wird. Selbstverständlich ist sie bei Di- und Tetraparesen, gleich welchen Alters, und auch bei jedem Haltungsmangel eines älteren Menschen mit oder ohne neurologische Symptome vorhanden.

## 3.5 Zwerchfellkontraktion, Bauchpresse und Interozeption von Pleura, Mediastinum und Bauchorganen, Rippenbewegungen und Atemtätigkeit

Bei der Anwendung des Brustzonenreizes kommt es über die direkte und übertragene Dehnung des Zwerchfellansatzes zur Kontraktion des Zwerchfells. Diese wirkt einerseits über die Rippen auf den Brustkorb, andererseits kommt es durch die verstärkte Bauchpresse zu einer Druckerhöhung im Bauchinneren. Die Bauchmuskulatur arbeitet gegen den Ausschlag des Zwerchfells bei der Atmung, und der dadurch verstärkte Druck auf den Bauchinhalt wirkt auf Interozeption von Blase und Darm, dies geschieht besonders über den N. vagus (siehe auch 2.7.4).

Die Zwerchfellkontraktion hat über die „Rippenringe" eine Auswirkung auf die M. intercostales externi. Sie werden in einen Dehnungszustand versetzt. Wenn sich die Wirbelsäule durch die autochthone Muskulatur streckt, wird sie zu einem Mast, an dem sich durch die Mm. intercostales externi die Rippen abspreizen. Diese Brustkorbentfaltung zielt besonders auf die bei motorischen Störungen fixierte Apertura thoracis superior, den eingefallenen sternalen Brustkorbbereich.

Beim Atmen muß die Inspiration zur Streckhaltung der Wirbelsäule beitragen, und die Streckhaltung der Wirbelsäule muß die Inspiration positiv beeinflussen. Das Ingangsetzen des Reflexumdrehens schließt also eine Aktivierung der Atemtätigkeit mit Auswirkung auf das Mediastinum ein (s. 4.10.3). In bezug auf die Atemtätigkeit spielen auch der durch den Brustzonenreiz zustande kommende direkte Stretch auf den M. obliquus abdominis externus der Gesichtsseite, der übertragene Stretch auf den M. quadratus lumborum der Gesichtsseite und der übertragene Stretch auf den M. obliquus abdominis externus der Hinterhauptsseite eine Rolle. Hier ist besonders interessant, daß die Muskelfasern des M. obliquus abdominis externus denselben Verlauf haben wie die Fasern der Mm. intercostales externi.

Wenn Brustkorb und Schultergürtel durch Anwendung des Brustzonenreizes zur Stützbasis werden, stellt der gesichtsseitige M. quadratus lumborum das Becken schräg (s. Abb. 48). Dies führt zur Dehnung und anschließenden Kontraktion der ventralen Muskulatur. Wie beim Reflexkriechen (s. 2.7.4), kommt es auch hier bei der 1. Phase des Reflexumdrehens als Folge der Aktivität der glatten Muskulatur zur Harnentleerung und zur verstärkten Darmperistaltik, die oft mit Stuhlgang verbunden ist (s. S. 104).

## 3.6 Gelenk- und Muskelfunktionen bei der 1. Phase des Reflexumdrehens (Abb. 46)

Durch die Anwendung der Brustzone kommt folgende *Gesamtkörperhaltung* zustande: Es kommt zu einer Ausdehnung des Brustkorbes nach ventral und lateral. Oberkörper und Nacken werden gestreckt, die oberen Extremitäten im Schulter-

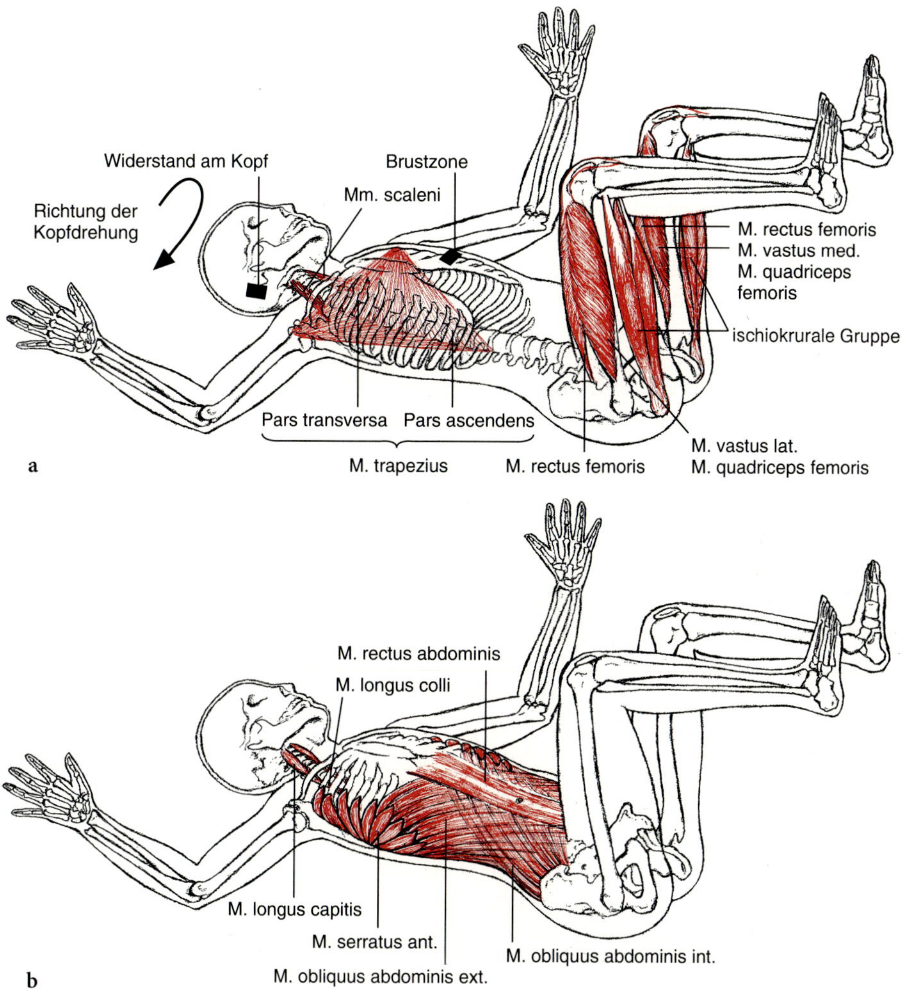


**Abb. 46 a, b.** Die mit gestreckter Wirbelsäule stattfindende stabile Rückenlage als Ausschnitt aus dem Drehvorgang von der Rückenlage in den Krabbelgang. **a** Gewichtsverlagerung nach kranial durch Reizung der Brustzone und Widerstand am Kopf. Dabei Streckung der Körperlängsachse. Einrahmung der Stützbasis durch den kontrahierten M. trapezius. Die Beine werden bei Flexion, leichter Abduktion und Außenrotation in den Hüftgelenken außerhalb der Stützbasis getragen. Kniegelenkstreckung bis 90° durch den M. quadriceps femoris. Zügelnde synergistische Funktion der distalen Anteile der ischiokruralen Muskelgruppe gegen eine darüber hinausgehende Kniestreckung. Fußgelenke in 0°-Grad-Stellung. **b** Brustkorbentfaltung durch den M. serratus anterior. Einstellung der Wirbelsäule in die Mitte durch Bauchdecke und autochthone Muskulatur, durch M. longus colli und M. longus capitis. Bewegung von Augen, mimischer Muskulatur, Mandibula, Zunge und Kopf zur Hinterhauptsseite. Brustzone und der Widerstand am Kopf sind durch schwarze Vierecke (■) markiert gelenk außenrotiert, die Schulterblätter adduziert. Die vom Therapeuten gebremste Kopfdrehung zielt in die symmetrische Mittelstellung. Hierbei tritt an der lateralen Halsseite das Relief der Skalenigruppe an der Hinterhauptsseite eindeutig und klar hervor (s. 4.8.3), das heißt, daß sie in den Drehvorgang des Kopfes eingeschaltet ist.

Um zu verhindern, daß der Kopf in Reklination gerät, wird Widerstand an der linea nuchae posterior angesetzt. Dieser Hinweis ist für die Therapie von Schiefhals, Skoliose im Halswirbelsäulenbereich und zentralen Koordinationsstörungen mit drohender zerebralparetischer Entwicklung von Bedeutung, denn die Mm. scaleni sind bei mangelhaft gestreckter und seitgeneigter Halswirbelsäule immer geschwächt.

Die Beine beugen sich und werden bei 90° Flexion in den Hüftgelenken mit leichter Außenrotation und Abduktion gegen die Schwerkraft getragen. Dabei bewegt der M. quadriceps den Unterschenkel antigravitatorisch streckend in einen Winkel von 90°, während die ischiokrurale Muskelgruppe eine darüber hinausgehende Streckung in einer antagonistischen Synergie mit M. quadriceps femoris verhindert. Die Fußgelenke bewegen sich im oberen und unteren Sprunggelenk in Null-Grad-, also in Mittelstellung. Auch die Zehengelenke sind in Mittelstellung.

Die Beugebewegung der Beine ist von der Rumpfaktivität und damit von der Bewegung des Beckengürtels nicht zu trennen. Das Körpergewicht verlagert sich dabei kranialwärts in den mittleren thorakalen Bereich. Die Arme werden bei außenrotiertem Humeruskopf in Beugehaltung und leichter Abduktion getragen.

Die Rückenlage erscheint hier also als *stützende* Lage (s. Abb. 47), und die dabei entstehende Aktivität des Axisorgans ist der Haltungshintergrund für die Extremitätenbewegungen.

Die Ellenbogen werden bei Supination gebeugt, so daß beide Handflächen zueinander gerichtet sind. Hand- und Fingergelenke sind in lockerer Mittelstellung. Die eben beschriebene Rückenlage ist eine „Attitüde", eine labile aktivierte Lage, aus der bei gegen die Schwerkraft getragenen Beinen der Drehvorgang um die Körperlängsachse auf den Bauch entsteht.

Bei fortdauernder Reizung der Brustzone werden die Schulterblätter durch die Mm. rhomboidei sowie den mittleren und unteren Anteil des M. trapezius auf dem Rumpf fixiert. Es kommt zur Depression der Skapula und zur Ausdehnung des Brustkorbs durch die Mm. intercostales externi beidseits, vor allem aber auf der Gesichtsseite. Die Brustkorbausdehnung kommt auch durch den M. serratus anterior zustande, der die Rippen zum Punctum fixum Skapula bewegt. Bei fixiertem Schulterblatt wirken die Mm. intercostales externi und der M. serratus anterior in einer Funktionseinheit.

Die schräge und gerade Bauchmuskulatur wird auf beiden Seiten ausgewogen angespannt, während die autochthone Muskulatur die Streckung der gesamten Wirbelsäule zügelt.

Wenn die Beine während der Rumpfextension gegen die Schwerkraft getragen werden, bleibt die Brustwirbelsäule extendiert. An der Halswirbelsäule kommt es

a) zur *Längsachseneinstellung* in die Mitte durch M. longus capitis und M. longus colli (ventral gelegen), M. longissimus capitis, M. longissimus cervicis, M. interspinalis, M. semispinalis, M. spinalis cervicis (dorsal gelegen);
b) zur *Rotation* des Kopfes von der Ausgangslage bis zur Mitte durch den auf der Hinterhauptsseite gelegenen M. splenius capitis, die Pars cranialis des M. trapezius und M. scalenus und den auf der Gesichtsseite gelegenen M. sternocleidomastoideus. Die tiefliegenden Rotatoren des Kopfes sind dabei stark beteiligt (s. Abb. 21).
c) Die *Augen drehen* zur Seite der Kopfdrehung. In derselben Richtung bewegen sich auch Mundwinkel und Mandibula. Auch die Zunge wird entfaltet und richtet sich mit der Spitze in die Richtung der Kopfdrehung. Diese Bewegungen werden nur bei Widerstand gegen die Kopfdrehung sichtbar.

Die Blickwendung ist keine Folge der Kopfdrehung, wie es in der Neugeborenenzeit bei passiver Kopfdrehung der Fall ist (Puppenaugenphänomen). Sondern sie geht, genau wie die Bewegungen von mimischer Muskulatur, Mandibula und Zunge der Kopfdrehung beim Reflexumdrehen *voran!* (s. auch 2.8).

## 3.7 Rumpfbewegungen

Bei ausgewogener *Muskelhaltespannung* des Rumpfes kommt es in der labilen Stützbasis in Rückenlage zur Parallelstellung von Schulter- und Beckengürtel. Hierbei findet auch die Beckenextension statt, die Voraussetzung für die Bekkenschrägstellung in frontaler Ebene und für die Beckenrotation zum Hinterhauptsarm ist.

### 3.7.1 Die Beckenextension und die Funktion der dorsalen und ventralen Muskulatur des Axisorgans

Das Becken wird durch die Zusammenarbeit von M. rectus abdominis und M. obliquus abdominis internus beidseits extendiert. Hieran sind auch die lateralen Fasern des M. obliquus abdominis externus beidseits beteiligt. Die letzteren Muskeln und der M. serratus anterior haben bei fixiertem Schulterblatt die gleiche Wirkrichtung, wobei der M. serratus anterior den Thorax entfaltet (Abb. 46 b). Das Punctum mobile ist das Becken, und alle Muskeln ziehen nach kranial. Die Rumpfstrecker sind dabei Synergisten zur ventralen Rumpfmuskulatur. Dies betrifft vor allem M. erector spinae, M. iliocostalis lumborum und M. serratus posterior inferior. Bei der Beckenextension wird das Körpergewicht nach kranial verlagert, dabei wird auch das Hinterhaupt zum Stützpunkt. Schon allein hierdurch kommt die Umstellung der Halswirbelsäule aus der Hyperlordose in die Streckung zustande.

### 3.7.2
### Hinterhaupt und M. trapezius als Stützbasis für die Beckenextension (Abb. 47)

Bei der 1. Phase des Reflexumdrehens ist die dorsale Muskulatur beider Körperhälften mit unterschiedlicher Intensität kontrahiert. Die Stützbasis ist von der Kontur des kontrahierten M. trapezius „eingerahmt". Die kraniale Spitze der Stützbasis ist das Hinterhaupt, die kaudale der Übergang zwischen thorakaler und lumbaler Wirbelsäule. Die lateralen Spitzen der Stützbasis liegen an den Spinae scapulae, zwischen denen in der Mitte die gestreckte Wirbelsäule verläuft. Damit hat die Stützbasis für Gliedergürtel samt Extremitäten eine enorme Labilität.

Das Hinterhaupt, an der Spitze des stützenden M. trapezius gelegen, ist gleichzeitig der kraniale Stützpunkt, über den die Wirbelsäule gegen die Unterlage gedrückt wird.

Die Kontraktion der dorsalen Rumpfmuskulatur kann hier mit dem von Klein-Vogelbach (1984) in die Kinesiologie eingeführten Begriff „Widerlager" bezeichnet werden. Sie ist ein Widerlager für die Kontraktion der ventralen Muskulatur, damit der Beckengürtel in Streckung gehalten werden kann. Wird die dorsale Muskulatur zum Widerlager der massiven Kontraktion der Bauchmuskulatur, können auch die Beine in Hüft- und Kniegelenk rechtwinklig gebeugt und ausgewogen gegen die Schwerkraft getragen werden, was nur bei einem globalen und supraspinal gesteuerten Muster denkbar ist.

Die stetig zunehmende Anspannung der Bauchmuskulatur ist Voraussetzung für die zunehmende Gewichtsverlagerung nach kranial, womit die Belastung am

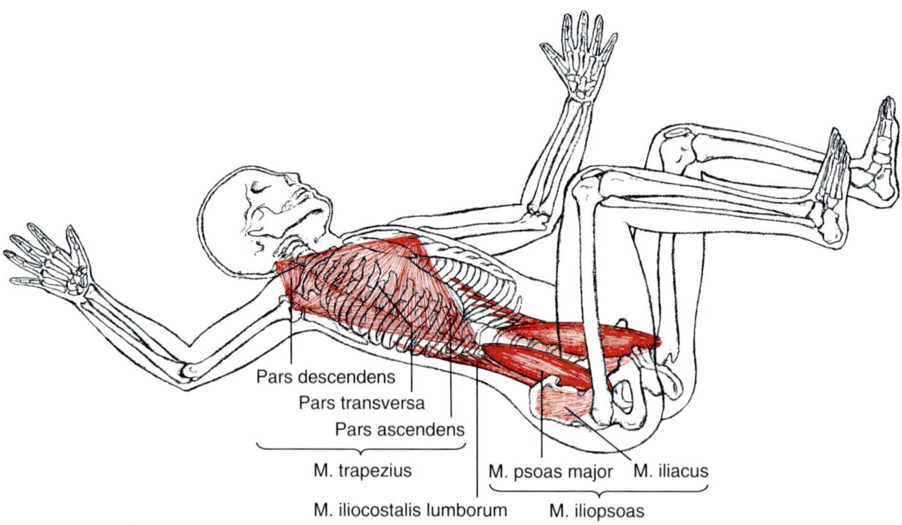


**Abb. 47.** Streckung der Wirbelsäule durch Synergismus von M. iliopsoas (und Bauchmuskeln, s. Abb. 46 b) mit den kaudalen Rumpfstreckern, u. a. mit dem M. iliocostalis lumborum. Die Stützbasis wird vom kontrahierten M. trapezius gebildet

kranialen Ende des Axisorgans am Hinterhaupt größer wird. Die Kontraktion des M. iliopsoas und der Bauchmuskulatur findet auf beiden Körperseiten mit gleicher Intensität statt. Sie erfolgt im Synergismus mit den kaudalen Rumpfstreckern, u. a. mit dem M. iliocostalis lumborum (s. Abb. 47).

Beim Start des Drehvorgangs, also mit Beginn der 2. Phase des Reflexumdrehens, ändert sich der funktionelle Zustand der dorsalen und ventralen Muskulatur. Aus ihrer nach kranial ausgerichteten Muskelwirkrichtung entwickelt sich bei Gewichtsverlagerung nach lateral eine *neue Funktionsdifferenzierung*. Dann ändert sich auch die Wirkrichtung der schulterblattbesetzenden Muskulatur der Hinterhauptsseite; sie richtet sich nach distal zur zukünftig stützenden Schulter aus (s. Abb. 74 a, b). Die Wirbelsäule bleibt dabei wie vorher gestreckt.

## 3.7.3 Die Beckenschrägstellung (frontale Ebene) (Abb. 48)

Bei ständiger Reizung der Brustzone entsteht nach vollzogener Beckenextension eine Beckenschrägstellung in frontaler Ebene. Sie gehört eindeutig zum Drehvorgang und darum eigentlich schon zur 2. Phase des Reflexumdrehens.

Die Beckenschrägstellung wird durch M. quadratus lumborum und M. obliquus abdominis internus hervorgerufen, die die gesichtsseitige Beckenhälfte nach kraniomedialwärts ziehen. Der Drehpunkt der Bewegung ist hierbei das Hüftgelenk der Hinterhauptsseite. Das Becken bleibt dabei extendiert. Der Kopf nimmt in der 1. Phase des Reflexumdrehens die Mittelstellung ein und dreht dann zur Hinterhauptsseite. Den Winkelgrad der Kopfdrehung von der Mittelstellung aus vermuten wir bei 30°.

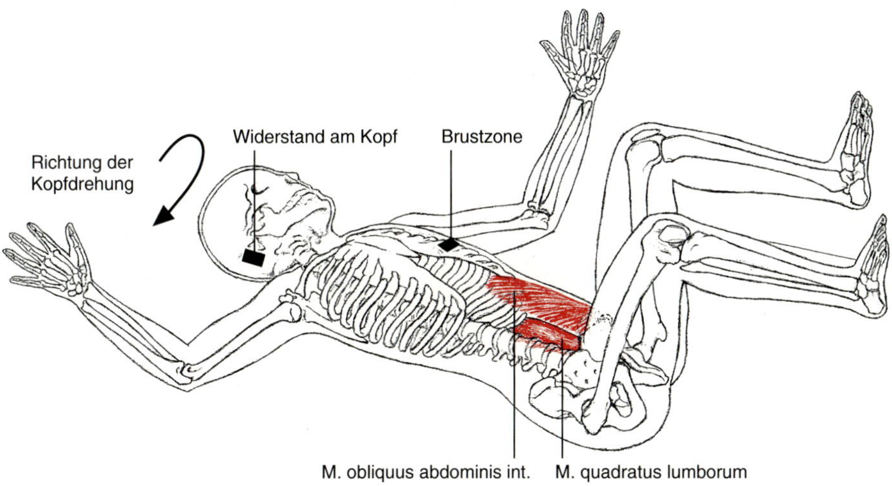


**Abb. 48.** Beckenschrägstellung in frontaler Ebene durch M. quadratus lumborum und M. obliquus abdominis internus der Gesichtsseite. Sie folgt der Beckenextension (s. Abb. 46 b und 47) und ist Voraussetzung für die Rotation des Rumpfes in die Seitenlage (s. Abb. 49 und 50)

Wird das Reflexumdrehen bei einem gesunden Säugling ausgelöst, und wird dabei Widerstand am Kopf gegeben, beginnt der *Beckengürtel* mit der Bewegung. Er nimmt die Schrägstellung in frontaler Ebene ein, bevor sich der Kopf über die Mitte dreht. Hierbei bleiben Hals- und thorakale Wirbelsäule gestreckt. Beim gesunden Säugling kommt es zu dieser Beckenschrägstellung, auch wenn *kein* Widerstand gegen die Kopfdrehung gegeben wird. Wird jedoch Widerstand gegen die Kopfdrehung angesetzt, wird die Beckenschrägstellung verstärkt.

### 3.7.4
### Beckenrotation zum Hinterhauptsarm: Die erste schräge Bauchmuskelkette (Abb. 49)

Der Reiz aus der Brustzone hat Dehnungszustände zur Folge, die asymmetrisch auf ventrale und autochthone Muskulatur wirken. Von der asymmetrischen Ausgangslage aus betrachtet kommt es daraufhin zur Einstellung des Axisorgans in die stabile Rückenlage. Die Bauchmuskulatur gerät dabei in eine Haltefunktion, die sich im Laufe des Drehvorgangs in eine asymmetrische, in 2 Ketten ausgeteilt, Haltefunktion differenziert.

Die asymmetrische Haltefunktion, die sich auch auf die dorsale Muskulatur ausbreitet (s. Abb. 46 und 47), ist notwendig, um den darauf folgenden, also zukünftigen reziproken Charakter der 2. Phase des Reflexumdrehens zu erreichen. Dieser kommt durch weitere Reizung der Brustzone über die erste schräge Bauchmuskelkette wie folgt zustande (Abb. 49):

Die Kontraktion verläuft vom M. obliquus abdominis internus der Gesichtsseite über den M. transversus abdominis zum M. obliquus abdominis externus der

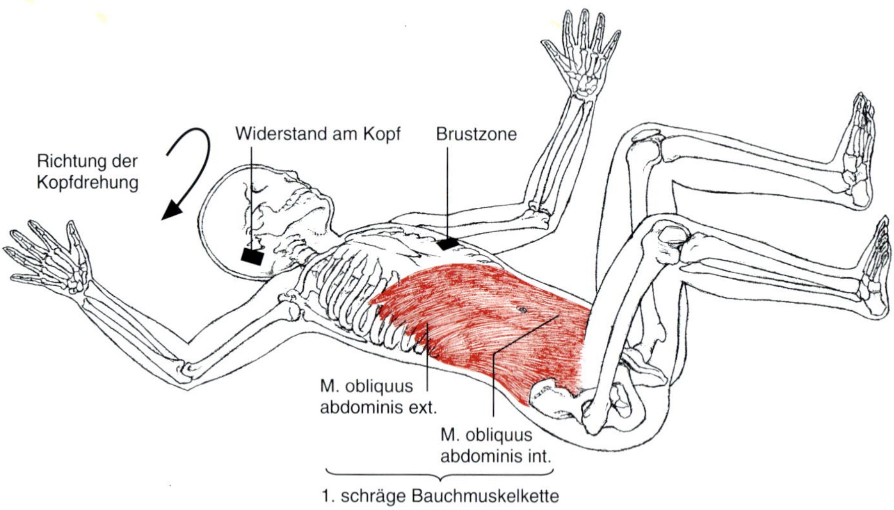


**Abb. 49.** Die erste schräge Bauchmuskelkette rotiert das Becken in Richtung Stützarm. Im antagonistischen Synergismus wirkende dorsale Muskeln hierzu s. Abb. 60 b, c, 68 b und 69 b

Hinterhauptsseite (s. auch Abb. 70 a). Beim Einsetzen dieser Muskelkette als „prime mover“ der Rumpfrotation muß man den aktiven Zustand der dorsalen Muskulatur mit bedenken. Diese war im thorakalen und zervikalen Bereich auch kontrahiert. Ihre Kontraktion ändert sich jedoch durch die erste schräge Bauchmuskelkette. Sie gerät bei fortdauernder Haltespannung in beckenrotierende Funktion.

Der Rotationsvorgang des Rumpfes ist ein dynamischer, aktiver Vorgang, bei dem die Richtung des Drucks auf die Brustzone dem Vektor des Drehens entgegengesetzt ist. Das heißt, hier wird ein automatischer Vorgang geweckt, bei dem alle Gelenke in bestimmten vorprogrammierten Winkelbewegungen dem Ziel Viefüßlergang oder Krabbeln entgegen gehen.

Die Beckenrotation sieht wie folgt aus:

1. Der führende Punkt der Rotationsbewegung ist die Spina iliaca anterior superior der Gesichtsseite. Der Beckengürtel wird unter Zug der ersten schrägen Bauchmuskelkette quer über den Rumpf in transversaler Ebene zur Hinterhauptsseite gedreht. Er wird zugleich auf der Gesichtsseite in frontaler Ebene nach kranial gezogen (s. Abb. 48).
2. Die dorsale Muskulatur differenziert sich (s. Abb. 51).
3. Bei der Beckenrotation kommt es zur Verschiebung des Körpergewichts nach lateral. Es bewegt sich aus der Mittellinie in die Richtung der Hinterhauptsschulter.
4. Punctum fixum waren vorher mittlerer thorakaler Brustkorbbereich (Abb. 47). Jetzt, bei weiterer Verlagerung des Schwerpunkts nach lateral zur Hinterhauptsschulter wird die Stützfunktion des Kopfes aufgegeben (!), und der Kopf wird statt dessen frei in der Körperlängsachse gegen die Schwerkraft getragen.
5. Bei vollendeter Beckenrotation wird die Gesichtsseite in der Seitenlage zur *oben liegenden*, die Hinterhauptsseite zur *unten liegenden* Körperseite.

## 3.7.5
## Schultergürtelrotation zum Hinterhauptsarm: Die zweite schräge Bauchmuskelkette (Abb. 50)

Bei der Rotation des Schultergürtels bewegt sich die ursprüngliche gesichtsseitige Schulter aus der stabilen Rückenlage in transversaler Ebene nach ventral (s. 4.10.1). Im Laufe der Bewegung wird der Gesichtsarm zum oben liegenden Arm und der Hinterhauptsarm zum unten liegenden Arm. Mit beginnender Schultergürtelrotation kommt es zur Bewegung des Gesichtsarms quer über den Rumpf durch die Pars clavicularis des M. deltoideus, die Pars sternalis und besonders die Pars clavicularis des M. pectoralis major. Die Oberarmflexion bis 90° ist hierbei mit ventraler Adduktion verbunden (Abb. 50).

Der Bewegung des Gesichtsarms folgt das Schulterblatt in die Abduktion. Hierbei geraten die Schulterblattadduktoren in einen antagonistischen Synergismus zu den eben genannten ventralen Muskeln.

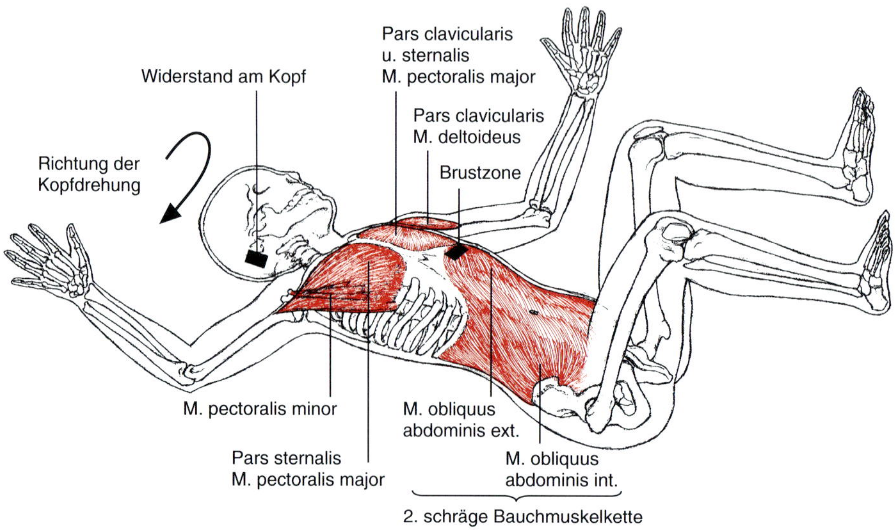


**Abb. 50.** Die zweite schräge Bauchmuskelkette rotiert in synergistischer Funktion mit dem M. pectoralis major und minor der Gesichts- und Hinterhauptsseite den Schultergürtel zum Stützpunkt Schultergelenk. Hierbei kommt es zur Aufrichtung er elastischen Knochensäule beider Claviculae. Der Gesichtsarm bewegt sich quer über den Rumpf durch Pars clavicularis des M. deltoideus, Pars clavicularis und sternalis des M. pectoralis major

Am Unterarm der Gesichtsseite folgt aus der Ausgangslage eine Ellenbogenstreckung durch den M. triceps brachii, besonders durch die Kontraktion seiner beiden kurzen Köpfe Caput mediale und laterale. Beteiligt ist auch der M. anconeus.

An Hand- und Fingergelenken kommt es zur Extension mit radialer Abduktion, Fingerstreckung und Abduktion der Metacarpalia.

Die weitere Bewegung des Gesichtsarms verläuft parallel mit der Schultergürtelrotation, die durch die zweite schräge Bauchmuskelkette zustande kommt. Sie geht vom M. obliquus abdominis externus der Gesichtsseite über den M. transversus abdominis zum M. obliquus abdominis internus der Hinterhauptsseite. Diese zweite schräge Bauchmuskelkette führt die Rotation des Oberkörpers und die Aufrichtung auf Schulter und später Ellenbogen an (s. hierzu 4.9.6). Sie zieht in synergistischer Funktion mit M. pectoralis minor und M. pectoralis major der stützenden Seite den Schultergürtel aus der Rückenlage über die schräge Lage in Richtung Senkrechte.

Der Stütz auf die Hinterhauptsschulter erfolgt über die Fossa glenoidalis der fixierten Skapula. Die Aufrichtung erfolgt über die *elastische Knochensäule* beider Claviculae, die mit dem Manubrium sterni kugelgelenkig verbunden ist (s. 4.10.1). Auch die Enden der Säule werden durch Kugelgelenke begrenzt. Diese Gelenkverbindungen weisen darauf hin, wie elastisch und „flüssig" der Drehvorgang in diesem Körperabschnitt durchgeführt wird.

### 3.7.6
### Der Hinterhauptsarm mit Skapula (Abb. 51)

Bei Verschiebung des Stützpunkts nach lateral zur Schulter der Hinterhauptsseite geraten die Adduktoren der Skapula der Hinterhauptsseite in einen Dehnungszustand. Diese Dehnung kommt schon bei der Kontraktion der ersten schrägen Bauchmuskelkette zustande.

Die Wirkrichtung der schulterblattbesetzenden Muskulatur (unterer und mittlerer Teil des M. trapezius, Mm. rhomboidei) zielt in der Rückenlage zu den Dornfortsätzen (s. Abb. 46). Wenn der Drehvorgang des Rumpfes nach lateral Richtung Seitenlage fortschreitet, zielt ihre Wirkrichtung zum stützenden Schultergelenk (s. Abb. 60 b, c). Damit sind sie synergistische „Gegenspieler" der drehenden schrägen Bauchmuskelketten.

### 3.7.7
### Weitere Rotatoren des Oberkörpers: M. pectoralis minor und M. serratus anterior der Hinterhauptsseite (Abb. 52)

Der M. pectoralis minor setzt am Processus coracoideus an. Beim Reflexumdrehen ist er auf der Hinterhauptsseite der wichtigste Rotator des Oberkörpers. Voraussetzung für diese Funktion ist die auf dem Rumpf fixierte Skapula. Hierdurch bekommt er eine stark wirksame Hebelkraft. Denn wenn der Processus coracoideus zum Punctum fixum wird, dreht er den Oberkörper aus der Rückenlage zur Seite auf die Fossa glenoidalis der Hinterhauptsseite. Hiermit hat die rotatorische,

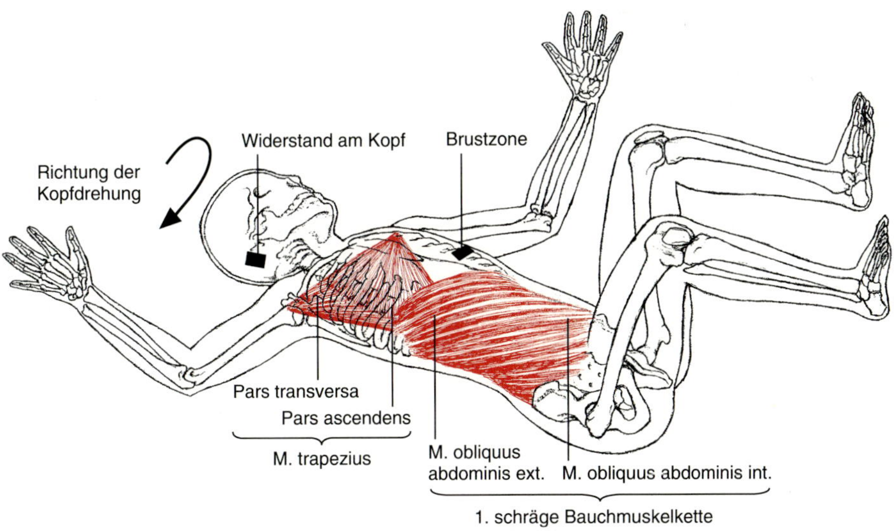


**Abb. 51.** Die erste schräge Bauchmuskelkette als Beckenrotator im antagonistischen Synergismus mit mittlerem und unterem Trapeziusanteil als haltender dorsal gelegener Muskel

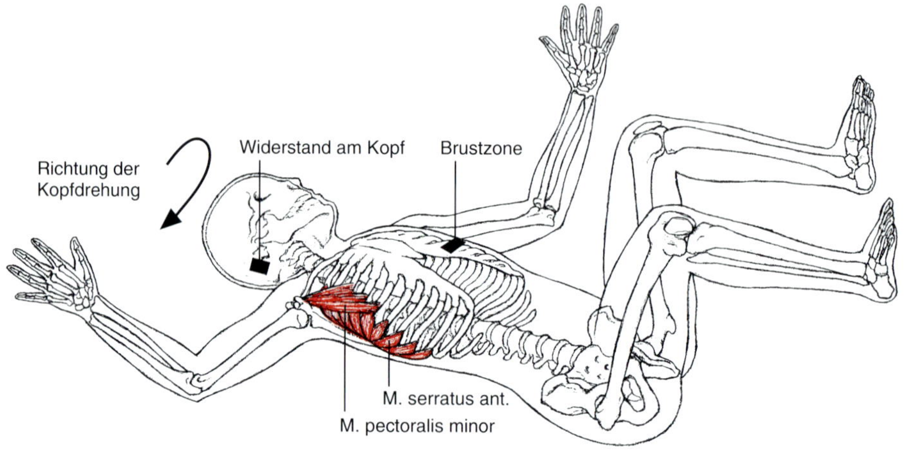


**Abb. 52.** Rotatorisch lokomotorische Funktion des M. pectoralis minor und M. serratus anterior beim Drehvorgang. Der Höhepunkt ihrer Funktion, den Thorax seitlich aufzurichten, ist erreicht, wenn die Skapula senkrecht auf der Fossa glenoidalis steht

den Rumpf seitlich aufrichtende Funktion des M. pectoralis minor ihren Höhepunkt erreicht. Die Adduktoren der Skapula auf der Hinterhauptsseite haben dabei eine wichtige Haltefunktion. Kopf und Halswirbelsäule werden seitlich in Körperlängsachse gehoben und gegen die Schwerkraft gehalten.

Der M. serratus anterior gehört auch zu den rotatorisch aufrichtenden Muskeln des Oberkörpers. Er ist ein weit über den Brustkorb gespannter Muskel, der mit seinen Ursprüngen an der 1.–9. Rippe an der lateralen Seite des Brustkorbs befestigt ist und dann fächerförmig zur Margo vertebralis scapulae verläuft. Seine Kontraktion ist bei der 1. Phase des Reflexumdrehens gut sicht- und tastbar. Wenn die Skapula in der Rückenlage auf dem Brustkorb fixiert wird, bewirkt er bei Wirkrichtung zur Skapula eine Brustkorbausdehnung (s. Abb. 46 b). Bei der Verlagerung des Rumpfes von der Rückenlage zur Hinterhauptsseite dreht er bei gleichbleibender Wirkrichtung den Brustkorb in diese Richtung. Hierbei verschiebt er die Stützfläche über das Schulterblatt auf das Schultergelenk. Die Skapula wird dabei zu einem Knochen, auf den sich alle rotatorischen Kräfte konzentrieren.

Ihre dreieckige Form und ihre knöcherne Konfiguration weisen uns auf ihre in der motorischen Ontogenese verankerte lokomotorische Funktion hin. Während des Drehvorgangs von der Rücken- in die Seitenlage, der sich zwischen 3. und 6. Lebensmonat abspielt, konzentrieren sich alle rotatorischen Kräfte auf den lateralen Winkel der Skapula, bis der Höhepunkt der Aufrichtung erreicht ist: Dieser tritt ein, wenn die Skapula lotrecht mit der Fossa glenoidalis auf dem Humeruskopf steht.

M. pectoralis minor und M. serratus anterior haben neben der Verschiebung des Körpergewichts nach lateral und ihrem rotatorischen Faktor auf den Rumpf auch einen klaren lokomotorischen Vektor.

## 3.8 Bemerkungen zur Bewegungsentwicklung des gesunden Neugeborenen

Aus historischer Sicht wurden die folgenden Inhalte des Drehvorgangs zuerst als kinesiologische Elemente der idealen motorischen Entwicklung entdeckt. Ihr Mangel wurde in der pathologischen Entwicklung folgerichtig als *Blockadezustand* der motorischen Ontogenese verstanden. Und somit ist auch folgerichtig, daß die Aktivierung der angeborenen Muster der Reflexfortbewegung zu einer *absoluten* Indikation für die Therapie pathologischer Motorik geworden ist.

Das Neugeborene hat eine asymmetrische Körperhaltung (Abb. 53), die sich auf Kopf, Schulter- und Beckengürtel und auf die Extremitätenhaltung bezieht (physiologische Prädilektionshaltung oder Vorzugshaltung, s. 3.2.1 und 3.2.2).

Die Nackenextension beginnt sich ab der 6. Lebenswoche zu entwickeln, ist mit 3 Monaten abgeschlossen und steht fortan immer zur Verfügung. Die Einstellung des gesamten Axisorgans in die Körperlängsachse ist am Ende des 3. Lebensmonats vollendet. Sie kommt über Muskelfunktionsdifferenzierungen zustande, die sich durch Aufrichtefunktionen äußern, und bildet in der motorischen Ontogenese den Hintergrund für alle folgenden Aufrichtefunktionen bis zum freien bipedalen Gang.

Die Einstellung der Körperlängsachse in die Mitte steht bereits im Dienste der *Orientierung*, die in der motorischen Entwicklung über Augen, Ohren oder Mund zustande kommt. Die Orientierung führt das Kind zwischen 3. und 4. Trimenon in die Vertikalisierungsphase.

Isolierte Augenbewegungen zur Seite, unabhängig von der Kopfdrehung, sind ab dem 4. Lebensmonat möglich.

Wenn das Kind Ende des 3. Lebensmonats die Beine außerhalb der Stützbasis gegen die Schwerkraft tragen kann, ist auch die Rückenlage bei gestrecktem Axisorgan Stützbasis, und Schulter- und Beckengürtel haben sich in allen Ebenen

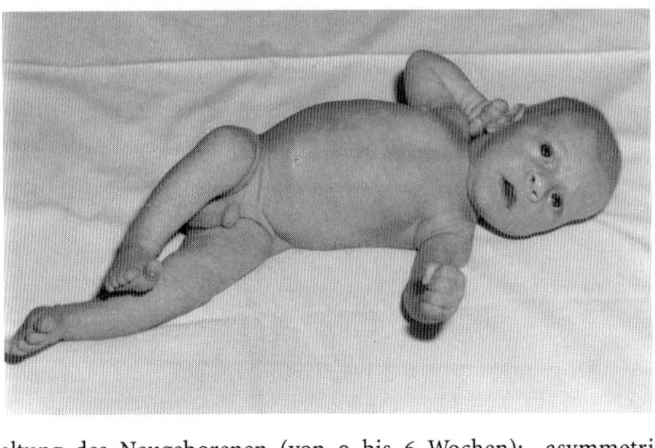

**Abb. 53.** Körperhaltung des Neugeborenen (von 0 bis 6 Wochen): „asymmetrische Rückenlage". Kopf und Schultergürtel haben eine asymmetrische Auflagefläche. Damit ist die Rückenlage unsicher, ungeregelt und instabil, und es existiert noch keine Stützbasis für die Extremitätenbewegungen. Kopf und Körper sind zur selben Seite gedreht. Die asymmetrische Körperhaltung ist in diesem Alter auch in Bauchlage vorhanden, vgl. Abb. 13 a

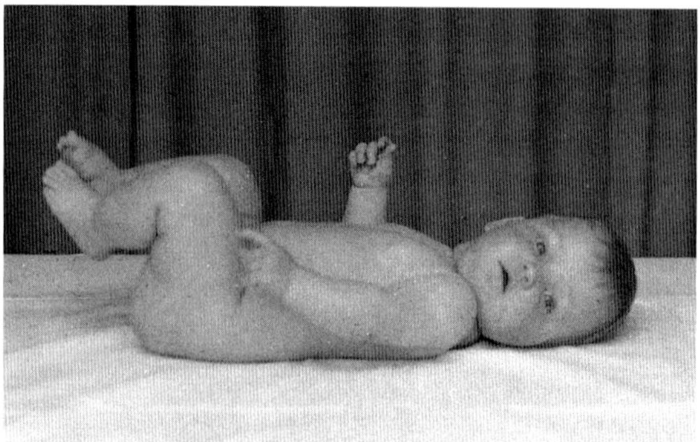

**Abb. 54.** Körperhaltung im Alter von 3 Monaten: „symmetrische Rückenlage". Das Körpergewicht hat sich Ende des 3. Monats nach kranial verlagert. Die Körperlängsachse ist in allen Ebenen gestreckt, bevor der Drehvorgang auf den Bauch beginnt. Der gestreckte Rumpf ist Stützbasis für die Beine, die außerhalb der Stützbasis gegen die Schwerkraft getragen werden. Das Kind auf dem Foto ist 4 Monate alt und hat bei sicherer Rückenlage bereits eine freie Kopfdrehung zu beiden Seiten

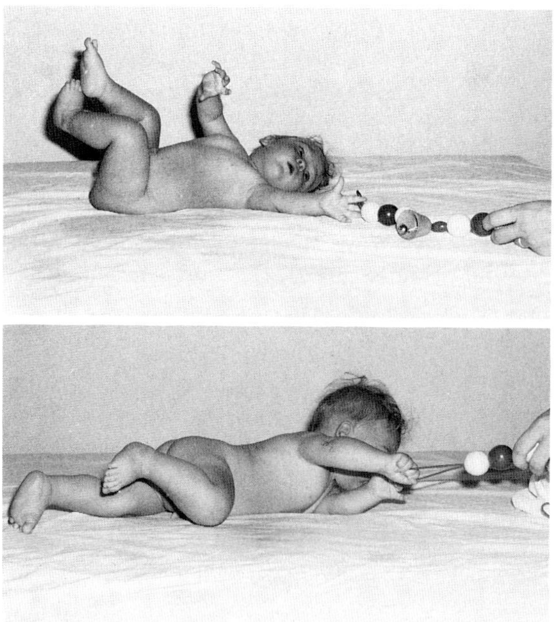

a

b

**Abb. 55 a, b.** Körperhaltung im Alter von 4 bis 6 Monaten: Drehvorgang von der Rücken- in die Bauchlage. Voraussetzung für den Drehvorgang ist die symmetrische Rückenlage (s. Abb. 54). **a** Mit 4,5 Monaten entsteht bei zielgerichtetem Greifen die Schwerpunktverlagerung nach lateral, die Beckenschrägstellung in frontaler Ebene und die Beindifferenzierung. Dies ist Beginn und Voraussetzung für den Drehvorgang auf den Bauch. Das Kind auf dem Foto ist 6 Monate alt. **b** Mit 6 Monaten hat sich das koordinierte Umdrehen vom Rücken über die Seiten- in die Bauchlage entwickelt. Der Drehvorgang auf den Bauch führt über die instabile Seitlage (stabile Seitenlage s. Abb. 56 a) parallelisiert (Abb. 54). Oberkörper und Kopf bilden für Becken und Beine eine stabile Basis, während die Schlüsselgelenke (Hüften und Schultern) in Außenrotation gehalten werden. In diesem Alter entwickelt sich auch die Adduktion der Schulterblätter und das Halten der Arme gegen die Schwerkraft mit supinierten Unterarmen. Hieraus entwickelt sich das Greifen mit beiden Händen.

Die Gleichgewichtssteuerung in Rückenlage ist an Becken und Beinen gut sichtbar, bevor die Schultergürtelrotation für den Drehvorgang von der Rücken- in die Bauchlage beginnt.

Mit 6 Monaten ist das Drehen um die gestreckte Körperlängsachse möglich (Abb. 55). Die asymmetrische Ausdehnung des Brustkorbes wird möglich, wenn

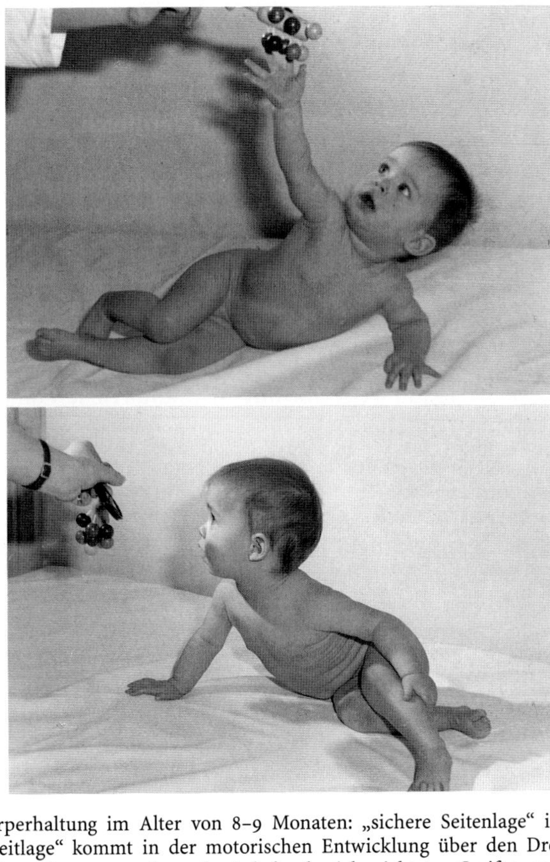

a

b

**Abb. 56 a, b.** Körperhaltung im Alter von 8–9 Monaten: „sichere Seitenlage" im „schrägen Sitz". **a** Die „sichere Seitlage" kommt in der motorischen Entwicklung über den Drehvorgang von der Rücken- in die Bauchlage zustande und wird durch zielgerichtetes Greifen nach oben ausgelöst. Über diesen Bewegungsablauf kommt ein Kind im 4. Trimenon aus dem Liegen über das Krabbeln in den Stand. Die „sichere Seitlage" kann bereits mit 7 Monaten, im schrägen Sitz jedoch mit 9 Monaten gehalten werden. Die Stützbasis wird dabei von Unterarm, Oberschenkel und Becken gebildet und ist trapezförmig. Die Muskulatur der stützenden Schultergürtelhälfte zieht dabei nach distal. Sie kommt in der motorischen Entwicklung bei in höchster Aktivität durchgeführten Fortbewegung an den stützenden Extremitäten zustande. **b** Aus der „sicheren Seitlage" entwickelt sich der „schräge Sitz", der zum Krabbeln führt (s. Abb. 76) das Kind beginnt, sich mit 4,5 Monaten aus der Rückenlage über die Seite auf den Bauch zu drehen. Durch die dabei entstehende Stützfunktion auf der unten liegenden Schulter, die nur bei Muskelwirkrichtung nach distal möglich ist, kommt es zur Entfaltung der unten liegenden Brustkorbhälfte.

Die Brustkorbentfaltung der unten liegenden Körperhälfte ist im 8./9. Monat vollendet, nachdem sich in der motorischen Entwicklung das Drehen von der Seitenlage auf den Rücken zeigte und die gehaltene Seitenlage beherrscht wird (Abb. 56 a).

Aus dem Drehvorgang entwickelt sich der „schräge Sitz". Er ist bei der Fortbewegungsentwicklung ein wichtiger Meilenstein und führt zum Krabbeln (Abb. 56 b).

## 3.9 Die Funktion der belasteten Skapula beim Reflexkriechen und Reflexumdrehen im Vergleich

Beim Reflexumdrehen ist die Skapula der Hinterhauptsseite, beim Reflexkriechen die Skapula der Gesichtsseite belastet und trägt während der Fortbewegung das Körpergewicht.

Bei der Reflexlokomotion dient die anatomische Konfiguration der stützenden Skapula dazu, die Vektoren (oder Kraftlinien) aller Muskeln zu einem Kräftefeld auf der Skapula zu bündeln und über sie hinweg zum Schultergelenk zu führen. Die Skapula hat die hierfür günstige Form eines knöchernen Dreiecks. Auch das Profil ihrer Knochenstruktur weist auf ihre lokomotorische Funktion in beiden Fortbewegungssystemen hin.

Beim Reflexkriechen wird das Axisorgan an der Skapula aufgehängt (s. Abb. 3), bleibt an der Skapula fixiert und bewegt sich in frontaler Ebene zum stützenden Arm vorwärts. Der gestreckte Rumpf wird dabei gegen die Schwerkraft getragen und gehoben. Bildlich ausgedrückt kann man sagen, daß die muskulären Kräfte um die Skapula in bezug auf den Rumpf hier eine Hebekranfunktion ausüben.

Beim Reflexumdrehen wird der Stütz auf den Humeruskopf übertragen. Die Skapula ändert, aus der Rückenlage kommend, ihre Lage: Mit der Fossa glenoidalis steht sie am Ende des Drehvorgangs von Rücken- und Seitenlage senkrecht auf dem Humeruskopf (s. Abb. 52 und 60).

# Kapitel 4

# Zweite Phase des Reflexumdrehens 4

### Die Seitenlage im Drehvorgang

Wie bereits erwähnt (s. 3.1) gehen 1. und 2. Phase des Reflexumdrehens fließend ineinander über. Aus therapeutischen und didaktischen Gründen wurden beide jedoch voneinander getrennt.

Die Ausgangslage der 2. Phase ist die Seitenlage, wobei die frontale Ebene des Körpers senkrecht auf der Unterlage steht. Rückblickend zur 1. Phase ist dies ein großer Sprung, denn dabei wird der Drehvorgang des Rumpfes zu einer Seite um 90° vorweggenommen. Ziel der 2. Phase ist der *Krabbelgang*. Durch Ansetzen von Widerstand an bestimmten Auslösungszonen wird – um Fehlerquellen durch Ersatzbewegungen zu vermeiden – mit isometrischer Muskelspannung gearbeitet (s. 1.9.3). Der Widerstand wird gegen die Schwerpunktverlagerung (Rotation) gegeben, so daß die Belastung auf Schulter- und Hüftgelenk bleibt und der Hand- und Kniestütz *nicht* zustande kommt.

Am stützenden Arm entstehen trotzdem eine massive Aktivierung der Außenrotatoren des Schultergelenks, die Pronation des Unterarms und die entfaltete und dorsalextendierte Hand für den zukünftigen Handstütz im Krabbelgang, da es sich um ein lokomotorisches, automatisches und zyklisch wechselndes, angeborenes Muster handelt. Ebenso kommen die für den zukünftigen Kniestütz notwendigen Muskelfunktionen bis in die Zehenspitzen zustande.

## 4.1 Die Lage der Extremitäten in der 2. Phase des Reflexumdrehens (Abb. 57)

### 4.1.1 Unten liegender Arm

Der unten liegende, belastete Oberarm liegt im 90°-Winkel zum Thorax. Der Ellenbogen ist gestreckt oder gebeugt, die Hand in Mittelstellung. Die Stützbasis wird von lateraler Rumpfseite und Oberarm gebildet.

Durch die Aktivierung kommt es zu einer Gewichtsverlagerung über das Schultergelenk. Mit dem Schrittzyklus des Krabbelns verglichen, gestaltet der untenliegende Arm die Standphase. Es kommen Muskelfunktionen zustande, als ob sich am unten liegenden Arm die Stützfunktion von der Schulter aus distalwärts in Richtung Ellenbogen und letzten Endes auf die entfaltete Hand übertragen würde (s. 4.4.1).

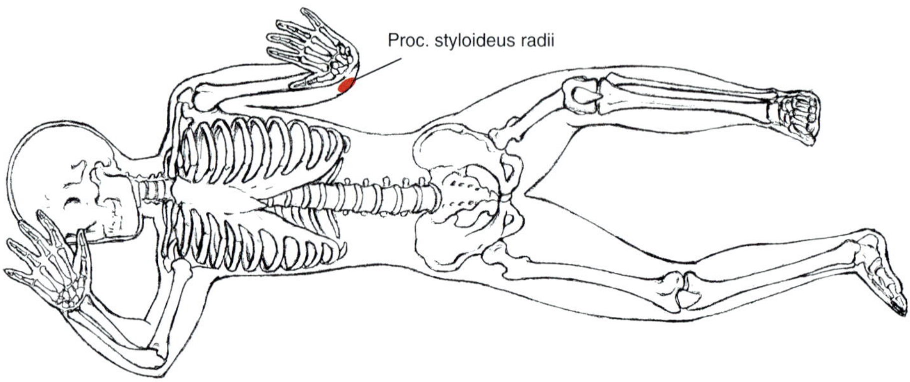


**Abb. 57.** Ausgangslage der 2. Phase des Reflexumdrehens mit Widerstand an der Auslösungszone Processus styloideus radii (ventrale Ansicht)

## 4.1.2 Unten liegendes Bein

Beim untenliegenden Bein gibt es 2 Varianten

**Variante A**

Das Hüftgelenk ist 30°–40° gebeugt, das Kniegelenk 40°, die Ferse liegt in der Linie des Tuber ossis ischii. Stützbasis für Becken und Bein sind das unten liegende Hüftgelenk und die laterale Fläche des Oberschenkels.

Während des Bewegungsablaufs verlagert sich der Stütz über das Schultergelenk Richtung Ellenbogen. Das Bein befindet sich – mit dem Schrittzyklus des Krabbelgangs verglichen – in der Stand- und Stoßphase.

**Variante B**

Hüft- und Kniegelenk sind 90° gebeugt. Diese Beinhaltung wird für den sogenannten Phasenwechsel benutzt (s. 4.10.5), wobei vor allem der Beckengürtel vermehrt in die Stützfunktion gebracht wird. Diese Variante zielt also vor allem auf die Gewichtsverlagerung über das Hüftgelenk.

Die Stützbasis ist hierbei annähernd trapezförmig, wobei die längere parallele Seite des Trapezes durch den Oberschenkel, die kürzere Seite durch den Oberarm gebildet wird. Die anderen Seiten werden vom Rumpf und von der Verbindung Knie-Ellenbogen gebildet.

Bei der Aktivierung verlagert sich die Belastung vom Hüftgelenk über die laterale Oberschenkelseite Richtung Kniegelenk.

Obwohl es bei der 2. Phase nicht zur tatsächlichen Stützfunktion auf das untenliegende Kniegelenk kommt, entstehen trotzdem Muskelfunktionen, als ob der zukünftige Kniestütz im Krabbelgang schon stattgefunden hätte. Es kommen Muskelfunktionen zustande, als ob sich dieses Bein über den Stütz auf den Epicondylus lateralis femoris – hier ist auch der Sehnenansatz des M. tensor fasciae latae, der der Hauptabduktor des Oberschenkels ist – im Zustand des Hochkommens aus der Seitlage in den Vierfüßlergang befindet.

### 4.1.3
### Oben liegender Arm

Der oben liegende Arm liegt auf dem Rumpf. Das Schultergelenk ist leicht innenrotiert, der Ellenbogen gestreckt, der Unterarm leicht proniert, Hand- und Fingergelenke befinden sich in Mittelstellung.

Mit dem Schrittszyklus beim Krabbelgang verglichen, entspricht die Ausgangslage des Armes dem Ende der Stoßphase. Die durch Auslösung am Processus styloideus radii provozierte Bewegung entspricht der Beugephase, die im zukünftigen Handstütz endet.

### 4.1.4
### Oben liegendes Bein

**Variante A**
Dieses Bein hat die gleiche Winkelstellung wie die Variante A des unten liegenden Beines (s. 4.1.2). Es vollzieht – verglichen mit dem Schrittzyklus beim Krabbelgang – die Beugephase.

**Variante B**
Sie entspricht der Variante B des unten liegenden Beines. Der Oberschenkel ist leicht adduziert.

## 4.2
## Auslösungszonen bei der 2. Phase des Reflexumdrehens

### 4.2.1
### An der oben liegenden Rumpfhälfte gelegene Zonen (Abb. 58)

**Skapula**
*Lokalisation:* Medialer Skapularand, an der Grenze zwischen mittlerem und unterem Drittel.

*Druckrichtung, Variante A:* Lateral-, kranial- und ventralwärts. *Reizart:* Der Periostreiz wird mit dem Stretch auf den M. serratus anterior kombiniert.

*Druckrichtung, Variante B:* An derselben Stelle Druckrichtung nach medial, kranial und ventral in Richtung stützenden Ellenbogen zum Epicondylus medialis humeri.

*Reizart:* Periostreiz und direkter Stretch auf die Adduktoren der oben liegenden Skapula: Übertragener Stretch auf die Adduktoren der unten liegenden Skapula.

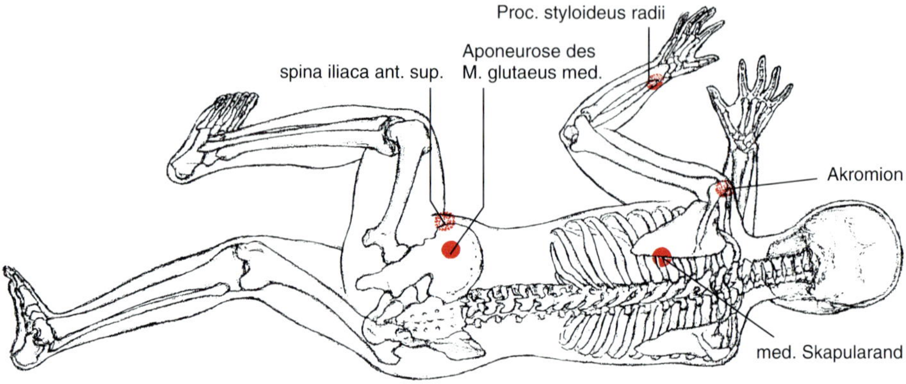


**Abb. 58.** An der oben liegenden Rumpfhälfte gelegene Auslösungszonen bei der 2. Phase des Reflexumdrehens

## Akromion

*Lokalisation:* Ventraler Rand des Akromions.

*Druckrichtung*: Nach dorsal, kaudal und medial.

*Reizart:* Periostreiz und Stretch, besonders M. deltoideus vorderer Anteil, des M. pectoralis minor, des oberen Teiles des M. trapezius, und übertragener Stretch auf den M. pectoralis major der unten liegenden Rumpfhälfte.

## Beckenschaufel

*Lokalisation:* Spina iliaca anterior superior.

*Druckrichtung:* Nach dorsal, kaudal und medial.

*Reizart:* Periostreiz, kombiniert mit Stretch der schrägen Bauchmuskeln und des M. quadratus lumborum.

## M. glutaeus medius

*Lokalisation:* Mittlerer Teil der Aponeurose des M. glutaeus medius.

*Druckrichtung:* Nach ventral und medial. Bei der Beinhaltung der Variante A geht die Druckrichtung in die Mitte der Distanz zwischen Knie- und Ellenbogengelenk der unten liegenden Extremitäten.

Bei der Beinhaltung der Variante B geht die Druckrichtung zum untenliegenden Kniegelenk.

*Reizart:* Punktueller Reiz der Aponeurose und Stretch des M. glutaeus medius. Indirekte Dehnung der Außenrotatoren und Abduktoren des gegenüberliegenden Hüftgelenks.

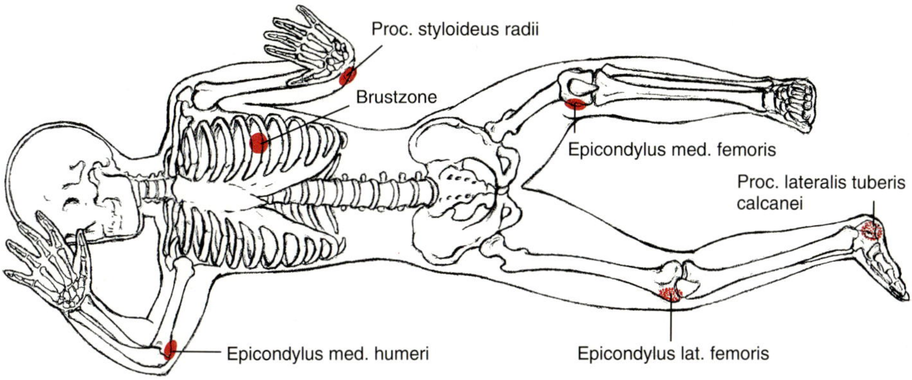


**Abb. 59.** An den Extremitäten gelegene Auslösungszonen mit Brustzone bei der 2. Phase des Reflexumdrehens

## 4.2.2
## An den Extremitäten gelegene Zonen (Abb. 59)

**Untenliegender Arm, Ellenbogengelenk**
*Lokalisation:* Medialer Epicondylus humeri.

*Druckrichtung*: Nach medial und in Richtung Schultergelenk.

*Reizart:* Periostreiz propriozeptiven Charakters und Druck des Schultergelenkkopfs in die Schultergelenkpfanne.

**Unten liegendes Bein, Kniegelenk**
*Lokalisation:* Lateraler Epicondylus femoris.

*Druckrichtung:* Nach medial und in Richtung Hüftgelenk.

*Reizart:* Periostreiz propripzeptiven Charakters, Druck des Hüftgelenkkopfs in die Hüftgelenkpfanne.

**Unten liegendes Bein, Ferse**
*Lokalisation:* Außenrand des Calcaneus, am Ursprung des M. abductor des 5. Zehen am Processus lateralis tuberis calcanei.

*Druckrichtung:* Nach proximal.

*Reizart:* Periostreiz propriozeptiven Charakters.

**Oben liegendes Bein, Kniegelenk**
*Lokalisation:* Medialer Epicondyleus femoris.

*Druckrichtung:* Nach lateral in die Abduktion und in Richtung Hüftgelenk. Bei beginnender Aktivität richtet sich die Druckrichtung auch gegen die Beugebewegung des Beins, also nach kaudal.

*Reizart:* Periostreiz propriozeptiven Charakters. Druck des Hüftgelenkkopfs in die Hüftgelenkpfanne.

**Oben liegender Unterarm am Processus styloideus radii**
*Lokalisation:* Etwa 1 cm proximal vom Processus styloideus radii an der medioventralen Seite des Radius.

*Druckrichtung:* nach dorsal und in Richtung Schultergelenk.

*Reizart:* Periostreiz propriozeptiven Charakters, Druck des Schultergelenks in die Gelenkpfanne.

Brustzone s. 3.2.2.

## 4.3 Die Extremitätenbewegungen der 2. Phase des Reflexumdrehens im Vergleich mit den Phasen des Schrittzyklus beim Krabbelgang

Die Stützfunktion des Armes ist bei der 2. Phase des Reflexumdrehens von der Stützfunktion des Beines zeitlich getrennt. Die Stützfunktion des Armes geht über die Schulter zum Ellenbogen und dann zum distalen Segment der Extremität auf die Hand.

Die Stützfunktion des Beines geht vom Schlüsselgelenk Hüfte zum Knie. Das distale Segment der Extremität, der Fuß, wird erst in der Vertikalisierungsphase zum Stützorgan.

Die kraniokaudale Sequenz der Bewegungsentwicklung, die in der motorischen Entwicklung eines gesunden Kindes klar zu erkennen ist, ist hier bei der Durchführung der 2. Phase des Reflexumdrehens gewährleistet. An der oberen Extremität ist schon das distale Segment – die Hand – für die Stützfunktion vorbereitet (s. 4.4.1), während die untere Extremität noch das mittlere Gelenk, das Knie belastet (s. 4.2.2).

Die phasischen Komponenten des Schrittzyklus werden bei der 2. Phase des Reflexumdrehens von den in Seitenlage obenliegenden Extremitäten durchgeführt.

Obenliegender Arm und obenliegendes Bein sind im Verhältnis zu den untenliegenden Extremitäten um einen halben Schrittzyklus zurück. Das heißt, wenn sich Arm und Bein der obenliegenden Seite in der 1. Phase des Schrittes befinden (Beugephase), sind Arm und Bein der untenliegenden Seite in der 3. Phase (Standphase) des Schrittes.

Bezogen auf die Bewegungsrichtung zielen die obenliegenden Extremitäten nach ventral, medial und kranial, die untenliegenden Extremitäten nach lateral und kaudal. Weil die untenliegenden Extremitäten eine stützende Funktion haben, haben sie einen lokomotorischen Vektor, sie stoßen oder katapultieren den Menschen vor- und kranialwärts.

Alle Extremitäten entfalten an den Schlüsselgelenken die Außenrotation. Die Muskelgruppen der untenliegenden Extremitäten haben eine Muskelwirkrichtung vom Körper weg, also nach distal (vgl. Abb. 60–62). Die Muskelgruppen der obenliegenden Extremitäten wirken zum Körper hin, also nach proximal. Bei jeder motorischen Störung, sei sie zentraler oder peripherer Natur, ist die Funktion der Außenrotatoren an den Schlüsselgelenken *zuerst* in Mitleidenschaft gezogen. Bei jeder zentral bedingten motorischen Störung läßt außerdem die Muskelfunktionsdifferenzierung durch die mangelhafte oder überhaupt nicht mögliche Muskelwirkrichtung nach distal sehr zu wünschen übrig.

## 4.4. Funktionen der stützenden Extremitäten

### 4.4.1 Der stützende Arm

Die stützende Funktion des Armes kann man beim Reflexumdrehen in 2 Teile gliedern:

1. Der Stütz verlagert sich aus der Seitenlage bei der Rumpfrotation über das Schultergelenk Richtung Ellenbogen.
2. Hierbei erscheint bei Ellenbogenbeugung die Pronation des Unterarms, und es kommt zur Handöffnung für den zukünftigen Handstütz (s. S. 109). Der Oberarm befindet sich auf dem Wege in die Standphase.

**Schultergelenk** (Abb. 60)
Die spiral- oder schraubenförmig nach ventral rotierende Oberkörperbewegung bewirken neben M. pectoralis major und minor außerdem Caput longum des M. biceps brachii, M. coracobrachialis und Pars clavicularis des M. deltoideus (Abb. 60 a). Mit ihrer Wirkrichtung zum Oberarm sind sie Dreher des Thorax und bringen den Menschen aus der Seitlage in den Krabbelgang.

Obwohl sich diese Muskeln und besonders der M. pectoralis major – aber auch der M. subscapularis gehört dazu – in höchster Anspannung befinden, kippt der Oberkörper weder nach ventral, noch dreht der Oberarm nach innen. Sondern der Thorax wird von den *Außenrotatoren* (M. teres minor und M. infraspinam, Abb. 60 b), von den Adduktoren der Skapula und von der Pars transversa und Pars ascendens des M. trapezius (Abb. 60 c) auf dem Schultergelenk gehalten. Der Thorax liegt auf der Pars acrominalis des M. deltoideus.

Diese dorsal gelegenen Schultergelenk- und Schulterblattmuskeln steuern den Rotationsvorgang des Rumpfes im antagonistischen Synergismus mit den ventralen Rumpfrotatoren. Hierzu gehört auch die Pars transversa des M. latissimus dorsi (s. hierzu 4.9.6).

Die Pars acrominalis des M. deltoideus ist ein schildförmiger Muskel, der mit seiner starken Wirkrichtung nach distal bei der 2. Phase des Reflexumdrehens wie ein Dach über dem knöchern wenig geschützten Schultergelenk liegt. Die verhältnismäßig flache Pfanne dieses Schüsselgelenks wird zwar durch den Anulus fibrosus, der sich um die Fossa glenoidalis legt, etwas vertieft, im Vergleich zum Hüftgelenk ist das Schultergelenk jedoch in seiner knöchernen Konfiguration filigran und leicht zerbrechlich.

Der mittlere Teil des M. deltoideus hält die Fossa glenoidalis dieses offenen, sphärischen Gelenks auf dem Humeruskopf, wobei die zügelnde Funktion der Außen- und Innenrotatoren des Schultergelenks, synergistisch funktionierend, für eine in frontaler Ebene senkrechte Haltung des Thorax auf dem Humeruskopf sorgt.

Der Oberarm befindet sich dabei im Zustand des Hochkommens aus der Seitenlage in den Vierfüßlergang.

Der untere Teil des M. trapezius und die Adduktoren der Skapula sind breit und flächig angelegt.

Bei Patienten mit fixierter Zerebralparese, mit ausgeprägten Körperhaltungsmängeln, bei Myopathien oder idiopathischen Skoliosen spannen sich diese Muskeln nicht als Ganzes an, sondern sie werden bei der Reflexlokomotion über Kontraktionsfaszikulationen „geweckt", die sich zur metamerischen Kontraktion ausweitet, welche dann in die volle Kontraktion mündet.

Im metamerischen Kontraktionszustand (s. S. 34, 176) dieser flachen Muskeln werden die *einzelnen* Wirbelsäulensegmente über die Rotation angesprochen. Dies ist von grundsätzlicher Bedeutung, denn damit ist der direkte Kontakt mit der drehbaren Brustwirbelsäule mit Einfluß auf die autochthone Muskulatur her-

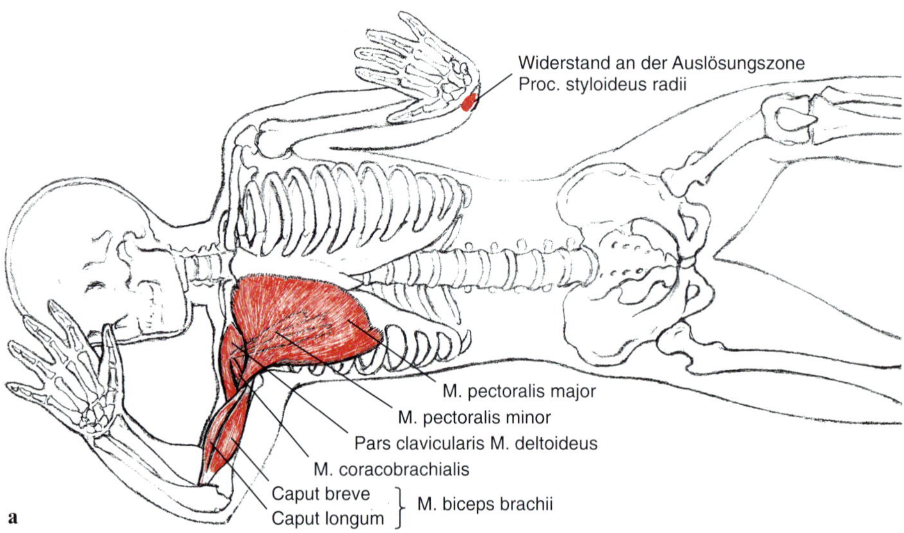


a

**Abb. 60 a–c.** Das Schultergelenk in der 2. Phase des Reflexumdrehens. **a** Mit nach distal gerichteter Wirkrichtung sind M. pectoralis major und minor, Pars clavicularis des M. deltoideus, Caput longum und breve des M. biceps brachii und M. coracobrachialis ventrale Rotatoren des Thorax. **b, c** Die Außenrotatoren (M. teres minor und M. infraspinatus), die Mm. rhomboidei, Pars ascendens und Pars transversa des M. trapezius und Pars transversa des M. latissimus dorsi halten den Thorax auf dem Schultergelenk. Mit ihrer Wirkrichtung zum Schultergelenk steuern sie die Rotation des Thorax im antagonistischen Synergismus mit den ventralen Rotatoren

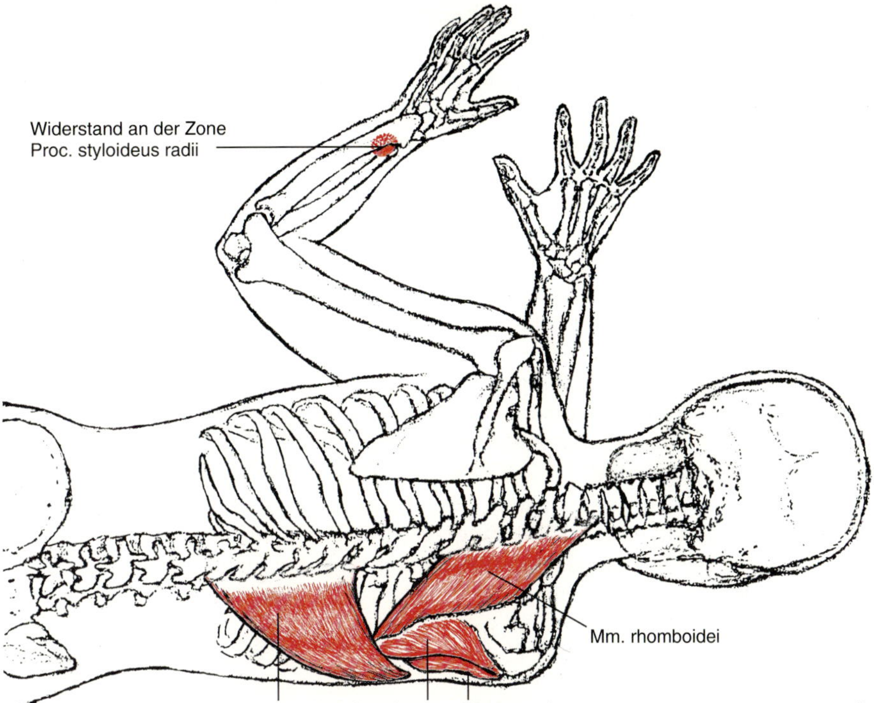

Widerstand an der Zone
Proc. styloideus radii
Mm. rhomboidei
Pars transversa M. latissimus dorsi
M. infraspinatus
M. teres minor


b

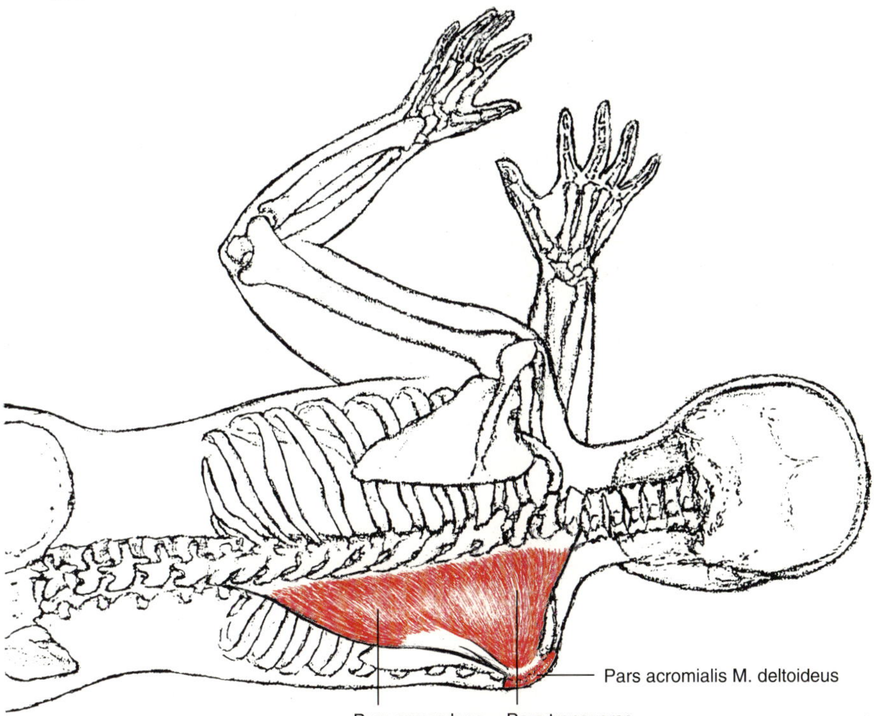

Pars acromialis M. deltoideus
Pars ascendens
Pars transversa
M. trapezius


c

gestellt (s. auch 4.6.1). Sie gerät dadurch in Dehnungszustände, die zu ihrer Kontraktion führen.

Die autochthone Muskulatur ist die eigentliche und wirkliche Streckmuskulatur der Wirbelsäule. Sie gehört zur phylogenetisch ältesten Muskulatur und ist über die Willkürmotorik nicht zu aktivieren.

**Ellenbogengelenk** (Abb. 61)
M. biceps brachii und M. brachioradialis sorgen bei distaler Wirkrichtung für die *Ellenbogenflexion*. Der M. pronator quadratus führt die *Pronation* für den zukünftigen Handstütz durch. Der M. triceps brachii ist Synergist der Ellenbogenbeuger und ist mit Wirkrichtung nach distal für den zukünftigen Handstütz vorbereitet. Ebenso sind die Supinatoren des Unterarms Synergisten.

**Hand- und Fingergelenke**
Das Handgelenk ist dorsal extendiert, es kommt zur radialen Duktion. Die Mittelhandknochen sind abduziert, die Fingergelenke in Extension. Erst bei optimaler Stützfunktion der Schultergelenkmuskeln kommt es zur Handöffnung, die an der

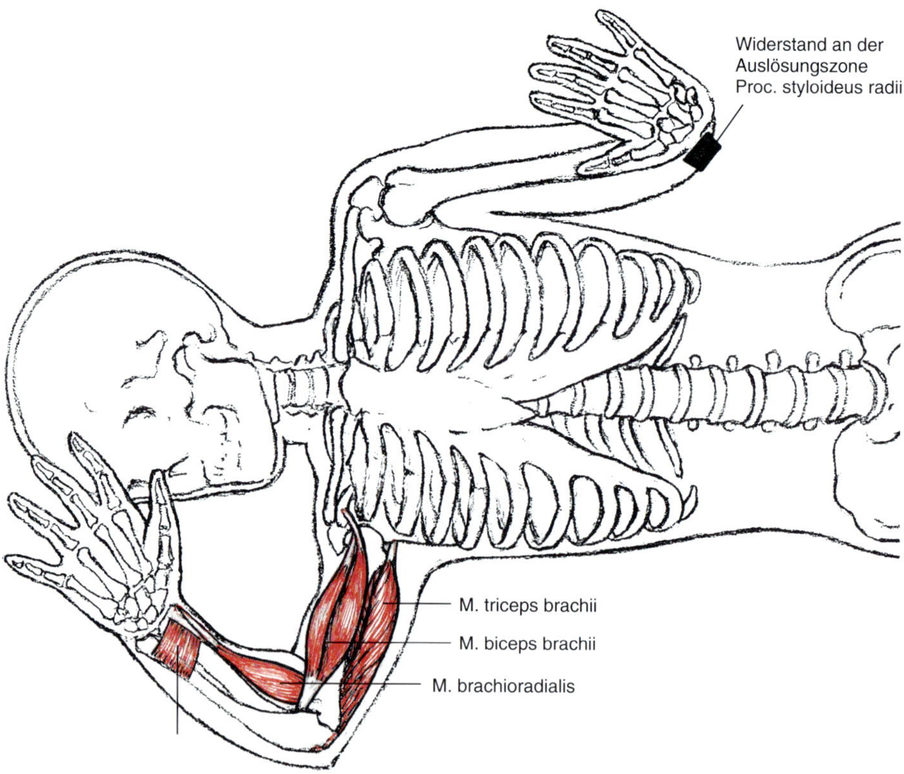


**Abb. 61.** M. biceps brachii, M. brachioradialis und M. pronator quadratus als Synergisten bei der Ellenbogenbeugung, die vom M. triceps brachii synergistisch gezügelt wird. Die gemeinsame Muskelwirkrichtung geht nach distal

Kleinfingerseite beginnt. Dies ist schon Vorbereitung für den Handstütz im Krabbelgang, der aus dem Drehvorgang mit vermehrter Belastung der Handaußenseite beginnt und in diesem Stadium bei leichter Innenrotation und Adduktion des Oberarms stattfindet. Hierdurch entwickelt sich dann im Laufe des Schrittes eine massive *Aktivierung* der Außenrotatoren und Abduktoren des Schultergelenks.

## 4.4.2 Das stützende Bein

Die stützende Funktion des Beines kann man ebenfalls in 2 Teile gliedern:

1. Der Stütz verlagert sich aus der Seitenlage über das Hüftgelenk Richtung Kniegelenk. Das Kniegelenk wird – weil der geplante Vierfüßlergang über den schrägen Sitz über die Beckenrotation zustande kommt – lateral belastet. Hier wird also bereits in der Seitlage die in der Anlage geplante Standphase des Kniegelenks im *Krabbelgang* vollzogen. Diese Standphase geht dann fließend in die Stoßphase über.
2. Bei dieser in Seitlage stattfindenden Standphase des Oberschenkels auf dem Kniegelenk erscheint im oberen Sprunggelenk bei gehaltener Kniebeugung eine rechtwinklige Stellung (0°-Grad-Stellung). Calcaneus und Talus stellen sich in die Unterschenkellängsachse ein, der Fuß gerät in Inversion. Bei Abduktion der Mittelfußknochen werden die Zehen gebeugt. Nicht nur der Oberschenkel, sondern auch das Muster der Fußhaltung befindet sich schon jetzt in der Stand- und Stoßphase, und zwar in der des *Seitwärtsschrittes*, so wie er auch in der idealen motorischen Entwicklung bei spontaner vertikaler Fortbewegung an Möbeln entlang entsteht. Diese Seitwärtsschritte spielen sich selbstverständlich auch im Kreuzgangsmuster des Vierfüßlergangs ab. Sie verlaufen allerdings in Seitwärtsrichtung und in frontaler Ebene.

**Hüftgelenk** (Abb. 62)
Bei der Gewichtsverlagerung vom Hüft- zum Kniegelenk wirken die Abduktoren und besonders die *Außenrotatoren* des Oberschenkels als antagonistische Synergisten der Adduktorengruppe während des Drehvorgangs. Bei weiterer Rotation in den Krabbelgang haben sie auch eine *antigravitatorische* Funktion (Abb. 62 b). Die Wirkrichtung der genannten Muskeln geht dabei zum Knie. Die Außenrotatoren gestalten dank ihrer fächerförmigen Anordnung im Hüftgelenk als antagonistische Synergisten der Adduktoren *jede* Winkelstellung der Abduktion im Hüftgelenk (s. S. 118).

Die Adduktoren bewegen den Beckengürtel drehend in Fortbewegungsrichtung. Sie sind Synergisten der 2. schrägen Bauchmuskelkette, die bei der 2. Phase des Reflexumdrehens der wichtigste antigravitatorische Rotator ist (s. Abb. 50 und 75 b).

Die weitere Rotation des Beckens in den Krabbelgang setzt eine antigravitatorische Funktion der Außenrotatoren voraus, welche dann im weiteren Drehvorgang auf die Adduktoren wechselt.

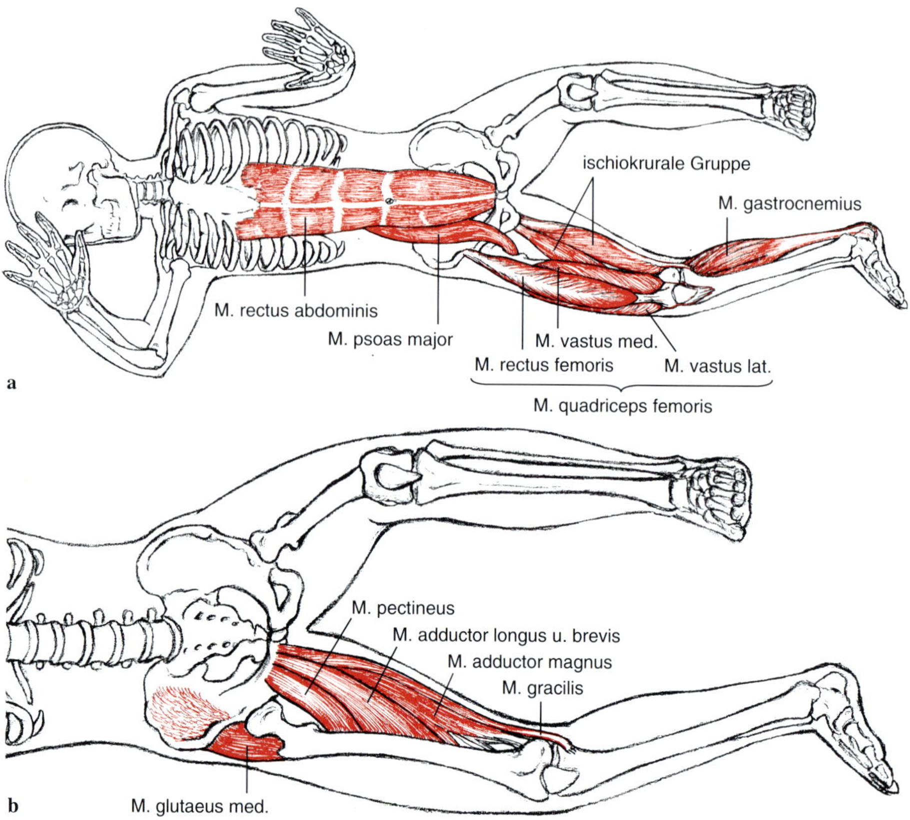


**Abb. 62 a, b.** Das stützende Bein in der 2. Phase des Reflexumdrehens. Es ist zuerst in Haltefunktion. Beim weiteren Hochdrehen in den Krabbelgang antigravitatorische Funktion von Außenrotatoren, Abduktoren und Adduktoren des Hüftgelenks. Die Adduktoren sind dabei auch Rotatoren des Beckens. Die gemeinsame Muskelwirkrichtung geht zum Punctum fixum Kniegelenk. **a** Synergistische Funktion von Bauchmuskeln (die schrägen Bauchmuskeln sind nicht dargestellt) und ischiokruraler Muskelgruppe als Beckenextensoren. Der M. rectus femoris ist mit Wirkrichtung nach distal haltender Synergist. Die ischiokrurale Muskelgruppe und der M. gastrocnemius halten die Beugung im Kniegelenk. Synergistisch dazu strecken die 3 kurzen Quadricepsköpfe den Oberschenkel im Kniegelenk. Mit ihrem antigravitatorisch-lokomotorischen Vektor transportieren sie den Rumpf während der Rotation nach kranial zum stützenden Ellenbogen. Der M. iliopsoas inkliniert die LWS (s. Abb. 70 c, d)

Damit befindet sich der Oberschenkel während der Rumpfrotation im Zustand des Hochkommens von der Seitenlage in den Vierfüßlergang, um sich auf dem Kniegelenk in die Senkrechte aufzurichten. Synergistisch zu den Außenrotatoren und Adduktoren arbeiten als Hüftgelenkstrecker in massiver, nach kranial gerichteter Kontraktion die Bauchmuskeln und die ischiokrurale Gruppe mit ihrer Wirkrichtung nach distal. Auch der M. rectus femoris des M. quadriceps ist mit distaler Wirkrichtung als haltender Synergist daran beteiligt (Abb. 62 a).

Der M. psoas major hat beim Drehvorgang der 2. Phase des Reflexumdrehens eine inklinierende, also streckende Wirkung auf die Wirbelsäule (Abb. 62 a).

**Kniegelenk**
Der Flexionswinkel wird von der nach distal ziehenden ischiokruralen Muskelgruppe, dem M. gastrocnemius und den 3 Quadricepsköpfen gehalten. Hüft- und Kniegelenk werden muskulär synergistisch so gehalten, wie es notwendig ist, um während des Drehvorgangs nicht auf den Bauch zu fallen, sondern den Krabbelgang anzusteuern und den Unterschenkel dabei nicht von der Unterlage abzuheben.

Die 3 kurzen Quadricepsköpfe haben eine kniestreckende, also eine antigravitatorisch-lokomotorische Funktion, indem sie das proximale Oberschenkelende aufrichten. Der kraniale Vektor ihrer Funktion transportiert Becken und Rumpf zum stützenden Ellenbogen.

**Fußgelenk**
Im oberen Sprunggelenk kommt es zur 0°-Grad-Stellung, im unteren zur Inversion (der Vorfuß wird supiniert). Talus und Calcaneus stellen sich in die Unterschenkellängsachse ein. Die Mittelfußknochen werden abduziert, die Zehen gebeugt. Diese Fußbewegungen kommen meist erst bei optimaler stützender Arbeit der Hüftmuskulatur zustande, wobei die Außenrotatoren die wichtigste Rolle spielen.

## 4.5 Funktionen der entlasteten Extremitäten

### 4.5.1 Der entlastete Arm

Im Schultergelenk kommt es zur Außenrotation, Abduktion und Flexion, der Ellenbogen bleibt bei synergistischer Kontraktion der Ellenbogenbeuger gestreckt. Der Unterarm wird supiniert.

Im Handgelenk kommt es zur Dorsalextension und radialen Duktion, die Mittelhandknochen werden abduziert, alle Fingergelenke werden gestreckt.

Dieser Arm macht eine Bewegung, die auf den zukünftigen Handstütz im Krabbelgang hinzielt (s. 4.1.1). Die Armbewegung wird wie bei einem Neugeborenen von der Schulter aus geführt.

### 4.5.2 Das entlastete Bein

**Variante A** (s. 4.1.4)
Im Hüftgelenk kommt es zu Abduktion, Außenrotation und Flexion, am Kniegelenk zu einem Beugewinkel, der dem zukünftigen Krabbelgang entspricht.

Im oberen und unteren Sprunggelenk kommt es zur 0°-Grad-Stellung. Die Mittelfußknochen werden abduziert, die Zehen sind in Abduktion, Calcaneus und Talus stellen sich in die Längsachse ein.

Beim Reflexumdrehen muß diese Beinbewegung mit dem führenden Widerstand des Therapeuten gesteuert werden, der am Epicondylus medialis femoris angesetzt wird. Diese Beugebewegung kann man als Beugephase des Schrittes ansehen, mit der man aus dem Drehvorgang in den Krabbelgang einsteigt.

**Variante B (s. 4.1.4)**
Wenn zu Beginn der Aktivität die Außenrotatoren und Abduktoren das Bein antigravitatorisch tragen, kann durch die Auslösungszone am medialen Epicondylus femoris Widerstand gegen die Adduktoren und Flexoren gegeben werden. Damit wird nicht nur die Auslösungszone gereizt, sondern es wird zugleich führender Widerstand gegen die Beugephase des Beines angesetzt. Diese zielt aus der Seitlage in den Krabbelgang, in dem die Beugephase mit den gleichen Muskelsynergien durchgeführt wird. Die synergistische Arbeit von Außenrotatoren, Adduktoren, Extensoren und Flexoren des Hüftgelenks erreicht hierbei einen äußerst hohen Differzenzierungsgrad.

## 4.6 Das Axisorgan beim Fortbewegungsprozeß in der 2. Phase des Reflexumdrehens

Die Seitenlage ist als Ausgangslage der 2. Phase eine „künstliche“ und ungewöhnliche Körperhaltung, die in dieser Form nie spontan eingenommen wird. In der Aktivität der 2. Phase befinden sich die Extremitäten in einem sehr labilen Zustand, denn die Stützbasis, auf der das globale, den ganzen Körper aktivierende Lokomotionsmuster Reflexumdrehen entsteht, ist schmal.

Wie bei den anderen Fortbewegungen über die Extremitäten, gilt auch bei der 2. Phase des Reflexumdrehens unsere Aufmerksamkeit dem Muskelspiel von Schulter- und Beckengürtel und hier wiederum ganz besonders den *Außenrotatoren* der Schlüsselgelenke. Immer wird ihre optimale Funktion nur im Zusammenspiel mit den Adduktoren und Innenrotatoren sichtbar.

Am Arm gehören zum synergistischen Zusammenspiel der Außenrotatoren die Mm. rhomboidei (die die Adduktoren der Skapula sind) und die übrige schulterblattbesetzende Muskulatur. Am Bein sind die Außenrotatoren synergistisch mit den Adduktoren tätig.

Der Rumpf stützt sich beim Reflexumdrehen auf die unterliegenden Schlüsselgelenke, rotiert über sie hinweg und wird dann von den sich aufrichtenden Extremitäten getragen. Diese hochkomplizierte rotierende Vorwärtsbewegung ist von der ausgewogenen, differenzierten synergistischen Arbeit der Muskulatur um die Schlüsselgelenke abhängig. Sie arbeitet bei Rumpfrotation antigravitatorisch. Selbstverständlich kann die Schlüsselgelenkmuskulatur nur bei durch die autochthone Muskulatur gestreckter Körperlängsachse optimale Arbeit leisten.

Die Innenrotatoren und Adduktoren haben eine vielfach größere Muskelmasse als die Außenrotatoren. Das trifft vor allem für die obere, aber auch für die untere Extremität zu. Bei pathologischen Zuständen ist deshalb die Gefahr des Abrutschens in die Innenrotation und Adduktion groß.

An der oberen Extremität gehören zu den Innenrotatoren M. pectoralis major, M. subscapularis, M. latissimus dorsi, M. coracobrachialis, M. biceps caput breve und M. teres major. Vergleichen wir diese Muskelmasse mit derjenigen der Außenrotatoren (hierzu gehören der M. infraspinam und der M. teres minor), ist das Verhältnis schlechter als 10:1.

An den unteren Extremitäten gehören zu den Innenrotatoren der M. adductor brevis, M. adductor magnus, M. adductor longus, M. gracilis und M. pectineus. Zu den Außenrotatoren gehören der M. piriformis, M. gemelli superior und inferior, M. obturatorius internus, M. obturatorius externus, M. quadratus femoris, M. glutaeus medius pars media. Hier liegt ungefähr ein Verhältnis von 5:1 vor. Den M. tensor fasciae latae rechnen wir in diesem Fall nicht zu den Außenrotatoren, weil er *vor* der aufrechten Körperhaltung in vertikaler Ebene kaum in Erscheinung tritt.

### 4.6.1 Die aufrichtende Funktion der autochthonen Muskulatur bei der Reflexlokomotion

Der mediale Anteil der autochthonen Muskulatur (s. 3.4) beeinflußt die einzelnen Wirbel. Er ist für die segmentale Einstellung der Wirbelgelenke in die Mitte verantwortlich, die während der Aufrichtung des Axisorgans zustande kommt.

Die Bedeutung der autochthonen Muskulatur sieht man beispielhaft am Krankheitsbild der idiopathischen Skoliose, wo ihre aufrichtende Funktion zerstört ist.

Die autochthone Muskulatur wird in ihrem *medialen* Anteil besonders aus den Zonen am Axisorgan angesprochen, d. h. beim Reflexumdrehen aus der Brustzone und beim Reflexkriechen aus der Rumpfzone.

Der *laterale* Anteil der autochthonen Muskulatur wird besonders durch die proximal gelegenen Zonen der Extremitäten aktiviert.

Wird die autochthone Muskulatur segmental angesprochen, wird dem ZNS über das afferente System der spinoretikulären Bahn eine **ideale** Afferenz zugeleitet, die nur durch die Muster der Reflexlokomotion produziert werden kann.

Beim Reflexkriechen (s. Abb. 3) haben die Adduktoren der Skapula eine ähnliche rotierende und streckende Wirkung über die Dornfortsätze des thorakalen Gebietes (s. 4.4.1) wie die kurzen und langen Rotatoren der Wirbel.

Bei der Reflexlokomotion übernimmt die autochthone Muskulatur die Aufgabe, das *reziproke* Muster zu steuern, das sich vom ZNS aus auf das ganze Axisorgan ausdehnt. Hierbei reagiert und agiert das Axisorgan als Ganzes und zwar in Mustern, die die gesamte autochthone Muskulatur als eine Einheit in Anspruch nehmen. Dabei handelt es sich um einen elastischen, dynamischen Vorgang mit wohlausgewogenen Kräfteverhältnissen.

Die Aufrichtung des gesamten polysegmentalen Gebiets der Körperachse *steuert* den globalen reziproken Ablauf bis in die Peripherie der Extremitäten. Die Aufrichtung des polysegmentalen Gebiets, diese höchst differenzierte Aufrichtung der Körperachse, geht dabei automatisch, also unwillkürlich vonstatten.

## Exkurs: Die autochthone Muskulatur in Entwicklungskinesiologie und motorischer Pathologie

In der menschlichen Kinesiologie wird die Aufrichtung der Wirbelsäule allgemein in vertikaler Körperhaltung betrachtet. Daß sie in der motorischen Entwicklung jedoch in horizontaler Körperhaltung beginnt und dies die Basis für die Aufrichtefunktion für die vertikale Körperhaltung ist, hat erst die *Entwicklungskinesiologie* gezeigt. Hier ist deutlich zu beobachten, wie sich die Aufrichtung des Axisorgans zuerst in Bauch- oder Rückenlage entwickelt, wobei sich die in sagittaler Ebene gestreckte Wirbelsäule *gleichzeitig* in Seitneigung und Rotation bewegt. Hierbei wird der Rumpf bei stützenden Extremitäten von synergistischen Muskelfunktionen getragen. Diese Rumpfbewegungen beginnen sich ab der 4. Lebenswoche zu entwickeln. Ein motorisch gesundes Kind hat also bis zum Ende des 3. Lebensmonats eine voll entfaltete autochthone Muskulatur. Die Aufrichtung des Axisorgans in Bauch- und Rückenlage führt dahin, daß ein motorisch ideal entwickeltes Kind mit ca. 10 Monaten schnell und wendig krabbelt. Dabei hat es einen breit ausgebauten Thorax und eine ideale Körperhaltung für die spätere Fortbewegung in der Vertikalen. Die einzelnen Entwicklungsstufen von der 4. Lebenswoche bis zum aufrechten bipedalen Gang werden von in Raum und Zeit gesetzmäßig auftretenden Muskelsynergien realisiert, wobei die autochthone Muskulatur in allen Altersstufen das zentralste Geschehen steuert.

Die autochthone Muskulatur hat uns die Augen dafür geöffnet, daß die „righting mechanisms" oder Aufrichtemechanismen, die in der Diagnostik motorischer Störungen im Säuglings- und Kleinkindalter in der ganzen Welt bisher nur in senkrechter Körperhaltung getestet wurden, in der motorischen Entwicklung bereits in den ersten 3 Lebensmonaten in *horizontaler* Körperlage voll entwickelt sind. Dieses Wissen hat sowohl die säuglingsneurologische Diagnostik[1] als auch die Frühbehandlung der verschiedensten im Säuglingsalter auftretenden motorischen Behinderungen und auch die motorische Rehabilitation Erwachsener entscheidend verändert.

Über die Entdeckung der Reflexfortbewegung ist auch der pathologische Zustand der autochthonen Muskulatur bei infantilen Zerebralparesen ins rechte Licht gerückt und in ihrem ganzen Ausmaß deutlich geworden. Erst die Muster der Reflexfortbewegung haben uns auf ihre Funktion in ganzheitlichen Fortbewegungssystemen und auf ihre besondere Rolle in den einzelnen Stufen der idealen motorischen Entwicklung hingewiesen. Hierin haben sie je nach Reifezustand des ZNS gesetzmäßig erscheinende Bewegungsinhalte, bei denen die autochthone Muskulatur eine vorrangige Rolle spielt.

Da die Reflexfortbewegungsmuster die Elemente der motorischen Ontogenese in sich tragen, wurden über sie auch die Gesetzmäßigkeiten in bezug auf die Funktionen der autochthonen Muskulatur in der motorischen Entwicklung entdeckt. Der wichtigste Faktor dieser Gesetzmäßigkeit, an der sich auch die Diagnostik der „zentralen Koordinationsstörung" orientiert, ist die mit Ende des 3. Lebensmonats durch die autochthone Muskulatur in Streckung gehaltene Körperachse (Axisorgan). Dabei steuern sie die Wirbelsäule in Bauch- und Rückenlage, – also in waagrechter Körperlage –, in sagittaler, frontaler und transversaler Ebene in die *intersegmental aktiv gehaltene* Mittelstellung (Streckung). Die funktionellen Zusammenhänge, die zwischen idealer motorischer Entwicklung, zwischen autochthoner Muskulatur und übriger Skelettmuskulatur bestehen, könnten also ohne die Reflexfortbewegungsmuster nicht in der hier vorgelegten differenzierten Weise erklärt werden.

Die normale Funktion der autochthonen Muskulatur kann rückwirkend als Spiegel benutzt werden, um die *Mängel der Aufrichtung* in jeder motorischen Pathologie zu verstehen.

Hierbei geht es besonders um die mangelhafte Elastizität der Wirbelsäule, die wiederum die Funktion der Schlüsselgelenke in Richtung Außenrotation einschränkt. Wird im Axisorgan das posturale Steuerungsmuster ausgeschaltet, ist der Haltungsverfall zuerst durch Nichtvorhandensein der Elastizität der Körperlängsachse gekennzeichnet, worauf sich später die Verkrümmung sowohl in kyphotischer als auch in skoliotischer Richtung aufbaut.

Nicht nur die infantile Zerebralparese ist Folge einer Blockade der posturalen Ontogenese (s. Vojta 1962, 1964, 1965 a, b, [1]1974), sondern auch die Entwicklung der idiopathischen Skoliose. Die im Rumpf lokalisierte „Bewegungserstarrung" liegt bei motorischer Behinderung immer in der Mitte der beschriebenen Wendepunkte (s. 4.6.2), wobei die Ursache die mangelhafte Funktion der autochthonen Muskulatur ist.

Die Erkenntnisse über die Funktion der autochthonen Muskulatur geben der Entwicklungskinesiologie und der motorischen Rehabilitation von Kindern und Erwachsenen neue fundamentale Impulse.

## 4.6.2
## Die rotatorische Funktion der autochthonen Muskulatur und ihre Beziehung zum M. serratus posterior inferior

Die rotatorische Funktion der Wirbelsäule liegt schwerpunktmäßig in drei Bereichen, die als Wendepunkt bezeichnet werden können: im kraniozervikalen Übergang, im zervikothorakalen Übergang und schließlich im thorakolumbalen Übergang.
Im Brustkorbbereich übernehmen die kurzen und langen Rotatoren der autochthonen Muskulatur die lateralflektorische und rotatorische Funktion der Wirbelsäule. Zwischen 8. und 12. Rippe übernimmt der M. serratus posterior inferior bei einer gut koordinierten Fortbewegung die Rotation des Unterkörpers gegen den Brustkorb. Diese Drehung wird über die Rotationsniveaus der letzten thorakalen Wirbel kranialwärts geführt (s. Abb. 37, 68 b, 69, 70 b, c und 71, 72 b). Ist diese Rotation des Beckens durch den M. serratus posterior inferior aus pathologischen Gründen nicht möglich, entsteht um die 10. Rippe herum der Gipfel der infantilen Sitzkyphose oder bei infantiler Zerebralparese der Höhepunkt des erstarrten Bogens der Kyphose oder Kyphoskoliose (s. S. 88). Die funktionellen Zusammenhänge zeigen: Ist die Extension der Wirbelsäule durch die autochthone Muskulatur nicht gewährleistet, sind die Rotationsebenen blockiert und der M. serratus posterior inferior kann seine rotatorische Funktion nicht ausführen. Außerdem unterbleiben die mit seiner Rotation einhergehenden Dehnungsreize auf die autochthone Muskulatur, die wiederum für ihre Aktivierung nötig sind. Das heißt, wenn der M. serratus posterior inferior seinen rotatorischen Einfluß auf die gestreckte Wirbelsäule nicht ausüben kann, wird die Wirbelsäule ihre hochdifferenzierte, von den autochthonen Muskeln geführte Bewegungsfunktion verlieren.

In der Pathologie, besonders sichtbar bei fixierter infantiler Zerebralparese, ist die Rotationsmöglichkeit im gesamten zervikalen und thorakalen Bereich ausgelöscht. Nur an den drei genannten Wendepunkten existiert die rotatorische Funktion halbwegs, ist aber auch dort in höchstem Maße eingeschränkt. Denn wenn die Streckung, d. h. die Aufrichtung der Wirbelsäule nicht existiert, funktionieren auch die Rotatoren nicht.

---

[1] Zur säuglingsneurologischen Diagnostik gehören neben den Lagereaktionen die Inhalte der idealen motorischen Entwicklung und die frühkindlichen Reflexe. Bei den Lagereaktionen und in der motorischen Entwicklung erscheinen globale gesetzmäßige Muster, bei deren idealem Ablauf die Funktion der autochthonen Muskulatur eine vorrangige Rolle spielt.
Ebenso aussagekräftig ist die Funktion der auochthonen Muskulatur bei den frühkindlichen Reflexen. Persistieren sie, sind die autochthonen Muskeln bezüglich der zur Fortbewegungsentwicklung notwendigen Wirbelsäulenaufrichtung außer Funktion gesetzt. Zur Rumpfaufrichtung s. auch 2.7.2, zur Diagnostik S. 8, Fußnote.

### 4.6.3 Zusammenfassung zur Funktion der autochthonen Muskulatur

Die autochthone Muskulatur ist die eigentlich aufrichtende Muskulatur der Wirbelsäule. Bei Analyse der ebenfalls in globalen Mustern ablaufenden pathologischen Motorik der infantilen Zerebralparese offenbart sich ihre mangelhafte Funktion. Die Muster der Reflexfortbewegung lassen folgendes erkennen:

a) ihre mangelhafte Funktion bei fast allen motorischen Behinderungen (von leichter Körperhaltungsstörungen, Myopathien, Skoliosen, bis hin zu den schwersten neurologischen Erkrankungen),
b) ihre normale Funktion in der motorische Ontogenese und ihre hierbei synergistische Beziehung zur übrigen Skelettmuskulatur.

Ob die synergistische Beziehung zwischen autochthoner und übriger Skelettmuskulatur dem Reifezustand des ZNS entspricht, kann in der Pädiatrie durch die säuglingsneurologische Diagnostik bis zum 12. Lebensmonat

- über die Beobachtung der gesetzmäßig auftretenden Inhalte der motorischen Entwicklung,
- über die Prüfung der Lagereaktionen,
- über die Prüfung der Neugeborenenreflexe gesehen werden.

Die bei der Anwendung der Reflexlokomotion sichtbaren Aufrichtungsmängel zeigen die sonst unsichtbare – und nur für den erfahrenen Diagnostiker sichtbare – mangelhafte Funktion der autochthonen Muskulatur. Dies hat immer auch eine sich auf die übrige Skelettmuskulatur ausbreitende, also *globale* negative Wirkung (Entwicklung motorischer Ersatzmuster).

In der neurologischen Pathologie fehlt die Rotationsmöglichkeit im zervikalen und thorakalen Wirbelsäulenbereich. Sie ist eingeschränkt, wenn die Extension nicht möglich ist. Nur bei entfalteter autochthoner Muskulatur ist die motorische Entwicklung ohne pathologische Abweichungen (Ersatzmuster) möglich.

In der motorischen Entwicklung erfolgt die Aufrichtung zuerst in waagrechter Körperlage (Bauch- und Rückenlage). Hier werden die Rotationsmechanismen das erste Mal im Leben beansprucht, während das gestreckte Axisorgan über die Extremitäten auf die Unterlage gestützt und gegen die Schwerkraft getragen wird. Die Rotationsmechanismen bei Wirbelsäulenstreckung sind in Bauch- und Rückenlage die zwingend notwendige Vorbereitung für die bipedale koordinierte Fortbewegung. Die Aufrichtemechanismen sind bereits ab der 6. Lebenswoche in Bauch- und Rückenlage aktiv. Voll entfaltet aktivierbar ist die autochthone Muskulatur durch die Auslösung von Reflexkriechen und Reflexumdrehen von Geburt an.

Die Entwicklung der idiopathischen Skoliose ist Folge der Steuerungsblockade der autochthonen Muskulatur. Die rechtzeitige Anwendung der Muster der Reflexlokomotion (Reflexkriechen, Reflexumdrehen) kann die Entfaltung der autochthonen Muskulatur in Ordnung bringen, weil sie die Wirbelsäule über einzelne Wirbel beeinflußt.

Unabhängig vom Lebensalter des Patienten können diese Mängel mit der Reflexlokomotion therapeutisch dort beeinflußt werden, wo sie ihren Anfang genommen haben.

## 4.7
## Beginn der Kopfdrehung in der motorischen Entwicklung

In der motorischen Entwicklung erscheint die spontane Kopfdrehung in Rückenlage, wenn das Kind beginnt, sich optisch zu orientieren, d. h. mit ca. 6 Wochen. Die Kopfdrehung wird in dieser Zeit immer von deutlicher motorischer Irradiation im ganzen Körper begleitet, und die Extremitäten nehmen dabei das Muster der „Fechterstellung" ein (s. 1.8.2 und 4.7.1). Hierbei strecken sich auf der Gesichtsseite die großen mittleren Gelenke (also Ellenbogen- und Kniegelenk), während sie auf der Hinterhauptsseite in Beugung geraten. Dabei ist die Halswirbelsäule gestreckt, so daß die Kopfdrehung nicht nur im kraniozervikalen Übergang stattfindet, sondern es dreht sich dabei die gesamte gestreckte Halswirbelsäule[2]. Auch der Rumpf ist dabei gestreckt und gerät nicht in opisthotone Stellung (s. 4.7.2). Die Extremitäten nehmen bei der „Fechterstellung" eine Haltung ein, die *nicht* mit den Schablonen der asymmetrischen tonischen Nackenreflexe (ATNR) gleichgesetzt werden darf. Folgende Faktoren sprechen gegen den ATNR in der Fechterstellung:

1. Die Außenrotation der Schlüsselgelenke. (Beim ATNR sind die Schlüsselgelenke innenrotiert.)
2. Die Fechterstellung der Extremitäten ist Folge der optischen Orientierung, d.h. einer geistigen Fähigkeit. Sie ist im Gegensatz zum ATNR nicht Folge der passiven Kopfdrehung.
3. Bei der Fechterstellung sind die Akren der Extremitäten locker gehalten und zur Greiffunktion bereit. (Beim ATNR sind die Hände in steifer Fausthaltung.)
4. Der ATNR ist beim dezerebrierten Tier positiv (Magnus u. de Kleijn 1924). Dies ist nicht auf ein gesundes Kind übertragbar.

### 4.7.1
### Die Kopfdrehung bei der Fechterstellung und die Stützbasis

Im globalen Muster „Fechterstellung" ist die Kopfdrehung in Rückenlage eine *zielgerichtete* Bewegung. Sie erfolgt auf optischen Reiz, verteilt sich bei gestreckter Halswirbelsäule auf alle intervertebralen Gelenke und beschränkt sich nicht nur auf den kraniozervikalen Übergang (Abb. 63). Der Rumpf gerät bei der Fechterstellung nicht in opisthotone, also überstreckte Haltung, sondern er bleibt gestreckt. Die Körperhaltung der motorischen Entwicklungsstufe Fechterstellung ist von der optischen Orientierung und somit auch von der mentalen Entwicklung des Kindes abhängig.

---

[2] Die Kopfdrehung, die sich bei gestreckter Halswirbelsäule auf den kraniozervikalen Übergang beschränkt, entsteht unserer Meinung nach erst in der Vorschulzeit. Dies ist dann Ausdruck einer sehr gezielten isolierten Kopfbewegung, bei der das gesamte Axisorgan und die Extremitäten automatisch unter gut koordinierter Kontrolle gehalten werden. Diese Kopfdrehung wird dann vor allem von den kurzen tiefliegenden Kopfrotatoren ausgeführt, zu denen u. a. M. obliquus capitis superior und M. obliquus capitis inferior gehören.

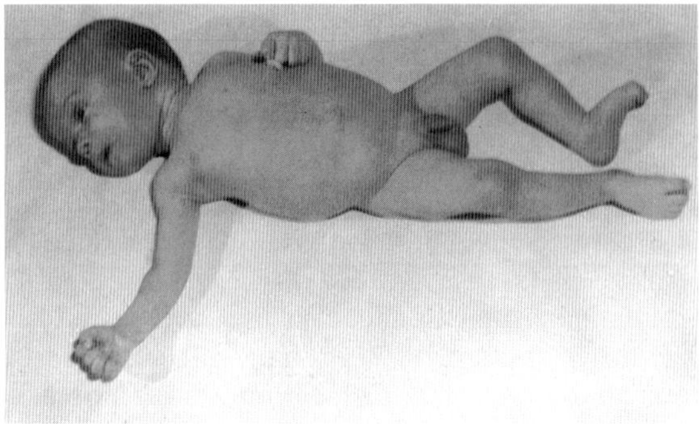

**Abb. 63.** Körperhaltung in der 6.–8. Lebenswoche: „Fechterstellung". Sie wird durch eine auf optischen oder anderen Reiz gezielt durchgeführte Kopfbewegung ausgelöst. Die Kopfdrehung erfolgt im kraniozervikalen Übergang und verteilt sich auf alle intervertebralen Gelenke der HWS. Die auf der Gesichtsseite gelegenen Extremitäten bewegen sich in Streckung, die auf der Hinterhauptsseite gelegenen in Beugung

Bei der Fechterstellung kommt es zur phasischen Drehung des Kopfes. Hierbei ist eine gleitende Drehbewegung der gestreckten HWS gegen die Kopfbasis (s. S. 156) noch nicht möglich. Denn die Kopfdrehung erfolgt in einer Rückenlage, die nur eine Auflagefläche, jedoch noch keine wirkliche Stützbasis hat, aus der heraus sich der ganze Mensch drehen kann. Die Entwicklung einer wirklichen Stützbasis ist immer mit einer antigravitatorischen Muskelfunktion verbunden und beginnt in der motorischen Entwicklung in Rückenlage am unteren Ende des Axisorgans. Die sichere stützende Rückenlage ist Ende des 3. Monats entwickelt (s. Abb. 54). In dieser Lage bekommt das Kind im 6.–7. Monat immer mehr Sicherheit, bis die Hand-Fuß-Koordination erscheint (Abb. 64).

## 4.7.2
## Die opisthotone Kopfdrehung

Auch bei motorisch gesunden Kindern gerät der Kopf bei der Drehung häufig in Reklination. Dies geschieht jedoch nur bei *Beginn* der optischen Orientierung, also um die 6. Lebenswoche. Bei dieser Reklination bleibt die Kopfdrehung auf den kraniozervikalen Übergang und damit also auf die ersten zwei Halswirbel beschränkt. Es dreht sich jedoch nicht die Halswirbelsäule als Ganzes, wie es im 4. Lebensmonat der Fall ist (s. Abb. 54).

Nach der 6. Lebenswoche kann ein motorisch gesundes Kind bei nachlassender zervikaler Lordose den Kopf zur Seite drehen. Gleichzeitig läßt die Beckenbeugehaltung nach. Bei dieser globalen Haltungsveränderung der Wirbelsäule sieht man daraufhin in Rückenlage an den Extremitäten das Muster der „Fechterstellung".

Die Körperhaltung „Fechterstellung mit opisthotoner Rumpfhaltung" ist Ausdruck einer Störung der zentralen Koordination (s. 4.8.1). Wenn diese Kinder später eine normale grobmotorische Entwicklung durchmachen, werden bei der

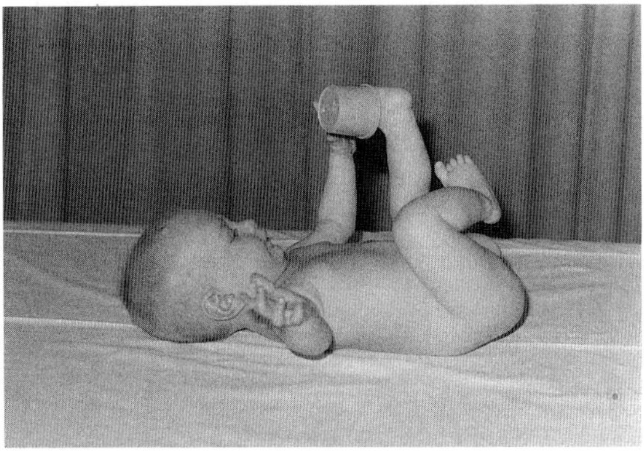

**Abb. 64.** Körperhaltung mit 7 Monaten: Hand-Fußkoordination

Einschulungsuntersuchung jedoch häufig Haltungsstörungen wie lumbale Hyperlordose, infantile Kyphose, genua valga, Schulterprotraktion, Harrison-Furche, Knickfüße, Diastase der Mm. recti abdomini diagnostiziert. Es wurde nachgewiesen, daß 25 % der Kinder im frühen Säuglingsalter Abweichungen von der normalen zentralen Koordination zeigen (Chung-Sik Chun 1983; Costi et al. 1983; Lajosi et al. 1980). Ein Teil dieser Kinder kann eine normale motorische Entwicklung haben, ein Teil kann jedoch später auch zu denen gehören, bei denen dann im Schulalter oben genannte Haltungsstörungen diagnostiziert werden (Vojta[3] 1981, 1989).

Ob sich hinter den motorischen Abweichungen im Säuglingsalter eine größere Abnormalität verbirgt, zeigt erst eine differenzierte säuglingsneurologische Diagnostik mit Prüfung der frühkindlichen Reflexe, der Lagereaktionen – womit die posturale Steuerungsfähigkeit des ZNS geprüft wird – und der Faktoren, die die Gesetzmäßigkeit der motorischen Entwicklung bestimmen (s. 4.8.4). Nur damit kann eine ICP-Bedrohung erkannt und quantifiziert werden und ein eventuell notwendiger frühzeitiger Therapiebeginn gewährleistet sein. Mit der Prüfung der Lagereaktionen kann eine Abweichung vom Ideal der posturalen Ontogenese festgestellt werden. Bei den erwähnten 25 % der Kinder ist die posturale Ontogenese nicht ideal, die Patienten weichen von der Norm ab, und der Vorgang „Kopfdrehung und Gesamtkörperhaltung" ist *zeitweise* gestört. In der großen Pathologie, z. B. bei der Zerebralparese, bleibt dieser Mangel jedoch für das ganze Leben bestehen.

### 4.7.3 Die opisthotone Kopfdrehung in der Pathologie der infantilen Zerebralparese

Im Gegensatz zu den sich grobmotorisch normal entwickelnden Kindern ist die mit Reklination verbundene Kopfdrehung und die Ausbreitung pathologischer Bewegungen auf Rumpf und Extremitäten bei Zerebralparesen immer vorhanden (s. 2.4.1).

Die Ursache für die Kopfdrehung mit Reklination sind die blockierten Rotationsebenen der Halswirbelsäule, die immer Folge mangelhafter Streckung sind. Denn bei gestreckter Halswirbelsäule sind die Rotationsebenen der intervertebralen Gelenke frei beweglich. Die Kopfreklination wird vor allem auch durch den mangelhaften Synergismus von M. serratus posterior superior, M. longus capitis und M. longus colli verursacht. Die mangelhafte Wirbelsäulenstreckung ist in der mangelhaften Architektur der Gesamtkörperhaltung begründet (s. 4.8.4), deren Ursache eine Störung der posturalen Steuerung ist.

## 4.8 Kopfdrehung im Muster des Reflexumdrehens

### 4.8.1 M. longus capitis und M. longus colli (Abb. 65)

Die oben erwähnten Aberrationen (s. S. 153–156) kommen zustande, wenn eine Störung der *feinen* Koordination auftritt. Die dorsale und ventrale Muskulatur der Halswirbelsäule ist teils schräg und teils symmetrisch zur Längsachse der Wirbelsäule angeordnet. Eine Kopfdrehung bei gestreckter Halswirbelsäule setzt eine ausgewogene Muskelkoordination des zervikalen Bereichs voraus, die dorsal, ventral und lateral symmetrisch und gleichzeitig gesteuert wird. Zu den Nakkenstreckern gehören: M. trapezius superior, M. iliocostalis cervicis, M. splenius capitis und cervicis, M. semispinalis capitis und cervicis und M. longissimus capitis. Sie sind der Masse der ventralen Halsmuskeln um ein Vielfaches überlegen, zu denen neben dem M. sternocleidomastoideus nur der M. longus capitis und der M. longus colli gehören.

Ist der feine und ausgewogene koordinierte Regulationsvorgang der Nakkenstreckung gestört, entsteht zwangsläufig die Kopfreklination. Die Masse der dorsalen Muskulatur zieht den Kopf über das Okziput auf das atlantookzipitale Gelenk.

Der größte Kopfdreher ist der M. sternocleidomastoideus. Er ist der dominierendste der ventralen Halsmuskeln. Bei gestreckter Halswirbelsäule kann er die Drehung des Kopfes nur im Synergismus mit der übrigen, symmetrisch zum Hals gelegenen Muskulatur ausführen. Dabei ist er für Störungen leicht anfällig.

An der Streckung der Halswirbelsäule sind die ventral gelegenen M. longus capitis und M. longus colli maßgeblich beteiligt. Als Gegenspieler der dorsal gelegenen Muskelmasse der Nackenstrecker sind sie „Zwerge".

Der M. longus capitis zieht sich von der Basis des Os occipitale zur ventrolateralen Fläche der Massae lateralis der oberen 4 Halswirbel. Er arbeitet im Synergismus mit dem M. semispinalis capitis (vgl. Abb. 42 a). Wenn bei der 1. Phase des Reflexumdrehens das Okziput zum Stützpunkt wird, wird die gestreckte Halswirbelsäule über die Fovea atlantis gegen die Kondylen des Os occipitale *gestaucht* (!), (Abb. 65 a). Ist die hierbei notwendige Koordination zwischen M. longus capitis und M. semispinalis capitis gestört, kommt es zur Reklination des Kopfes, weil die Hebelwirkung der massenmäßig stark überwiegenden dorsalen Muskeln, die

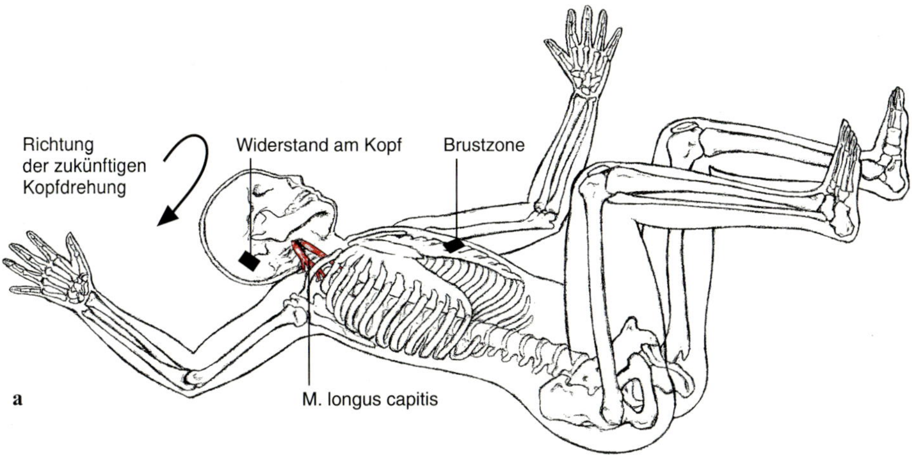


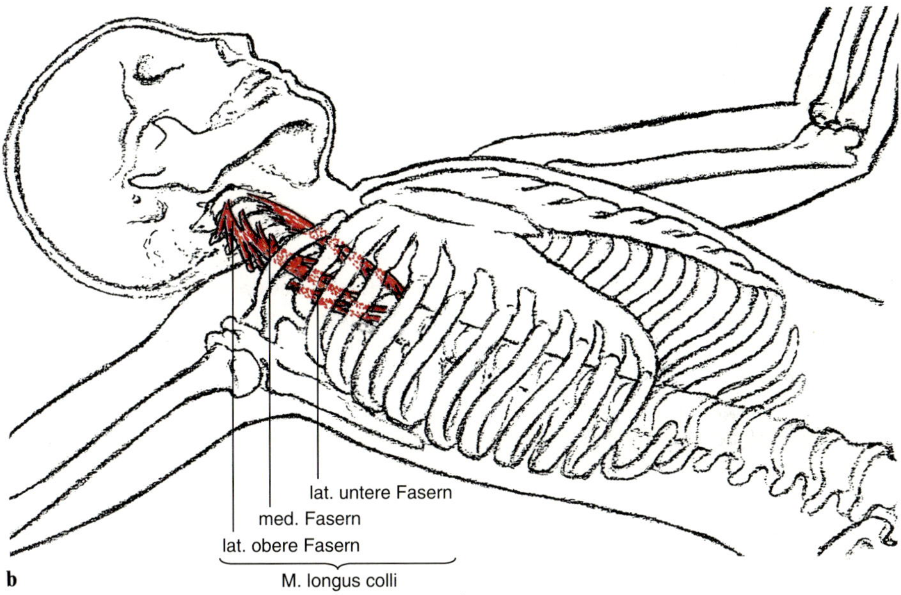


**Abb. 65 a.** Bei der 1. Phase des Reflexumdrehens stauchende Wirkung der gestreckten HWS in die Kopfbasis durch den M. longus capitis. Sein Punctum fixum liegt an der Kopfbasis. **b** Über die Streckung der oberen Brustwirbelsäule Erweiterung des kranialen Brustkorbbereichs durch den M. longus colli. Seine Wirkrichtung geht zum Kopf. Synergistische Funktion dazu hat der dorsal gelegene M. semispinalis capitis, der auch zur Kopfbasis zieht (s. Abb. 42 a, dort jedoch in Bauchlage dargestellt)

ihren Ursprung am Planum nuchae und der Protuberantia occipitalis externa haben, die stärkere ist. Bei der 1. Phase des Reflexumdrehens ist die Halswirbelsäule in die Streckung des oberen Bereichs des Axisorgans integriert. Während dieser Streckung wird eine Stützbasis geschaffen, deren kranialster Punkt die Protuberantia occipitalis externa ist. Dieser Körperhaltung ist die Basis für den darauf folgenden Drehvorgang.

An der Streckung der Halswirbelsäule ist auch der M. longus colli beteiligt. Auch er ist ventro-lateral von der Drehachse des Kopfes gelegen. Er kommt von den ventralen Flächen der Massae lateralis der unteren Halswirbel und geht zu der anterolateralen Fläche der oberen 4 thorakalen Wirbelkörper. Er arbeitet synergistisch antagonistisch zur dorsal gelegenen Halsmuskulatur, besonders zum M. semispinalis capitis.

Beide, sowohl M. semispinalis capitis als auch M. longus colli sind anatomisch an den zervikothorakalen Übergang gebunden. Wenn wie bei der 1. Phase des Reflexumdrehens das Punctum fixum am Okziput ist, haben beide bei isometrischer Kontraktion eine streckende Wirkung auf die untere zervikale und obere thorakale Wirbelsäule. Sie heben über die Streckung der oberen Brustwirbelsäule die oberen Rippen nach kranial, so daß sich der obere Brustkorb erweitert. Ihre Wirkrichtung geht dabei nach kranial.

Die Streckung des oberen Brustkorbs wird auch durch die Kontraktion des M. serratus posterior superior durchgeführt, der einen Zug an den ersten 4 Rippen ausübt.

### 4.8.2
### **M. serratus posterior superior** (Abb. 66)

Dieser Muskel kommt von den Dornfortsätzen der letzten beiden Hals- und ersten beiden Brustwirbel und geht nach schräg lateral kaudal zur 2.–5. Rippe, wo er etwas medial von der Margo medialis scapulae ansetzt.

Wenn das Punctum fixum bei der 1. Phase des Reflexumdrehens am Okziput liegt, kommt die Kontraktion der Mm. serrati posteriores superiores an beiden Körperhälften zustande. Hierdurch entsteht eine starke Hebelwirkung auf die Rippen, die zur Erweiterung im oberen Brustkorbdrittel führt, was zur massiven Steigerung der kostalen Atmung beiträgt. Während der weiteren Rotation von der Rücken- in die Bauchlage hat er eine analoge Funktion zum M. serratus posterior inferior, der die Rotation des Rumpfes im kaudalen Thoraxbereich im antagonistischen Synergismus mit der ventralen Muskulatur steuert (s. auch beim Reflexkriechen S. 88, 89, beim Reflexumdrehen Abb. 69, 70–72). Seine beidseits durchgeführte Aktivität hat bei der 1. und 2. Phase des Reflexumdrehens außerdem die notwendige Labilität des Beckengürtels zur Folge (s. 3.3), die Voraussetzung und Basis für einen fließend durchgeführten Drehvorgang ist. M. serratus posterior hält beim Rotationsvorgang des Thorax im antagonistischen Synergismus mit M. longus colli die Streckung der 2 unteren Hals- und 2 oberen Brustwirbel. Durch M. longus colli, von den ventrolateralen Seiten der Wirbelkörper kommend (Abb. 65 b), und M. serratus posterior superior wird gestreckter Hals mit Kopf „wedelnd“ gesteuert, wobei sich der Drehvorgang nicht auf jedes Segment regelmäßig verteilt, sondern sich auf den 5. Wirbel konzentriert, d. h. auf C 4 und C 5 bis 6.

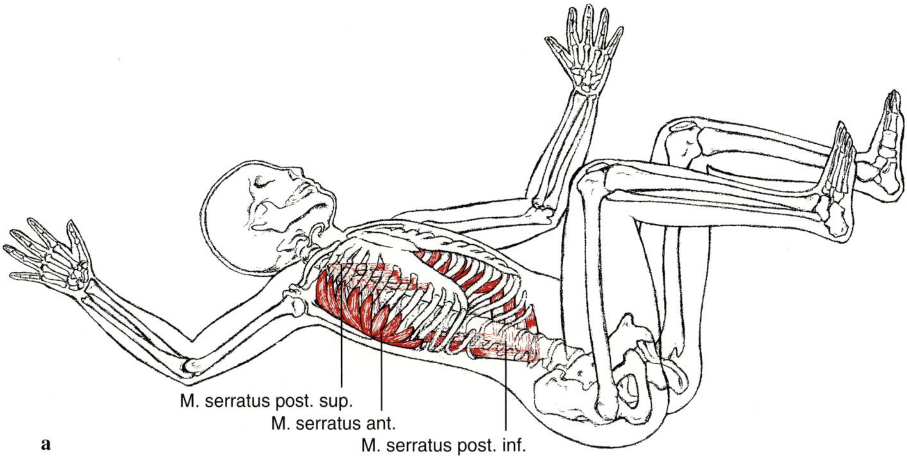


a

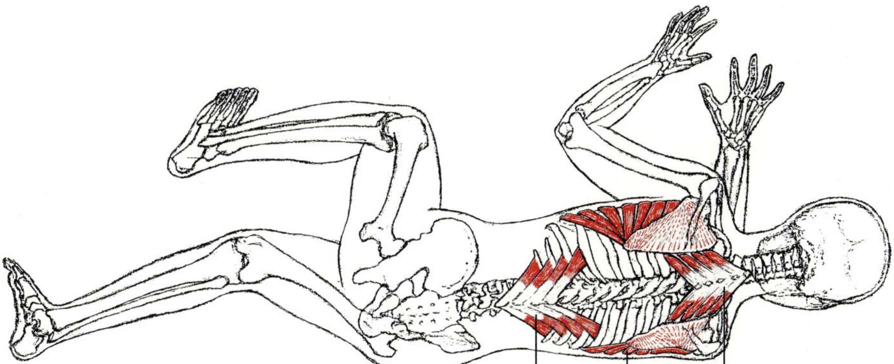


b

**Abb. 66 a, b.** Der M. serratus posterior superior beim Reflexumdrehen. **a** 1. Phase des Reflexumdrehens: Streckung des zervikothorakalen Übergangs der Wirbelsäule und Erweiterung des oberen Thoraxraums durch den M. serratus posterior superior. Die Wirkrichtung geht nach kranial in Richtung Punctum fixum Kopf. Streckung des thorakolumbalen Übergangs durch den M. serratus posterior inferior. Entfaltung des Thorax durch die beidseits gelegenen Mm. serrati anteriores. **b** 2. Phase des Reflexumdrehens: Die Mm. serrati posteriores inferiores und superiores zügeln bei der Rumpfrotation die Streckung der Wirbelsäule sowohl im thorakolumbalen als auch im zervikothorakalen Übergang. Der unten liegende M. serratus anterior zieht als Thoraxdreher zur Skapula

Die Mm. serrati posteriores superiores sind bei der 1. Phase des Reflexumdrehens als Rumpfstrecker auf beiden Körperseiten mit unterschiedlicher Intensität kontrahiert. Sie sind – denn das Punctum fixum liegt bei der 1. Phase am Okziput – an der gestreckten Haltung der Halswirbelsäule beteiligt, die für die künftige Rotation des Rumpfes eine entscheidende Bedeutung hat. Eine große Rolle spielt hierbei, daß sie ihre ausgewogene Haltefunktion mit großer Labilität ausüben, was auch vom synergistischen Muskelspiel abhängig ist, das sie mit M. longus colli und M. longus capitis haben (s. Abb. 65). In dieser labilen Körperhaltungssituation kommt es in der motorischen Entwicklung leicht zum „Abrutschen" des Säuglings in die abnormale Kopf- und Körperhaltung (s. 4.7.2–4.8.1).

Als Kernpunkt kristallisiert sich bei der Kopfdrehung der 1. Phase des Reflexumdrehens damit folgender Zusammenhang heraus: Bei synergistisch ausgewogen gehaltener Streckung der Wirbelsäule im zervikothorakalen Übergang ist das *Hinterhaupt* der kranialste Punkt der Stützbasis und gleichzeitig Endpunkt des vorprogrammierten Ablaufs des Reflexumdrehens.

Bei der Beschreibung der Funktion des M. longus capitis wurde auf seine „stauchende" Auswirkung aufmerksam gemacht, mit der er die gestreckte Halswirbelsäule im Atlantookzipitalgelenk hält (s. 4.8.1). Hierbei dreht sich die Halswirbelsäule im kraniozervikalen Bereich, indem im Atlantookzipitalgelenk (sphärisches Gelenk) vor allem eine Seitneigung und nur wenig Rotation stattfindet. Die stärkste Rotation erfolgt dagegen zwischen den fossae craniales der Axis (Epistropeus) und den leicht gewölbten kaudalen facies articulares atlantis. Dies kann nur so lange funktionieren, wie der Stützpunkt am Okziput bestehen bleibt.

Bei der „stauchenden" rotierenden Wirkung der Pfanne über die Kugel des „spärischen Gelenks" sind auch die kurzen tiefliegenden Kopfrotatoren M. obliquus capitis superior und inferior beteiligt[3]. Sie sorgen dafür, daß die HWS-Stauchung nicht senkrecht gegen die Gelenkfläche durchgeführt, sondern mit einem rotatorischen *gleitenden* Vektor kombiniert wird. In diesem gleitenden Faktor sehen wir eine Analogie zur dynamischen Haltefunktion bei der Aufrichtung in den „sphärischen Gelenken" – sprich Schlüsselgelenken der Extremitäten. Er kommt bei spontanen Fortbewegungen und immer bei den Reflexfortbewegungen zustande.

Mit der Entdeckung der „stauchenden" Auswirkung der gestreckten Halswirbelsäule in die Kopfbasis – so wie sie bei der 1. Phase des Reflexumdrehens zustande kommt – kann man auch endgültig die Frage beantworten, wo die Rotation beim reflexogenen Drehvorgang beginnt und wo sie endet: Sie beginnt mit Beckengürtel und Beinen, breitet sich nach kranial über die Wirbelsäule aus und endet am Okziput. Der in der Thoraxmitte gelegene M. serratus anterior übernimmt hierbei in seinem Bereich die Thoraxentfaltung und Thoraxrotation (zukünftig unten liegender M. serratus anterior).

### 4.8.3
### **Die Skalenusgruppe** (Abb. 67)

Die Skalenusgruppe hat ihren Ursprung an den Processi transversarii in der mittleren Frontalebene der Halswirbelsäule und hat auf der Apertura thoracis superior an der 1.–2.(3.) Rippe ihren halbkegelförmigen Ansatz (Abb. 67).

---

[3] Bei der phasischen Kopfbewegung kommen diese tiefliegenden Kopfrotatoren in der motorischen Entwicklung des Kindes erst im Vorschulalter mit ca. 5 Jahren zur vollen Entfaltung. Von dieser hochdifferenzierten und isoliert durchgeführten Kopfdrehung bleibt die Schultergürtelhaltung unbeeinflußt (vgl. hierzu Fußnote S. 153). Die Wirkrichtung der tiefliegenden Kopfrotatoren geht dabei selbstverständlich nach kaudal zum Körper.

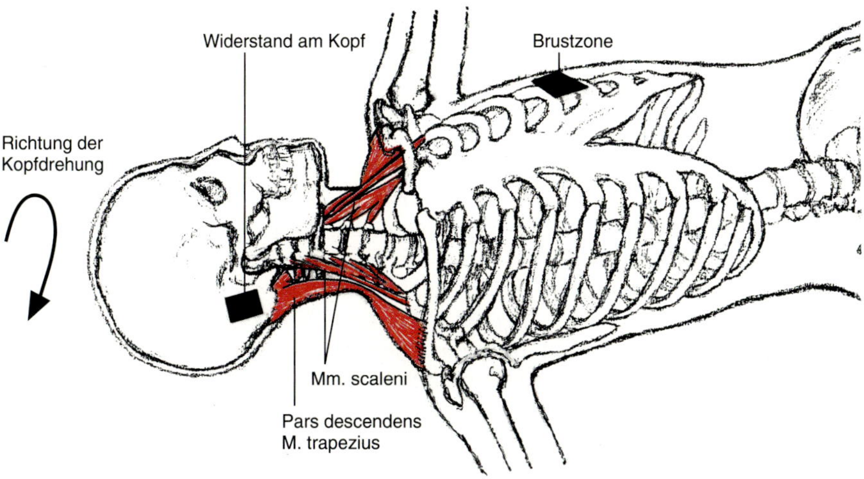


**Abb. 67.** Bei der 1. Phase des Reflexumdrehens Entfaltung des oberen Thoraxbereichs (1.–2./3. Rippe) durch die Mm. scaleni. Zügelnde Funktion des Pars superior des M. trapezius bei der Kopfhaltung. Beim weiteren Drehvorgang in der 2. Phase des Reflexumdrehens zügeln die Mm. scaleni die Rotation der Halswirbelsäule

Bei der Anwendung der Brustzone wird bei der 1. Phase des Reflexumdrehens in ihrem Bereich eine unterschiedliche Kontraktionsintensität sichtbar. Sie ist auf der Hinterhauptsseite deutlich stärker als auf der Gesichtsseite (s. 3.6). Sichtbar wird dies auch an der sich füllenden, oberhalb des Schlüsselbeins liegenden Fossa, die nur bei unentfalteter Skalenusgruppe entsteht. Hier entfaltet sich die Skalenusgruppe fächerförmig.

Bei der 1. Phase des Reflexumdrehens ist die gesamte drehbare Hals- und Brustwirbelsäule gestreckt. Hierbei arbeiten die Mm. scaleni als Rippenheber. Trotz der einseitig massiv angespannten Skalenusgruppe wird der Kopf bei der Drehung nicht zur Seite geneigt, sondern bleibt in der Körperlängsachse, weil die Mm. scaleni der anderen Körperseite die Kopfbewegung synergistisch zügeln.

Unter den Mm. scaleni ist die Pleura parietalis versenkt. Zwischen ihr und dem muskulären Halbkegel der Skalenusgruppe verläuft der Plexus brachialis. In diesem Raum befindet sich auch das vaskuläre System, das einerseits absteigend die obere Extremität, andererseits aufsteigend den Kopf versorgt. Dieser Raum zwischen Cupula pleurae und der halbkegelförmigen Muskelschicht der Skalenusgruppe ist bei einem motorisch gesunden Menschen als Schutz für Gefäße und Nerven frei, und es muß gewährleistet sein, daß diese nicht eingeklemmt werden.

Patienten mit infantiler Zerebralparese zeigen in der pathologischen Motorik eine Hyperlordose der Halswirbelsäule, die eine mangelhafte Rotation zur Folge hat. Die Hyperlordose geht auch bei anderen Körperhaltungsstörungen (z. B. beim HWS-Syndrom) mit einer Verkürzung der Distanz zwischen Capula pleurae und Eingang der hinteren Schädelgruppe einher, was eine Gefahr für Gefäße und Nerven darstellt, denn durch die begrenzte Streck- und Drehmöglichkeit des

Kopfes kann die nervöse und vaskuläre Versorgung des intermediastinalen Raumes beeinträchtigt sein.

In der pathologischen Motorik dreht sich der Kopf nur im kraniozervikalen Übergang. Das Ausmaß dieser Drehung ist auf etwa 60° eingeschränkt. Verglichen mit der uneingeschränkten Kopf- und Halswirbelsäulendrehung von 180° reduziert sie sich in der pathologischen Motorik also auf einen verhältnismäßig kleinen Winkel. Die 180°-Drehung ist aber nur möglich, wenn zur Drehung im kraniozervikalen Übergang (60°) die Drehung der in Körperlängsachse in 0°-Grad-Stellung eingestellten Halswirbelsäule und ihrer somit im Rotationsniveau frei beweglichen intervertebralen Gelenke hinzukommt.

Eine zügelnde Funktion hat bei der 1. Phase des Reflexumdrehens auch die an der Spitze des „stützenden" M. trapezius gelegene Pars superior des M. trapezius. Ihr Ursprung an der Protuberantia occipitalis externa ist das kraniale Ende der labilen Stützbasis (s. Abb. 47). Die gesicherte Streckung der Halswirbelsäule durch die M. longus capitis und M. longus colli ist die Voraussetzung für die Haltefunktion der beiseits gelegenen Skalenusgruppe, die beim weiteren Drehvorgang der 2. Phase die Rotation der Halswirbelsäule zügeln.

Beim Ansetzen von Widerstand gegen die Kopfdrehung (s. 3.3.2 und 3.6) kommt in der 1. Phase des Reflexumdrehens ein ganzheitlicher Drehvorgang im Axisorgan zustande, der im Stütz auf der Schulter der Hinterhauptsseite seinen Höhepunkt findet.

Unter dieser ganzheitlichen Schau des globalen Musters Reflexumdrehen können wir den Kopf als *Effektor* des Drehvorgangs betrachten. Erst dann ist er – und dies beziehen wir auch auf die motorische Entwicklung des gesunden Kindes – als „Ziel- oder Erfolgsorgan" zu verstehen.

### 4.8.4 Zusammenfassung

Einer mangelnden Halswirbelsäulenstreckung liegt immer eine mangelhafte Gesamtkörperhaltung zugrunde (vgl. 2.4.3). Hierbei ist die feine Koordination der schräg zur Körperlängsachse dorsal, ventral und lateral gelegenen Halsmuskeln gestört. Dies hat eine pathologische Kopfhaltung zur Folge, weil die dorsal gelegenen Muskeln in ihrer Muskelmasse überwiegen.

Die Tendenz zur Kopfreklination ist bis zu einem Alter von 3 Monaten auch bei sonst motorisch nicht bedrohten Kindern vorhanden. Im Gegensatz zu diesen Kindern haben Patienten mit motorischer Pathologie jedoch auch eine grobe Störung ihrer posturalen Steuerung (s. 4.7.3). Die verschiedenen Arten der Kopfreklination können nur durch differenzierte säuglingsneurologische Diagnostik voneinander unterschieden werden (s. 4.7.2).

Im globalen Muster des Reflexumdrehens wird bei der 1. Phase durch die synergistische Arbeit der ventral, dorsal und lateral gelegenen Halsmuskeln die gestreckte Halswirbelsäule über die Fovea atlantis gegen die Kondylen des Os occipitale gestaucht. Hierbei ist die Haltearbeit der Mm. serrati posteriores superiores für die Streckung des zervikothorakalen Übergangs der Wirbelsäule verantwortlich. Hierbei entsteht eine Hebelwirkung auf die Rippen, die zur Erweiterung des oberen Brustraums führt. Diese Haltearbeit ist gleichzeitig Voraussetzung für die Funktion der Rotatoren der Halswirbelsäule in der 1. und 2. Phase des Reflexumdrehens.

Im Atlantookzipitalgelenk überwiegt zwischen den fossae articularis atlantis und den Kondylen des Okziput neben einer nur leichten Rotation die seitneigende Bewegung. Bei der 1. Phase des Reflexumdrehens ist das Okziput dabei der kranialste Punkt der Stützbasis. Die „stauchende" Auswirkung der Gelenkfläche des ersten Halswirbels auf die Kopfbasis hat durch die Funktion der kurzen Kopfrotatoren einen gleitenden Vektor. Durch die stauchende und gleichzeitig rotierend gleitende Bewegung der gestreckten Halswirbelsäule auf die Kopfbasis wissen wir, daß der reflexogene Drehvorgang vom Rücken auf den Bauch mit dem Beckengürtel beginnt.

Mit der 2. Phase des Reflexumdrehens ändert sich die Situation im atlantookzipitalen Gelenk. War in der 1. Phase die Halswirbelsäule phasisch an der Drehung beteiligt und der Kopf Punctum fixum, so ist es bei der 2. Phase umgekehrt. Hier dreht sich der Kopf phasisch auf der gestreckt gehaltenen Halswirbelsäule. Der Kopf hat die Stützfunktion verloren.

## 4.9 Die Differenzierung der dorsalen Muskulatur des Axisorgans beim Reflexumdrehen

### 4.9.1 M. quadratus lumborum und M. serratus posterior inferior als Gegenspieler der schrägen Bauchmuskulatur (Abb. 68)

Bei erreichter Beckenextension bis Mittelstellung im lumbosakralen Übergang, d. h. nach erfolgter 1. Phase des Reflexumdrehens (s. Abb. 46 und 47) kann der Drehvorgang des Beckens beginnen. Initiiert wird er durch die Bekkenschrägstellung, wobei die gesichtsseitige Beckenhälfte nach kranial hochgezogen und nach ventral gedreht wird (s. Abb. 48 und 49).

Der M. quadratus lumborum ist bei der Beckenextension als „dorsaler Bauchmuskel" (s. Sobotta-Becher 1957) auf beiden Körperhälften in Haltefunktion (Abb. 68 a). Das unterschiedliche Kontraktionsverhältnis der dorsalen Muskulatur wird deutlich, wenn sich die Beckendrehung durch die Kontraktion der ersten schrägen Bauchmuskelkette vollzieht (s. Abb. 49). Denn hierbei beginnt sich der Körperschwerpunkt bei gestreckter Wirbelsäule lateralwärts zur Hinterhauptsseite über die Schulter in Richtung Ellenbogen zu verlagern.

Die Beckenschrägstellung trägt auch dazu bei, daß der auf der Hinterhauptsseite liegende M. quadratus lumborum nun bei der Belastung der dorsolateralen Beckenseite während seines bereits vorhandenen Kontraktionszustands noch zusätzlich in eine Dehnung versetzt wird. Die Wirkrichtung der von den Querfortsätzen kommenden schrägen Fasern des M. quadratus lumborum geht dann beim Drehvorgang zur stützenden Beckenhälfte (Abb. 68 b).

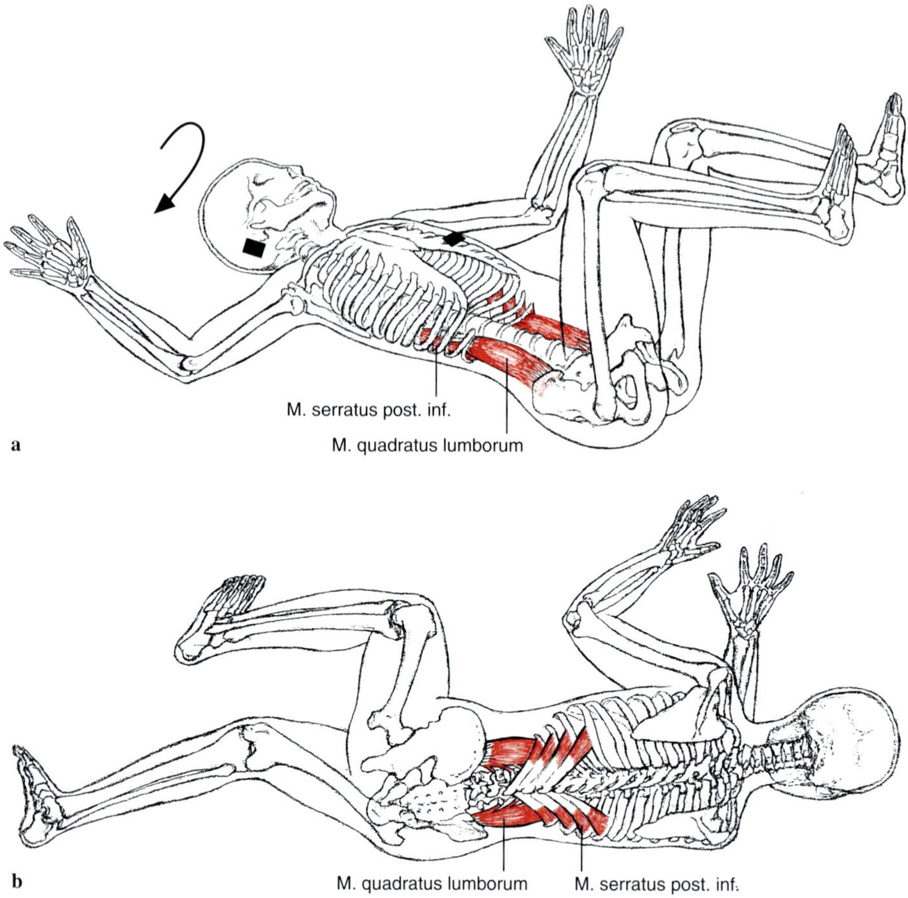


**Abb. 68 a, b.** M. quadratus lumborum und M. serratus posterior inferior beim Reflexumdrehen. **a** Bei der 1. Phase Haltefunktion der beidseits gelegenen M. quadratus lumborum und M. serratus posterior inferior. Bei gestreckter Wirbelsäule ist ihr Kontraktionsintensität auf beiden Körperhälften unterschiedlich. **b** Beim Drehvorgang sind diese beiden Muskeln Kontrahenten der schrägen Bauchmuskelketten. Die Stützpunkte laterale Beckenseite und Schulter – im schrägen Sitz ist es das Ellenbogengelenk – werden zu Fixpunkten, zu denen sich die Zug- oder Wirkrichtung der nahegelegenen Muskelgruppen ausrichtet

Während der Beckenschrägstellung und Beckenrotation zur Hinterhauptsseite durch die erste schräge Bauchmuskelkette wird der M. obliquus abdominis internus der Hinterhauptsseite stark gedehnt. Hierbei verstärkt sich der Stütz auf die dorsolaterale Beckenseite. Dies geschieht bei ausgewogener Arbeit der beidseits gelegenen M. quadratus lumborum und M. serratus posterior inferior.

Beide Muskeln zügeln die Drehung des Wirbelsäulenmastes, die sich im thorakolumbalen Übergang abspielt. Damit sind die auf beiden Körperseiten gelegenen Mm. quadratus lumborum und Mm. serratus posterior inferior die wirklichen „echten" Kontrahenten der schrägen Bauchmuskulatur (s. auch 4.6.2).

Ihre schrägen Fasern liegen am thorakolumbalen Übergang, dem neuralgischen Punkt der Wirbelsäule, an der Grenze zwischen drehbarer und nichtdrehbarer WS.

Die 2 beidseits gelegenen Muskeln geraten bei der Steuerung des Drehvorgangs – der von der ventralen Muskulatur verwirklicht wird – in differenzierte Haltefunktion. Hierbei verkleinert sich sozusagen „en passant" die Stützbasis, indem sie sich von der Schulter in Richtung Stützpunkt Ellenbogen verlagert.

Dies sind die ersten Zeichen der Vertikalisierung in frontaler Ebene.

Die Stützpunkte laterale Beckenseite und Schultergelenk werden zu Fixpunkten, wobei letzterer sich beim weiterlaufenden Drehvorgang über den „schrägen Sitz" zum Krabbelgang auf Ellenbogengelenk und entfaltete Hand verlagert. Zu diesen Fixpunkten richtet sich die Zug- oder Wirkrichtung der nahegelegenen Muskelgruppen aus.

### 4.9.2 Der Drehvorgang bei Zerebralparesen und anderen motorischen Störungen

Kinder mit infantiler Zerebralparese haben neben einer primitiven Beckenbeugehaltung eine schmale Taille bei ausladenden Bauchwänden. Wegen der Beckenbeugung haben M. quadratus lumborum und M. serratus posterior inferior keine Chance, den Drehvorgang synergistisch mit den schrägen Bauchmuskeln zu steuern. Beide Muskeln können bei der in der Pathologie vorherrschenden Hyperlordose der LWS die geforderte ausgewogene elastische Haltearbeit beim Drehvorgang nicht leisten. Sie sind bei lumbaler Hyperlordose funktionsunfähig, welche Bewegungs- und Körperhaltungsstörung auch immer bestehen mag. Die unkoordinierte Muskelfunktion in dieser Körperregion hat in der Vertikalisierungsphase schwerwiegende Folgen. Der Patient mit dorsal „unentwickelter Taille" und ausladenden lateralen Bauchwänden hat auch eine thorakale Kyphose, eine zervikale Hyperlordose, und das Profil der Schulterblattadduktoren ist so gut wie nicht vorhanden. Zusätzlich entwickeln sich eine Coxa valga, Genua valga und Knickfüße.

Wenn sich unter der Behandlung mit der Reflexlokomotion der Taillenumfang vergrößert und das Muskelprofil des Rückens verbessert, hat sich nicht nur die Konfiguration verändert, sondern die gesamte Körperhaltung und die spontane Fortbewegung haben sich grundlegend verbessert. Dieser Patient – besonders deutlich wird es bei Kindern mit infantiler Zerebralparese – hat dann schon die Drehfunktion von der Rücken- in die Bauchlage erreicht und ist trotz seiner motorischen Pathologie (!) in die Vertikalisierungsphase eingetreten. Jede Pathologie der motorischen Entwicklung ist bereits in den ersten 3 Lebensmonaten durch die mangelhafte Streckung des Axisorgans gekennzeichnet, die für den Drehvorgang im Axisorgan Voraussetzung ist.

Für die Lerntheoretiker (s. S. 52 und 65) sei bemerkt, daß ein motorisch gestörtes Kind die hochdifferenzierte muskuläre Zügelung, die in der motorischen Entwicklung automatisch durch globale Körperhaltungsveränderung zustande kommt, *nicht* trainieren kann. Sie ist nur über ein automatisches globales System zugänglich, wie hier z. B. über das Reflexumdrehen, bei dem ein Drittel des Körpergewichts (Becken und Beine) gegen die Schwerkraft automatisch getragen wird. Aus dieser höchst labilen Lage heraus wird die Körperlängsachse ausgewogen *rotierend* bewegt. Ähnliche Zusammenhänge wie sie bezüglich der Gesamtkörperhaltung am Beispiel der infantilen Zerebralparese beschrieben wurden, gelten für Bandscheibenschäden, Apoplexien, andere neurologische oder orthopädische Erkrankungen.

### 4.9.3
### Die ungewöhnliche Funktion des M. serratus posterior inferior beim Drehvorgang (Abb. 69)

Bei der 1. Phase des Reflexumdrehens entsteht eine stützende Rückenlage. Stützbasis ist der massiv kontrahierte M. trapezius, dessen kaudale Spitze bei Th 10–11 endet (Abb. 69 a). Dabei ist der M. serratus posterior inferior beidseits angespannt. Sein Faserverlauf hat eine ähnliche schräge Richtung zur Körperlängsachse wie die Pars inferior des M. trapezius.

Der beidseits gelegene M. serratus posterior inferior zieht beim Drehvorgang in der 2. Phase des Reflexumdrehens sowohl die Wirbelsäule lateral- und kranialwärts (unten liegender M. serratus posterior inferior) als auch den Brustkorb medial- und kaudalwärts (oben liegender M. serratus posterior inferior, s. Abb. 69 b). Dieser Zustand weist auf die beim Drehvorgang enorme Labilität in diesem Rumpfgebiet hin. Damit sind beide Mm. serrati posteriores inferiores direkte Gegenspieler der zwei schrägen Bauchmuskelketten.

Eine ähnliche Funktion wie die Mm. serrati posteriores inferiores haben die beidseits gelegenen mittleren und unteren Trapeziusanteile. Sie zügeln die Rumpfrotation, indem sie auf der unten liegenden Körperhälfte mit ihrer Wirkrichtung nach distal zum Schultergelenk ziehen. Auf der oben liegenden Körperhälfte geht ihre Wirkrichtung – weil sie die Armbewegung steuern – zur Wirbelsäule nach proximal.

Diese 4 am thorakolumbalen Übergang gelegenen Muskeln spielen beim Drehvorgang von der Seitlage über den schrägen Sitz in den Krabbelgang für die Streckung des Mastes des Axisorgans eine entscheidende Rolle. Ohne ihre ausgewogene Haltefunktion kann sich beim Stütz auf Schulter- und später Ellenbogengelenk und entfaltete Hand das Schultergelenk nicht zentrieren.

Merke: Das Axisorgan wird während des Drehvorgangs – seitlich auf Becken, Schulter- und später Ellenbogengelenk und entfaltete Hand stützend – am Hebel des Humerus hochgezogen. Hierbei dreht sich im untenliegenden Schulter- und auch im Hüftgelenk die Gelenkpfanne über den Gelenkkopf. Beide Gelenke werden jetzt ihrem Namen gerecht, sie werden damit zu sphärischen Gelenken.

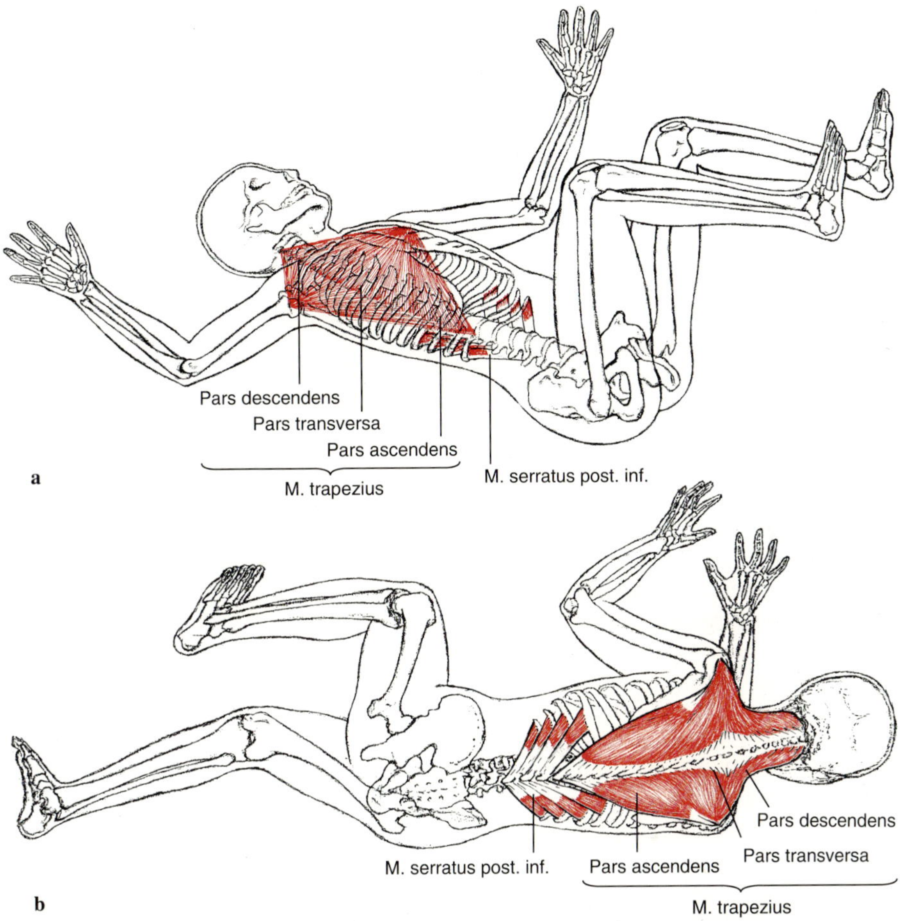


a

b

**Abb. 69 a, b.** Der M. serratus posterior inferior beim Drehvorgang. **a** Bei der 1. Phase des Reflexumdrehens Haltefunktion von M. trapezius und M. serratus posterior inferior. **b** Mm. serrati posteriores inferiores sowie Pars ascendens und Pars transversa des M. trapezius geraten beim Entstehen des Stützes auf das Schultergelenk – und später beim schrägen Sitz auf das Ellenbogengelenk – bei antagonistischer Synergie mit der ventralen Muskulatur (s. Abb. 75) in ausgewogene Haltefunktion

### 4.9.4
### M. serratus posterior inferior, der M. iliopsoas als sein Kontrahent und die Interkostalmuskeln als Synergisten (Abb. 70, 71)

Der Rumpf wird bei der 2. Phase des Reflexumdrehens in isometrischer Anspannung gehalten, während sich die Spina iliaca anterior superior der Gesichtsseite nach ventral, kranial und medial bewegt. Sie ist der „Wegweiser", der dem spiralförmigen Drehvorgang des Rumpfes vorangeht. Sie ist zum Punctum mobile geworden, wobei die an ihr ziehende Muskelkette als die erste schräge Bauchmuskelkette beschrieben wurde (Abb. 70 a). Der M. serratus anterior schließt sich an ihren Faserverlauf an.

Der M. serratus posterior inferior hat beim Drehvorgang der 2. Phase des Reflexumdrehens eine synergistische Funktion mit M. iliopsoas. Projiziert man den M. serratus posterior inferior in die Rumpfmitte, hat er seine Fortsetzung im M. iliopsoas der gegenüberliegenden Rumpfseite. So ist der rechte M. serratus posterior inferior Kontrahent des M. iliopsoas der linken Seite und der M. serratus posterior inferior der linken Seite Kontrahent des M. iliopsoas der rechten Körperhälfte.

Der M. serratus posterior inferior der unten liegenden Seite und der M. iliopsoas der oben liegenden Seite (Abb. 70 b) sichern mit ihrer Haltefunktion den labilen Bereich des thorakolumbalen Übergangs. Beide Muskeln liegen parallel zum Faserverlauf der ersten schrägen Bauchmuskelkette, die sich an den M. pectoralis major anschließt, welcher mit Wirkrichtung zum Schultergelenk den Thorax zum Stützarm dreht.

Der oben liegende M. serratus posterior inferior schließt sich – wie auch der M. iliopsoas der unten liegenden Seite (s. Abb. 70 c) – dem Faserverlauf der 2. schrägen Bauchmuskelkette an (Abb. 70 d). Dies ist die zweite Absicherung der Wirbelsäule im thorakolumbalen Übergang während des Drehvorgangs.

Damit ist der „neuralgische Punkt" am thorakolumbalen Übergang während des Rotationsvorgangs des Rumpfes muskulär *gesichert* (s. hierzu auch die Auswirkung des M. latissimus dorsi auf die autochthone Muskulatur, 4.9.6).

Der unten liegende M. iliacus (Abb. 70 c) – von der Innenseite der Bekkenschaufel kommend – dreht im Synergismus mit den Außenrotatoren und Adduktoren das Becken nach ventral, während der M. psoas major, von den Seitenflächen des 12. Brust-, den ersten 4 Lendenwirbelkörpern und den Querfortsätzen der 5 Lendenwirbel kommend, die Lendenwirbelsäule in die Inklination – sprich Streckung – bewegt. Außerdem dreht er den Rumpf nach dorsal.

Die Resultante der Vektoren des unten liegenden M. iliopsoas zielt beim Drehvorgang des Beckens auf das Tuberculum minus. Dadurch entsteht sowohl auf den Schenkelhals als auch auf die Diaphyse eine formende Wirkung in Richtung auf eine Verkleinerung des CCD-Winkels (Corpus-Collum-Diaphysen-Winkel). Diese Verkleinerung beträgt im 1. Lebensjahr ca. 25°. Die Wirkrichtung der Adduktoren und Außenrotatoren geht beim Drehvorgang zum Kniegelenk. Damit rotiert das Azetabulum gleitend auf dem Oberschenkelkopf, was ebenfalls als formender Reiz gegen die Valgosität des Schenkelhalses (s. S. 84, 102, 118) und auch gegen die Antetorsion wirkt.

**Abb. 70.** **a** Erste schräge Bauchmuskelkette. **b** M. serratus posterior inferior der unten liegenden Seite und M. iliopsoas der oben liegenden Seite haben einen parallelen Faserverlauf zur ersten schrägen Bauchmuskelkette. Sie sichern den labilen thorakolumbalen Bereich. Der M. pectoralis major schließt sich ihrem Faserverlauf an. **c** M. serratus posterior inferior der oben liegenden Seite und M. iliopsoas der unten liegenden Seite haben einen parallelen Faserverlauf zur zweiten schrägen Bauchmuskelkette. Sie sind die zweite muskuläre Absicherung im thorakolumbalen Bereich. Sie arbeiten im Synergismus mit Adduktoren und Außenrotatoren des stützenden Beines, die sich ihrem Faserverlauf anschließen. **d** Zweite schräge Bauchmuskelkette

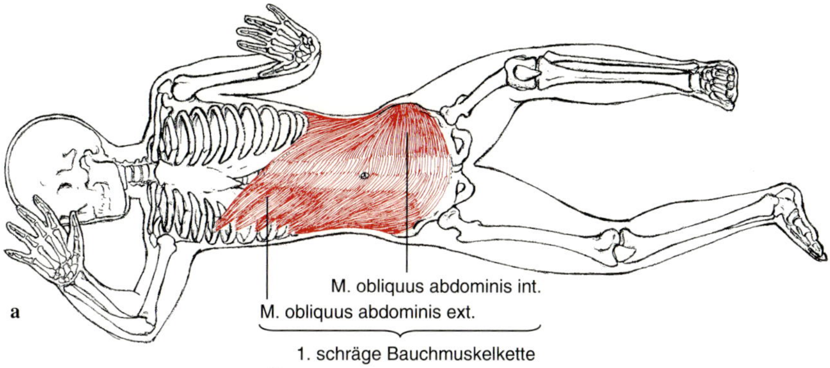
M. obliquus abdominis int.
M. obliquus abdominis ext.
1. schräge Bauchmuskelkette

**a**

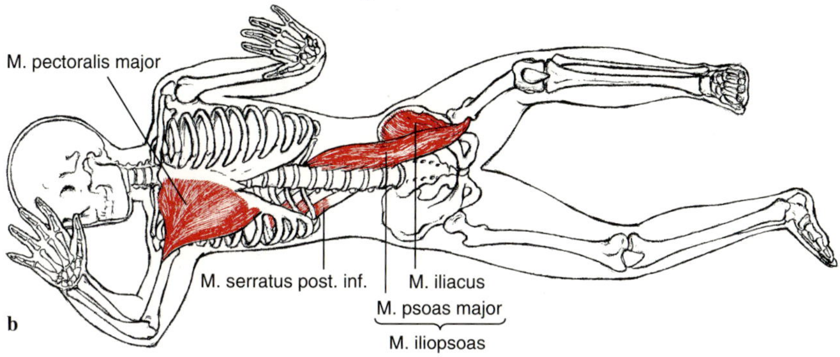
M. pectoralis major
M. serratus post. inf.
M. iliacus
M. psoas major
M. iliopsoas

**b**

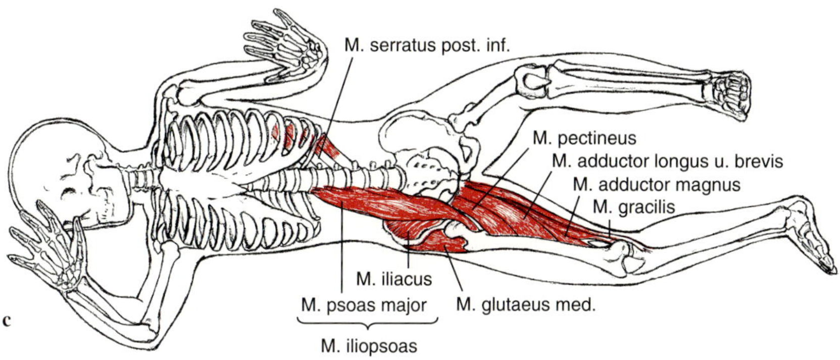
M. serratus post. inf.
M. pectineus
M. adductor longus u. brevis
M. adductor magnus
M. gracilis
M. iliacus
M. psoas major
M. glutaeus med.
M. iliopsoas

**c**

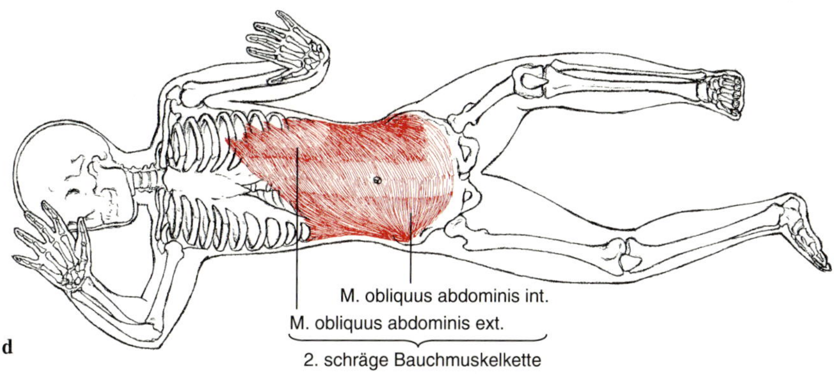
M. obliquus abdominis int.
M. obliquus abdominis ext.
2. schräge Bauchmuskelkette

**d**

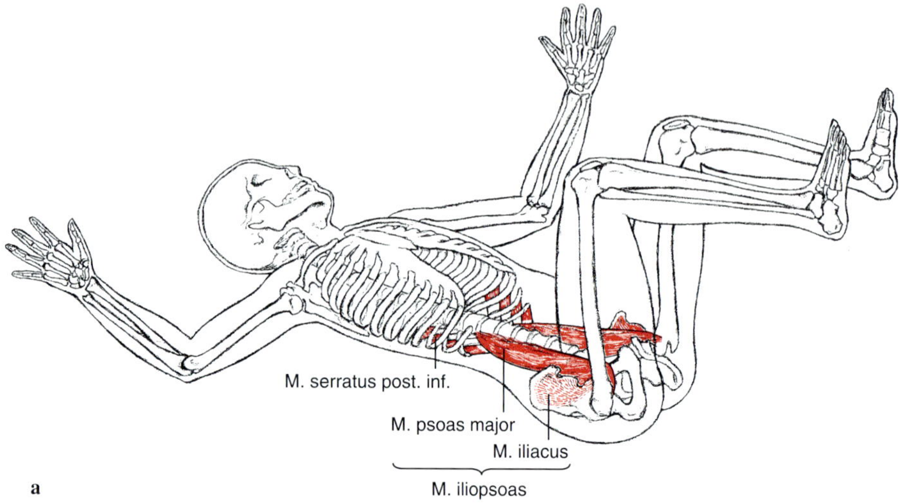


a

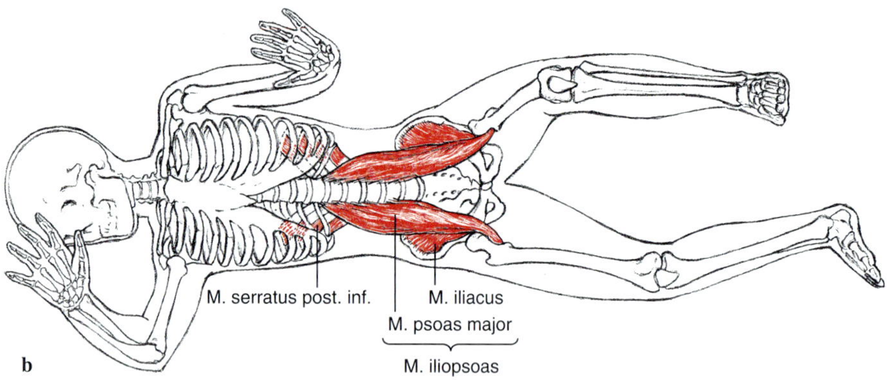


b

**Abb. 71 a, b.** Bei der 1. (**a**) und 2. Phase (**b**) des Reflexumdrehens kommt es zu einer extrem labilen Kräftesituation zwischen Mm. iliopsoas und Mm. serrati posteriores inferiores. Dies ist bei der 1. Phase oft mit stürmischer Becken- und Beinbewegung verbunden

In der 1. Phase des Reflexumdrehens war der M. iliopsoas beidseits mit der Wirkrichtung zur Wirbelsäule in haltender Funktion kontrahiert (s. Abb. 71 a, ebenso Abb. 47). In der 2. Phase des Reflexumdrehens bleibt er in Kontraktion, wobei er auf der untenliegenden stützenden Körperhälfte eine Wirkrichtung nach distal einnimmt (Abb. 70 c).

Zwischen M. iliopsoas und M. serratus posterior inferior kommt es – denn beide Muskeln stehen in 2 Ebenen schräg zur Wirbelsäule – beim Drehvorgang zu einer extrem labilen Kräftesituation. Dies kommt in der 1. Phase (Abb. 71 a) noch mehr zum Ausdruck als in der 2. Phase (Abb. 71 b) und kann wie folgt aussehen: Bei einer mehrere Minuten andauernden Reizung in der 1. Phase durch die Brustzone kann sich die Bewegungsdynamik durch stürmische ruckartige Extension des Beckens äußern, die bei Beugung der Beine oft mit einem Schleudern von Becken und Beinen von einer zur anderen Seite verbunden ist. Dies kann bei fixierten CP-Kindern und auch bei Erwachsenen, z. B. Paraplegien[4], vorkommen.

Hierbei hat man häufig den Eindruck, daß Beckengürtel und Beine in ein „Gerangel" der sich den Weg suchenden, global gesteuerten Muster geraten und daß die Gelenke dazu gezwungen werden, aus ihren bisherigen pathologischen Haltungs- und Bewegungsmustern auszusteigen.

Die neu entstandene Aktivität verhält sich dabei „dyskinetisch", bevor eine Reaktion nach Maß erreicht wird (s. S. 54), die zwangsläufig zu den Eigenschaften eines globalen automatischen Musters gehört. Denn das globale Muster befindet sich noch in der Ausbreitungsphase, es ist erst im Entstehen.

Voraussetzung für die oben beschriebene, oft sehr vehement entstehende Bewegungsdynamik ist die ständige Reizung aus der Brustzone.

Die interkostalen Muskeln – besonders die Mm. intercostales externi – werden dabei z. B. durch den Dehnungsreiz „irradiiert", und sie geraten in einen Kontraktionszustand, der sich über den gesamten Brustkorb ausbreitet. Bei gestreckter Wirbelsäule erweitern sich durch ihre Kontraktion die interkostalen Räume. Sie erweitern den Brustkorb, und es kommt zur Intensivierung der Atmung.

### 4.9.5
### Der M. serratus anterior als Initiator der schrägen Bauchmuskelkette beim Drehvorgang (Abb. 72)

Der M. serratus anterior setzt an den Rippen an und hat durch seine Beziehung zur Apertura thoracis inferior auch Einfluß auf die Funktion der schrägen Bauchmuskulatur, die an den Rippenbögen ansetzt. Hier ist der Ansatz des M. obliquus abdominis externus (Abb. 72 a). In der stabilen Rückenlage sind die Mm. serrati posteriores inferiores als Vorbereitung für die Beckenrotation beidseits kontrahiert (Abb. 72 b).

Wenn der Drehvorgang bei gestreckt gehaltener thorakaler Wirbelsäule beginnt, muß er sich im thorakolumbalen Übergang – dies ist der labilste Punkt der Wirbelsäule – und im gesamten thorakalen Bereich abspielen. In dieser Region liegt der in seinem Faserverlauf fast senkrecht zur Wirbelsäule an beiden Seiten des Rumpfes angespannte M. serratus anterior.

Der an der belasteten Rumpfseite liegende M. serratus anterior zieht bei der beschriebenen labilen „explosiven" Beckendrehung (s. S. 170) die Rippen der unten liegenden Seite nach lateral und dorsal, die Apertura thoracis inferior „auseinandersprengend". Er schließt sich mit seiner Kontraktion an die erste schräge Bauchmuskelkette an, die mit ihm am medialen Skapularand endet.

---

[4] Diese Patienten – bisher klinisch als total querschnittsgelähmt betrachtet – erweisen sich hierbei als therapeutisch zugänglich.

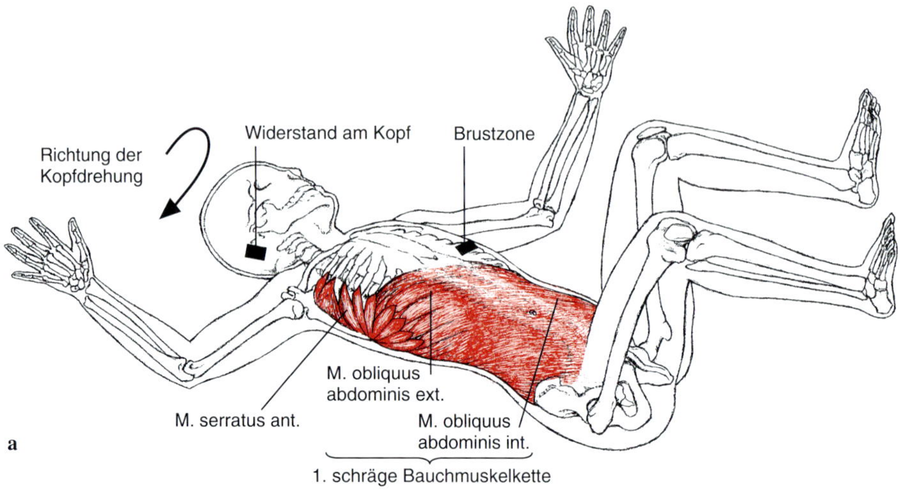


a

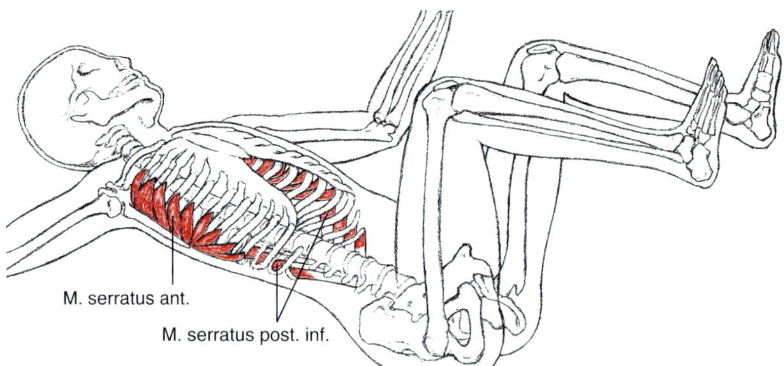


b

**Abb. 72 a.** Der M. serratus anterior versetzt als Thoraxrotator die erste schräge Bauchmuskelkette in Dehnung und verursacht ihre Kontraktion. Er ist Initiator ihrer lokomotorischen Funktion. **b** Bei der 1. Phase des Reflexumdrehens arbeiten die Mm. serrati anteriores und Mm. serrati posteriores inferiores auf beiden Körperhälften mit unterschiedlicher Kontraktionsintensität

## 4.9.6
## Der M. latissimus dorsi und seine Beziehung zur autochthonen Muskulatur beim Drehvorgang (Abb. 73)

Auf dem Weg von der 1. zur 2. Phase Reflexumdrehen ist der M. latissimus dorsi beim Zustandekommen des Stützpunkts Schultergelenk wesentlich beteiligt. Als Innenrotator setzt er an der Tuberositas tuberculi minoris des Humerus an und zieht mit seinen schrägen Fasern über den unteren Skapulawinkel zu den Dornfortsätzen der Brustwirbelsäule kaudalwärts bis in die Fascia lumbodorsalis. Er endet auf der Crista iliaca. Dieser große dorsale Muskel (italienisch M. grande dorsale) verbindet Schulter- und Beckengürtel. Im Muster des Reflexumdrehens

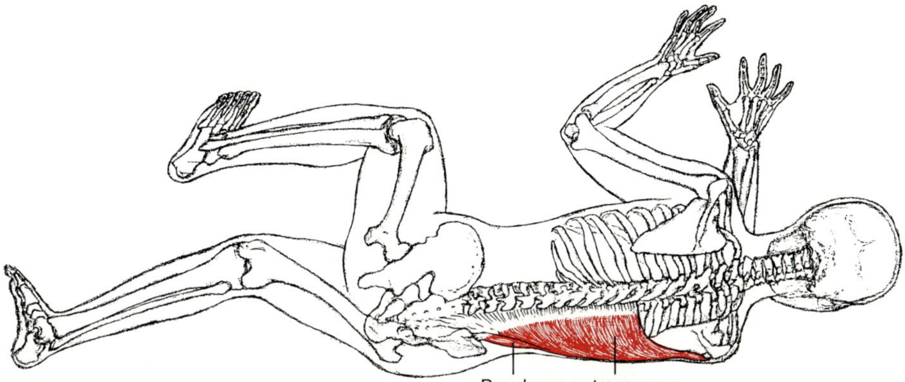


**Abb. 73.** Bei der 2. Phase des Reflexumdrehens wirkt die Pars longa des M. latissimus dorsi mit lokomotorischem Vektor auf den Rumpf. Die Pars transversa steuert die Rumpfrotation mit den schrägen Bauchmuskelketten. Über ihre Einwirkung auf die autochthone Muskulatur verwandeln sie die Wirbelsäule beim Drehvorgang aus der Seitlage in einen elastischen „Absprungstab". Dieser „schleudert" den Rumpf über ihre antigravitatorische Funktion bei intersegmentaler Streckung in den Krabbelgang.

wird er in der 1. Phase aktiviert. Denn bei der Zentrierung des Humeruskopfes entsteht auf beiden Körperseiten eine antagonistische Synergie der Außen- und Innenrotatoren.

Durch den aktiven Stütz auf dem Schultergelenk entsteht bei der Kontraktion des M. latissimus dorsi während des Drehvorgangs ein Vektor, der eine Bewegung mit klarer lokomotorischer Komponente initiiert. Dieser lokomotorische Vektor des M. latissimus dorsi wird beim weiteren Verlauf des Drehvorgangs über den schrägen Sitz zum Krabbelgang beibehalten.
In Synergie mit der ventralen Muskulatur steuert die Pars longa des M. latissimus dorsi bei Übertragung des Stützes von Schulter- auf Ellenbogengelenk (dieses ist der Weg zum schrägen Sitz) die Bewegung des Axisorgans nach lateral zum Ellenbogen. Gleichzeitig wird bei dieser Verlagerung des Stützpunkts von Schulter zu Ellenbogen das kaudale Ende des Axisorgans - das Becken - von der Pars longa des M. latissimus dorsi wie mit einer „Hebekranfunktion" am Hebel des Humerus hochgezogen und antigravitatorisch von einer Stelle zur anderen transportiert. Die Pars longa des M. latissimus dorsi kann beim Reflexumdrehen diese „hebende Kranfunktion" nur ausüben, weil sie am Becken zieht und dies als Anlage in der motorischen Ontogenese geplant und im ZNS vorprogrammiert ist.

Die fast senkrecht zur Wirbelsäule gelegenen Fasern der Pars transversa steuern im synergistischen Antagonismus mit der ventralen Muskulatur - d. h. mit beiden schrägen Bauchmuskelketten - die Rumpfrotation (s. Abb. 49, 50, 70). Hierbei hat der M. latissimus dorsi mit seinem punktförmigen Ansatz an der Christa tuberculi minoris eine antigravitatorische Funktion für den Rumpf. Sie geht über den Hebel des Humerus, der sich auf dem Wege zum „schrägen Sitz" in die Senkrechte stellt. Dabei wird der Stützpunkt vom Schultergelenk nach lateral auf den Ellenbogen übertragen.

Über die elastische Zügelung des M. latissimus dorsi kommt die gesamte kurze autochthone Muskulatur des thorakalen und lumbalen Gebiets in Funktion (s. auch S. 177). Über ihn wird die autochthone Muskulatur erreichbar, die für die kleinsten Winkelbewegungen in den einzelnen Wirbelsäulensegmenten verantwortlich ist. Nach Benninghoff (1964) S. 335 bildet der seitliche Latissimusrand „die Sehne des Wirbelsäulenbogens, dessen Krümmung er zu vergrößern trachtet, wenn der Arm feststeht."

Durch die Funktion des M. latissimus dorsi wird die Wirbelsäule beim Reflexumdrehen in den einzelnen Segmenten zu einem elastischen „Absprungstab" geformt. Dieser von der autochthonen Muskulatur gehaltene „Stab" hat dabei eine einzige Funktion: Das Körpergewicht aus der horizontalen Lage über die Rumpfdrehung in die Vertikale zu „schleudern". Ziel sind hierbei der Krabbelgang und der schräge Sitz (s. Abb. 76).

Am Beispiel des M. latissimus dorsi wurde darauf aufmerksam gemacht, daß die autochthone Muskulatur gesetzmäßig im Synergismus mit der übrigen Rumpfmuskulatur in die Reflexfortbewegungsmuster integriert ist. Man kann sich deshalb vorstellen, welch schwere und negative Folgen es haben muß, ein zerebralparetisches Kind auf die Füße zu stellen, wenn es dieses noch nicht selbständig und alleine tun kann. Kennt man die beschriebenen Muskelaktivitäten, wird die passive Vertikalisierung zur therapeutischen Absurdität, die der motorischen Entwicklung des Kindes schadet (s. 4.6.1, 4.10.7).

## 4.10 Der Drehvorgang im Schultergürtel

### 4.10.1 Der M. pectoralis minor und major mit seinen Synergisten Mm. rhomboidei und M. trapezius (Abb. 74)

Bei der 2. Phase des Reflexumdrehens geht die Richtung der Gewichtsverlagerung von der Schulter über den Ellenbogen später auf die geöffnete Hand. Bei diesem Drehvorgang zieht der M. pectoralis minor den Oberkörper zum Processus coracoideus (Abb. 74 a) (vgl. auch Abb. 52 und 60 a).

Dieser Muskel ist schon in der 1. Phase des Reflexumdrehens angespannt, aus der heraus er den Brustkorb übergangslos in die 2. Phase in die Seitenlage auf die Schulter stellt (s. 3.7.5), so daß die frontale Ebene des Brustkorbs senkrecht auf der Unterlage steht. Eine synergistische Funktion zu ihm hat M. pectoralis major. Die Fossa glenoidalis *gleitet* dabei über den Humeruskopf bis sie senkrecht auf ihm steht. Dieser Prozeß weist auf die kugelgelenkige Verbindung zwischen Schultergelenkpfanne und Humeruskopf hin. Im Gegensatz zum Hüftgelenk, das eine Enarthrose ist, ist das Schultergelenk jedoch ein offenes sphärisches Gelenk, dessen flache Pfanne nur durch den Anulus fibrosus etwas vertieft wird.

Weil der lange elastische Hebel – aus beiden Claviculae und Manubrium sterni bestehend – die Schultergürtelrotation von der Rücken- in die Seitenlage nur schwerlich zuläßt, kann der M. pectoralis minor den Brustkorb nur mit einer verhältnismäßig langsam sich steigernden Kontraktion aus der Rücken- in die

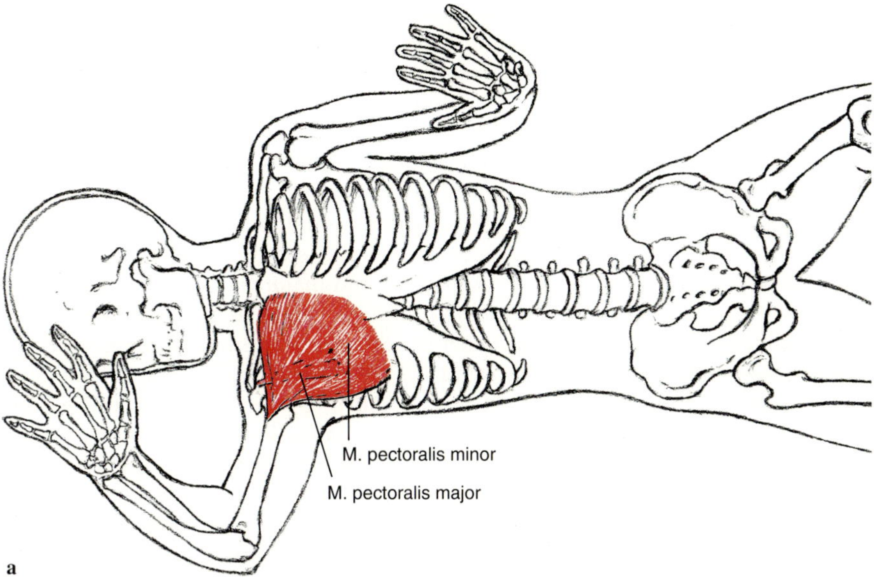


a

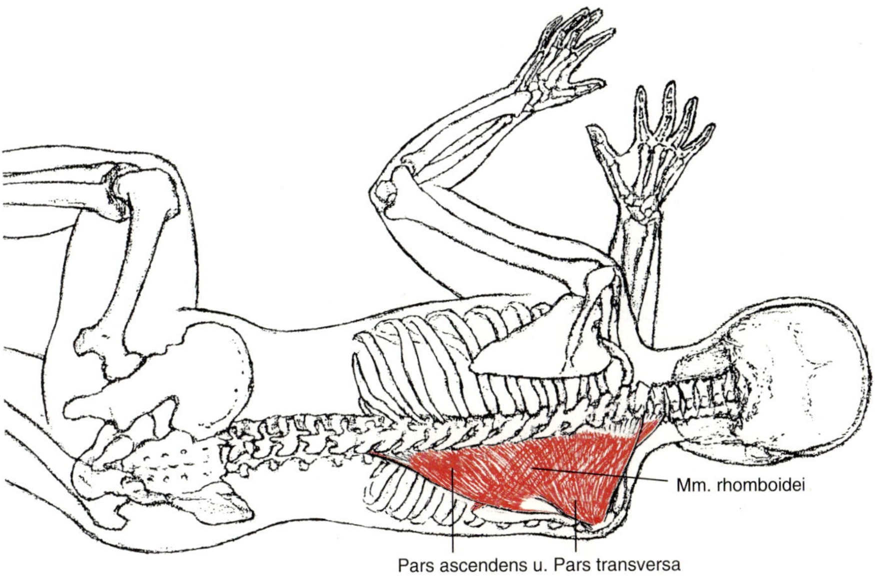


b

**Abb. 74. a** Bei der 2. Phase des Reflexumdrehens gleitende Rotation der Fossa glenoidalis auf dem Humeruskopf durch M. pectoralis minor sowie Pars sternalis und clavicularis des M. pectoralis major. Diese Muskeln richten beim Drehvorgang den Brustkorb aus der Rückenlage übergangslos in die Seitenlage auf. **b** Mm. rhomboidei sowie Pars transversa und Pars ascendens des M. trapezius als antagonistische Synergisten der ventralen Thoraxrotatoren. Sie haben Einfluß auf die segmentale Drehung der Wirbelsäule.

Seitenlage bringen. Der Faserverlauf von M. pectoralis major und minor liegt annähernd parallel zum medialen und unteren Trapezanteil.

Die dorsal gelegenen Muskeln haben in der 1. Phase des Reflexumdrehens eine Wirkrichtung nach medial zur Wirbelsäule. Um zur 2. Phase zu gelangen, muß sich auf der stützenden Körperhälfte der Kontraktionszustand der Muskulatur ändern (Abb. 74 b). Sie gerät in einen antagonistischen Synergismus mit der Primärfunktion der ventralen Rumpfrotatoren.

Richtungsweisend für die synergistische Funktion dieser dorsalen Muskulatur mit M. pectoralis minor und major ist auch ihr Faserverlauf. Man kann beide Trapeziusanteile und den M. pectoralis minor und major (Pars sternalis und clavicularis) mit 2 gegeneinander gestellten Fächern vergleichen, deren Spitzen zu dem Schultergelenk zeigen, zu dem sich der Stützpunkt verlagert. Beim synergistischen Verhalten der dorsalen Muskulatur stehen jedoch die Mm. rhomboidei im Vordergrund. Ihre Fasern haben ihren Ursprung von C 6 bis Th 4. Die Pars transversa und Pars ascendens des M. trapezius haben ihren Ursprung von Th 2 bis Th 12. Durch ihre Kontraktion gerät die Wirbelsäule bis zum Gipfel der „primitiven infantilen Kyphose" in Streckung (s. S. 88, 3.4, 4.6.2). Mit ihrer nach distal gerichteten Aktivierung ist die gesamte drehbare Wirbelsäule angesprochen. Werden diese flachen dorsalen Muskeln aus einem pathologischen Koordinationssystem – wie es z. B. bei zerebralen Bewegungsstörungen, Myopathien oder Skoliosen vorherrscht – mit der Reflexlokomotion aktiviert, verläuft ihre Kontraktion oft metamerisch, beginnend mit Kontraktionsfaszikulationen, die häufig von segmentaler Hyperämie und sudomotorischen Reaktionen begleitet werden (s. S. 34, 142).

### 4.10.2
### Das Schulterblatt – Vom stützenden Knochen zum Os interpositum im Drehvorgang

Bei der 1. Phase des Reflexumdrehens wird die Rückenlage zur Stützbasis, die – bildlich ausgedrückt – vom massiv kontrahierten M. trapezius umrahmt wird (s. Abb. 46, 47, 69 a).

Wenn „Stützbasis" gesagt wird, denkt man zwangsläufig an Stabilität. Beim Reflexumdrehen ist sie jedoch labil. Auf dem rhombusförmigen M. trapezius liegt das Axisorgan, sich von der Protuberantia occipitalis externa kaudalwärts bis zum 12. Brustwirbel stützend. Das Axisorgan ist über den M. trapezius an die Dornfortsätze des 7. Hals- und 12. Brustwirbels angebunden und außerdem über die Mm. rhomboidei (sie kommen von C 6 bis Th 4) an beiden Schulterblättern befestigt.

Im dynamischen Ablauf des Reflexumdrehens sind beide Schulterblätter laterale Eckpfeiler des stützenden Rhombus. In dieser Funktion sind sie durch den oberen Trapeziusanteil an das stützende Hinterhaupt gebunden, der als kranialster Punkt des Rhombus zugleich Scheitelpunkt dieser labilen rhombusförmigen Stützbasis ist. Am kaudalen Punkt dieser Stützbasis werden Beckengürtel und Beine – das sind bei Säuglingen etwa ein Drittel des Körpergewichts – gegen die Schwerkraft getragen. Hierbei ist die gesamte Körperhaltung in sehr labiler Weise aktiviert. Dabei geht die ventrale muskuläre Bindung vom Becken zum Brustkorb über die Bauchmuskulatur, während die dorsale Bindung über M. quadratus lumborum und M. serratus posterior inferior geht (s. Abb. 68).

Trotz dieser äußerst labilen Körperhaltung ist die ausgewogene Haltearbeit der eben erwähnten Muskulatur gewährleistet. Hierbei kommt die stützende Funktion der beiden flachen Knochen (Scapulae) zum Tragen.

Wenn der Drehvorgang entsteht, verlagert sich der Stützpunkt nach *lateral.* Bei diesem Manöver hört das kraniale Ende der bisherigen Stützbasis – das Hinterhaupt – auf, als Stützpunkt zu existieren. Auch die Skapula der früheren Gesichtsseite gibt ihre Stützfunktion auf. Auf diese Weise wird die Skapula der früheren Hinterhauptsschulter – nun unten liegend – Os interpositum, denn die Stützbasis des Rumpfes beginnt zu „wandern", wird schmaler, und jetzt in Seitenlage wird das Schultergelenk zum Stützpunkt, während der Kopf frei getragen wird.

Der Weg zum unten liegenden Schultergelenk geht über diese Skapula. Als Os interpositum in Muskelketten eingebettet, wird die Kraftwirkung der ausführenden Muskelketten beim Reflexumdrehen in der 2. Phase über die dreieckige Konfiguration der Skapula hinweg gezielt auf das stützende Schultergelenk geführt.

### 4.10.3
### Die abdominale Atmung, die Harrison-Furche und die segmentale Drehung der Wirbelsäule

Die schräge Bauchmuskelkette (s. auch Abb. 72 a) ist an den unteren Rändern der 7.–12. Rippe unterbrochen. Diese Unterbrechung entsteht zwischen M. obliquus abdominis externus und M. serratus anterior und deckt sich mit dem Ansatz des Zwerchfells, das an der Innenseite des Brustkorbs befestigt ist. Der M. serratus anterior ist Fortsetzung und Glied der ersten schrägen Bauchmuskelkette, die auf den unteren Brustkorbrand, die Apertura thoracis inferior wirkt. Die erste schräge Bauchmuskelkette ist sowohl Initiator für die Beckenrotation als auch für den Stütz auf das unten liegende Schultergelenk (Abb. 75).

Der Brustkorb rachitischer Kinder wurde Mitte letzten Jahrhunderts von Harrison beschrieben. Er ist abgeflacht und seitlich eingezogen. In der pathologischen Entwicklung der Zerebralparese ist diese Harrison-Furche immer vorhanden. Sie entsteht durch mangelhafte kostale Atmung und durch Überwiegen der Bauchatmung (s. S. 101 und 2.7.4). Die Einziehung des Brustkorbs fixiert sich entlang des *Zwerchfellansatzes*, wenn der Kontraktion des Zwerchfells – wie z. B. bei der Zerebralparese – keine oder nur eine ungenügende Ausbreitung des kranialen Brustkorbbereichs entgegengesetzt wird (Vojta 1959).

Beim Reflexumdrehen entsteht die erste schräge Bauchmuskelkette. Sie geht vom M. obliquus abdominis internus der Gesichtsseite über den M. transversus abdominis zum M. obliquus abdominis externus der Hinterhauptsseite, setzt an der Apertura thoracis inferior der Hinterhauptsseite an und wird über den M. serratus anterior der unten liegenden Rumpfseite weitergeleitet. Beim Drehvorgang des Rumpfes werden die Rippenbögen der unten liegenden Körperseite

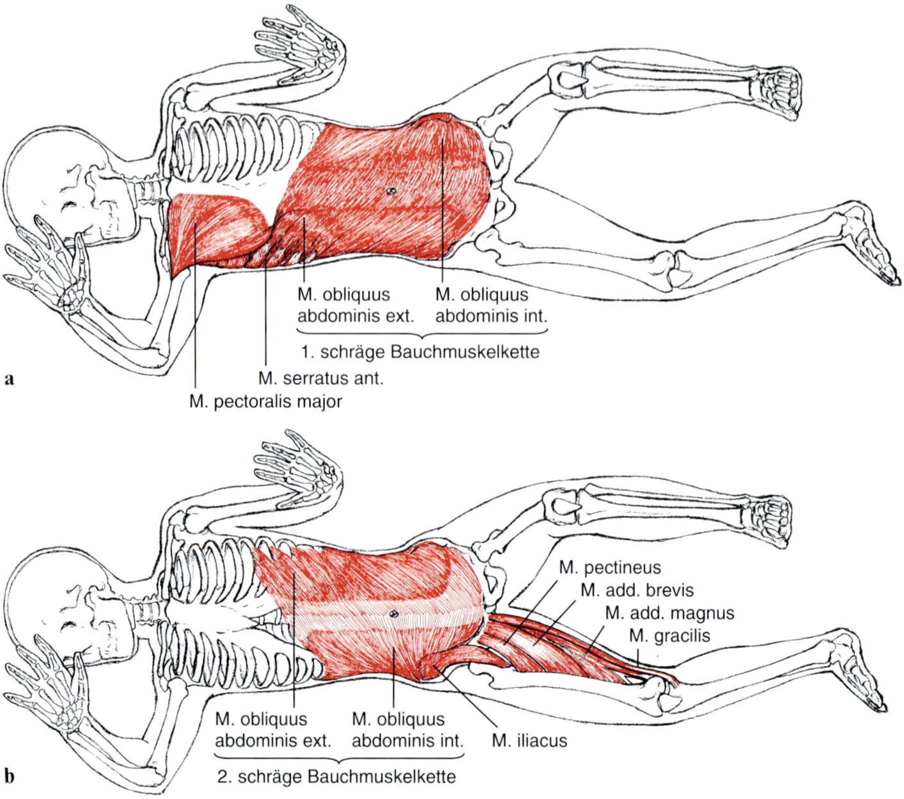


**Abb. 75. a** Bei der 2. Phase des Reflexumdrehens ist die erste schräge Bauchmuskelkette Initiator für Beckenrotation und Stütz auf das Schultergelenk. Sie ist zwischen M. obliquus abdominis externus und M. serratus anterior unterbrochen, hier befestigt sich an der Innenseite des Thorax das Zwerchfell. Das Reflexumdrehen beeinflußt Harrison-Furche, Zwerchfellkontraktion, kostale Atmung, Beckenboden und Bauchpresse. **b** Die zweite schräge Bauchmuskelkette sorgt für Schultergürtelrotation, Stütz auf das Hüftgelenk und verstärkte Kontraktion von Bauchpresse und Beckenboden. Die Adduktoren und Außenrotatoren sind Synergisten dieser Funktion

durch diese Muskelkette heruntergezogen (s. 4.9.5). Somit trägt diese Kette gleichzeitig zur Verstärkung der Bauchpresse und zur Verstärkung der kostalen Atmung bei.

Zur Aktivierung der 2. Phase des Reflexumdrehens kann bei Anwendung der Reizzone „Spina iliaca anterior superior" Widerstand angesetzt werden. Hierdurch wird über die Bauchmuskeln eine elastische Kraft in Gang gesetzt, die eine aufrichtende Wirkung auf die Wirbelsäule hat (s. 4.9.6). Die Bauchmuskulatur hat über die Rotation der Körperlängsachse einen dehnenden Einfluß auf die einzelnen thorakalen Segmente und bewirkt darüber eine Kontraktion der autochthonen Muskulatur, die die eigentliche Streckmuskulatur der Wirbelsäule ist. Laut Benninghoff-Goerttler (1964) richtet die schräge Bauchmuskulatur die Wirbelsäule wie einen Mast auf, weil hierbei auch eine Drehung zwischen den einzelnen

Wirbelsäulensegmenten bis zum unteren thorakalen Gebiet stattfindet. Die gestreckte Brustwirbelsäule hat im thorakalen Bereich einen Rotationswinkel von ca. 90°, der sich auf 12 Segmente verteilt. Das größte Rotationsausmaß liegt jedoch im Bereich Th 10 bis Th 12, wo sich auch beim jungen Säugling die infantile Kyphose befindet. Ohne die Wirbelsäulenaufrichtung ist die Drehung der einzelnen Segmente in der pathologischen Motorik nicht möglich. Durch die Behandlung mit der Reflexlokomotion können wir unkoordinierte Muskelfunktionen im Zusammenhang mit Harrison-Furche, Zwerchfellkontraktion, verminderter kostaler Atmung etc. bei rechtzeitigem Therapiebeginn beheben oder mindestens grundsätzlich verbessern. Dies wurde anhand einer großen Zahl von CP-Kindern im Vorschul- und Schulalter nachgewiesen (Vojta 1959) und ist auch bei anderen Körperhaltungsstörungen möglich.

## 4.10.4 Die Muskulatur der Bauchdecke

Die Bauchmuskulatur ist die weiche Verbindung des Oberkörpers – genauer gesagt, des Thorax – zum Beckengürtel. Bildhaft ausgedrückt ist die Bauchdecke die ventrale Verbindung zwischen „Brust- und Beckenkorb". Beide „Körbe" sind bei Stützfunktionen über die Bauchdecke eng miteinander verbunden. Eine zentrale Rolle spielen hierbei die Mm. recti abdominis, die sich in der Vagina communis miteinander verbinden. Hier sind auch alle schrägen und seitlich verlaufenden Muskeln des Abdomens angeheftet. In der motorischen Pathologie ist die Kontraktion der schrägen Bauchmuskelketten „ungeordnet", sie ziehen nach lateral, kranial und caudal zu ihrem festen knöchernen Ansatz. Kraß ausgedrückt: Sie arbeiten so chaotisch durcheinander, daß sie die Vagina communis der Mm. recti abdominis bis zum Entstehen einer Rektusdiastase auseinanderziehen. Von mehreren Hundert Kindern mit infantiler Zerebralparese hatten im Vorschulalter (3–6 Jahre) 95 % eine Diastase der Mm. recti abdominis[5]. Dieser Prozentsatz verringerte sich im Alter von 10–15 Jahren auf 60 %, nachdem viele dieser Patienten mit der Reflexlokomotion behandelt wurden (Vojta 1959). Auch die Einziehung der Rippen am Zwerchfellansatz (Harrison-Furche) ging zurück.

Wird bei einem *gesunden* Neugeborenen die erste Phase des Reflexumdrehens durchgeführt, kommt es direkt zur globalen motorischen Antwort, so daß sich die gesamte Bauchwand *ohne* Diastase der Mm. recti abdominis kontrahiert. Die Mm. recti abdominis sind dabei beidseits kontrahiert. Ihre Wirkrichtung geht nach kranial. Dabei müssen sie – ihr punktförmiger Ansatz ist am Tuberculum pubicum und ihr verhältnismäßig breiter Ursprung am unteren und mittleren Rand der Apertura thoracis inferior – den unteren und mittleren Teil des M. obliquus abdominis internus in einen Stretchzustand versetzen. Damit wird eigentlich eine Wirkrichtung der Mm. obliqui abdominis interni nach kaudal und lateral provoziert. Dies geschieht jedoch nicht, denn Beine und Beckengürtel be-

[5] Ergebnisse aus dem Therapiezentrum für CP-Kinder, Železnice, ČSR, 1954–1959.

wegen sich nach kranial und es kommt zur Beckenextension bei nach kranial verlagertem Körpergewicht.

Daraus läßt sich schließen: Schon am Anfang der Aktivierung durch die Brustzone gerät die gesamte Bauchwand in einen aktiven Zustand mit dem Ziel eine Haltefunktion der Bauchdecke zustande zu bringen, die Beckengürtel und Beine trägt (s. 4.10.2). Die Bauchmuskulatur gerät in eine konzentrisch zum Nabel gerichtete Haltefunktion. Hierbei spielen Mm. recti abdominis wegen ihrer anatomischen Situation eine wichtige Rolle. Denn ihr punktförmiger Ansatz medial vom Tuberculum pubicum steht in großem Kontrast zu ihrem breiten Ursprung an der unteren Thoraxapertur (medial vom Proc. ensiformis des Brustbeins bis lateral zum Bogen der 7. Rippe). Ihre Kontraktion versetzt die Mm. intercostalis externi in einen dauernden Stretchzustand, der bei der Einatmung zur Elevation der Rippen führt und rückwirkend die Dehnung der Verbindung zwischen den Scheiden der Mm. recti abdominis in der Linea alba zur Folge hat.

Bei der Dehnung dieser Verbindung wird die dehnende Kraft gespeichert und bei der Ausatmung freigesetzt. Dieser Mechanismus wirkt *formend* auf die Entwicklung der *Linea alba*, allerdings nur unter der Voraussetzung, daß die Koordination der Bauchdeckenmuskulatur normal ist. Die Rectusdiastase ist ein gemeinsamer Mangel der Koordination der ventralen Muskulatur, besonders bei der ICP (Vojta, 1959).

Bei Anwendung der Reflexlokomotion weist die mangelhafte „Rundung" des Nabels auf direkt funktionelle Mängel bestimmter Bauchdeckensegmente hin. Außerdem signalisiert eine nicht abgerundete Nabelform beim dynamischen Prozeß der Reflexlokomotion eine mangelhafte Stützfunktion im Schulter- und Beckengürtelbereich. Der Abrundungsmangel zeigt sich in der Richtung, wo während der Reflexlokomotion die mangelhafte Stützfunktion – entweder am Schulter- oder Hüftgelenk oder an beiden Schlüsselgelenken gleichzeitig – vorherrscht.[6]

Wird ein pathologisches Kind mit Störung der posturalen Steuerung oder ein CP-Kind mit Blockade der posturalen Ontogenese z. B. mit anderen Formen der Bewegungstherapie zum Sitzen hochgezogen, geht die Wirkrichtung der Mm. recti abdominis immer zum Tuberculum pubicum. Dies geht nicht nur mit einer Rectusdiastase einher, sondern wirkt zwangsläufig auch gegen die Kriterien der motorischen Ontogenese.

### 4.10.5 Phasenwechsel beim Drehvorgang in der 2. Phase des Reflexumdrehens

Der Phasenwechsel oder die Phasenumkehr (s. 4.1.2) wird durchgeführt, indem im schnellen Wechsel

a) über die erste schräge Bauchmuskelkette der Schultergürtel mehr belastet wird (s. Abb. 75 a),

[6] Hinweis von Frau D. Wassermeyer, leitende Krankengymnastin, Kinderzentrum München, 1985.

b) über die zweite schräge Bauchmuskelkette der Beckengürtel mehr belastet wird (s. Abb. 75 b).

Hierfür werden gleichzeitig entweder die beiden sich gegenüberliegenden Zonen Spina iliaca anterior superior und medialer Skapularand oder M. glutaeus medius und Akromion gereizt (s. 4.2).

Bei der Phasenumkehr kommt es, besonders wenn der Zonenwechsel schnell und plötzlich vor sich geht, sehr rasch zur massiven Spannung im ganzen Axisorgan. Hierbei streckt sich die Wirbelsäule im Sinne von Benninghof wie ein Mast.

## 4.10.6 Hinweise zum Drehvorgang in der motorischen Entwicklung

Das Reflexumdrehen enthält direkte Parallelen zur motorischen Entwicklung des Menschen. Es enthält dieselben kinesiologischen Elemente, wie sie sich in der motorischen Ontogenese vom Neugeborenenalter bis zum Ende des 3. Trimenons verwirklichen.

Aus dem schrägen Sitz (Abb. 76 a), bei dem sich das Kind seitlich auf Hand und Unterschenkel stützt, kommt es in den Krabbelgang. Dabei wird der Beckengürtel zum stützenden Arm drehend hochgehoben, besser gesagt hochgezogen (Abb. 76 b).

Die 2. Phase des Reflexumdrehens verläuft in denselben Bewegungsabläufen und Muskelsynergien, wie sie auch in der motorischen Entwicklung bei der Bewegung aus der Seitenlage in den Krabbelgang und der Vertikalisierung bis zum Stand zum Tragen kommen.

a

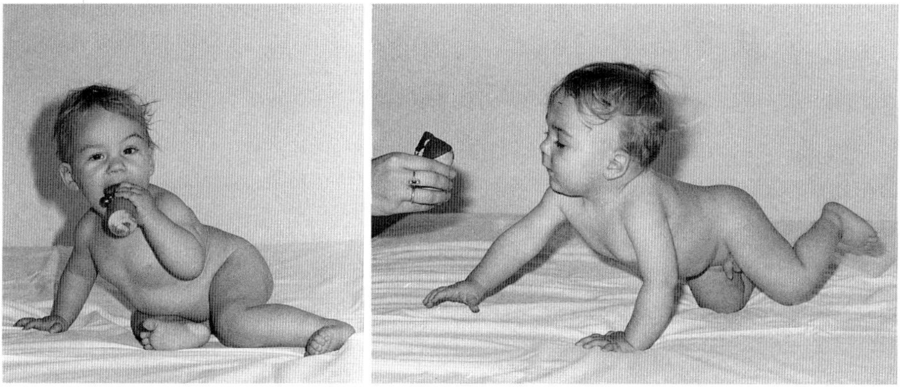

b

**Abb. 76 a, b.** Aus dem schrägen Sitz zum Krabbeln. **a** Schräger Sitz mit stützender Hand (s. auch Abb. 22 und 56 b). **b** Aus dem schrägen Sitz wird das Becken über den stützenden Arm zum Krabbelgang hochgedreht

### 4.10.7 Der aktive Vertikalisierungsprozeß beim Reflexumdrehen im Vergleich zu anderen Formen der Bewegungstherapie

Bei der Bewegungstherapie sollte man nicht nur in der Pädiatrie, sondern auch in der Rehabilitation Erwachsener – dies gilt für periphere Paresen, Haltungsanomalien und auch für zerebrale motorische Störungen – die gesetzmäßigen Mechanismen der pathologischen motorischen Entwicklung des Kindes vor Augen haben: Bei den Erwachsenen hat zwar vor der Erkrankung eine Muskelfunktionsdifferenzierung stattgefunden, sie wurde jedoch zerstört oder – wie bei transversalen Läsionen des Rückenmarks oder bei Meningomyelozelen (s. dazu S. 104 u. Bauer, Vojta 1979) – unterbrochen. Bei der Polyradikulomyelitis wird sie z.B. zerstört. Ein Verlust der Muskelfunktionsdifferenzierung besteht auch bei sekundären Skoliosen und idiopathischen Skoliosen.

Die mangelhafte Muskelfunktionsdifferenzierung und die damit zusammenhängenden gesetzmäßigen Mechanismen abnormaler Bewegung sind in der üblichen motorischen Rehabilitation weitgehend unbekannt. Statt dessen werden sowohl für die ventrale als auch für die dorsale Muskulatur Übungen in sagittaler Ebene oder diagonale Rumpfmuster durchgeführt. Diese Übungen setzen jedoch voraus, daß der Patient über die normalen Bewegungsmuster verfügt und die Vertikalisierungsentwicklung abgeschlossen hat. Hierbei wird in der dorsalen Muskulatur oft ein Stretchzustand hervorgerufen, der sie zu einer *atypischen* Kontraktion provoziert. Besonders gravierende Auswirkung hat das bei der infantilen Zerebralparese vor allem bei den mehr passiven als aktiven Dreh- und Aufsetzübungen, z. B. bei der Tensionsathetose, die dabei geradezu in die opisthotone Haltung gezwungen wird (s. Vojta [5]1988).

Bei motorischen Behinderungen ist die ventrale Muskulatur in ihrer synergistischen Aktivität zur dorsalen Muskulatur immer gestört, um welche Bewegungsstörung es sich auch immer handeln mag. Diese mangelhaft arbeitenden Muskelgruppen können durch *globale Fortbewegungsmuster*, bei denen neben der Bauch- und Rückenmuskulatur vor allem die außenrotatorisch arbeitende Muskulatur der Schlüsselgelenke antigravitatorische Arbeit leistet, in synergistische Funktion gebracht werden.

Im Synergismus globaler Fortbewegungsmuster, die immer einen reziproken Charakter haben, spielen die autochthonen Muskeln eine vorrangige Rolle, weil nur durch sie die Steuerung des zentralen Geschehens – die Aufrichtung der einzelnen Segmente der Wirbelsäule – übernommen werden kann.

Für Vertikalisierungsprozesse bietet sich neben dem Reflexkriechen vor allem das ontogenetische Elemente beinhaltende Reflexumdrehen an, bei dem die autochthone Muskulatur die Wirbelsäule wie einen elastischen Absprungstab formt und in die Senkrechte bringt (s. 4.9.6, 4.10.3).

# Literatur


Bauer H (1989) Anwendungsbereiche des Therapiekonzeptes nach Vojta. Z. Kinderarzt 20/2:175-186

Bauer H, Vojta V (1979) Möglichkeiten der Rehabilitation bei Menignomyelodysplasien. Mschr. Kinderheitlkunde 127, 351-353

Benninghoff A, Goerttler K (1964) Lehrbuch der Anatomie des Menschen, 9. Aufl., Bd I. Allgemeine Anatomie und Bewegungsapparat. Urban & Schwarzenberg, München

Brazelton TB (1984) Neontal behavioral assessment scale. Spastics International, London (Clinics in developmental medicine, vol 88)

Brodal A (1949) Spinal afferents to the lateral reticular nucleus of the medulla oblongata in the cat. An experimental study. J Comp Neurol 91:259-295

Chung-Sik Chun (1983) Erfahrungen mit den Lagereaktionen nach Vojta bei pädiatrisch gesunden Säuglingen in Seoul. Kinderarzt 14/6:731

Costi GC, Radice A, Raggi A et al. (1983) Vojtas seven postural reactions for screening of neuromotorial diseases in infants. Research of 2 308 case. Pediatr Med Chir 5/1–2:59-65

Futagi Y, Tagawa T, Otani K (1992) Primitive reflex profiles in infants: differences based on categories of neurological abnormality. Brain and Development, 14, 294-298

Grillner S (1975) Locomotion in vertebrates: central mechanisms and reflex interaction. Physiol Rev 55/2:247-304

Grillner S (1985) Neural control of vertebrate locomotion - Central mechanisms and reflex interaction with special referance to the cat. In: Barns, W.J.P., Gladden, M.H., Feedback and motor control in invertebrates and vertebrates. 35-37, London

Klein-Vogelbach S (1984) Funktionelle Bewegungslehre, 3. Aufl. Springer, Berlin Heidelberg New York Tokyo

Kolarova ZI (1968) Physiologie der höheren Nerventätigkeit beim Säugling [russisch]. Medicina, Moskva S. 46-51

Lajosi F, Bauer H, Avalle C (1980) Early diagnosis of central motor disturbances by postural reflexes after Vojta. XIV. Int Congress of Pediatrics, Barcelona

Laufens G, Seitz S, Staenicke G (1991) Vergleichende biologische Grundlagen zur angeborenen Lokomotion, insbesondere zum „reflektorischen Kriechen" nach Vojta. Krankengymnastik 43: 448–456

Linc R (1967) Bindegewebiger Anteil in der autochthonen Muskulatur. Habilitationsvorlesung in der Purkyne Gesellschaft, November 1967. Protokoll der Purkyne Gesellschaft

Máček J (1965) Änderung der Vitalkapazität bei jugendlichen Asthmatikern. (Vortrag, Jahreskonferenz der pädiatrischen Fakultät der Karls Universität, Prag, April 1965 [tschechisch]

Magnus R, de Kleijn A (1924) Körperstellung. Springer, Berlin

Niethard FU (1987) Die Vorbehandlung der kongenitalen Hüftgelenkluxation mit krankengymnastischer Therapie auf neurophysiologischer Basis. Z Orthop 125:28-34

Niethard FU, Kempf H (1987) Neurophysiologische Aspekte zur Ätiologie und Pathogenese der kongenitalen Hüftgelenksluxation. Z Orthop 125:22-27

Schirm H, Sadowsky K, Faus-Keßler T (1986) Münchner Pädiatrische Längsschnittstudie. Früherkennung neuromotorischer Entwicklungsstörungen im Vorschulalter. Fischer, Stuttgart

Sobotta J, Becher H (1957) Atlas der deskriptiven Anatomie des Menschen, 1. Teil, 5. Aufl. Urban & Schwarzenberg, München, S 226

Stierle I (1987) Neurophysiologische Behandlungsmethode bei Paraplegie - Vojta (Vortrag 6. Heidelberger Orthopädie Symposium 27.–30.5.1987. ZVK u. Stiftung Orthop. Univ.-Klinik Heidelberg)

Thiessen-Hutter M (1982) Psychologie und Neurophysiotherapie Vojtas. Enke, Stuttgart

Tizzard JM, Paine RS, Crothers B (1954) Distribution sensation in the children with hemiplegia. JAMA 155:623

Tomi M (1985) Zur Früherkennung und Frühbehandlung bei Kindern mit cerebralen Bewegungsstörungen in Japan. In: Hellbrügge T (Hrsg) Entwicklungsrehabilitation und Behindertenhilfe in Japan und der Bundesrepublik Deutschland. Hansisches Verlagskontor, Lübeck, S 35-52)

Véle F, Vojta V, Ackermannová B (1962) Reflex loosening of spasticity in spastic infantile syndrome. Czechoslovak EMG meeting. Hradec Králové, June 21 and 22 1962. Electromyography 2/3 (abstracts)

Vojta V (1956) Abstützversuch in der Kinderneurologie (tschechisch). Csl Neurologie 19:204

Vojta V (1959) Beitrag zur Pathogenese der Harrisonschen Grube aus der Sicht der ventralen Muskulatur bei CP-Kindern. (Vortrag 3. Int Kongreß der Kinderneurologie. Marianske Lážn, ČSFR, April 1959

Vojta V (1962) Ontogenese des spastisch infantilen Syndroms. (Vortag, Neurologische Gesellschaft der ČSFR, Prag, April 1962)

Vojta V (1964) Reflexnachlassen der Spastizität. Vortrag, Neurologische Gesellschaft ČSFR, Prag, 21.4.1962. Čsl Neurologie 27/5:229

Vojta V (1965 a) Die Frühdiagnostik des spastischen infantilen Syndroms. Beitr Orthop Traumatol 12:543

Vojta V (1965 b) Rehabilitation des spastischen infantilen Syndroms. Eigene Methodik. Beitr Orthop Traumatol 12:557

Vojta V (1966) Reflexkriechen in der Rehabilitation der Bewegungsstörungen bei Kindern (tschechisch). Čsl Neurologie 29:234

Vojta V (1968) Reflexkriechen und seine Bedeutung für krankengymnastische Frühbehandlung. Z Kinderheilkd 104:319

Vojta V (1969 a) Creeping as a component part of rehabilitation therapy of motor disturbance in children. In: Obrda K (ed) The use of reflex mechanisms in reeducation of mobility. Balnea, Prague, p 286-289

Vojta V (1969 b) Ein neuer Lagereflex in der Frühdiagnostik des Zerebralschadens beim Neugeborenen und Säugling. Z Orthop 107:1

Vojta V (1969 c) Zur Problematik und Diagnostik der Kleinhirnsymptomatologie im frühen Kindesalter. Z Kinderheilkd 105:80

Vojta V (1970) Reflexumdrehen als Bahnungssystem in der menschlichen Fortbewegung. Z Orthop 108:446

Vojta V (1971 a) Normale Entwicklung des Kindes von der Geburt bis zum Alter von 3 Jahren. In: Allgemeine Entwicklungsneurologie (tschechisch). Avicenum, Prag, S 222-242

Vojta V (1971 b) Entwicklung der pathologischen Bewegungssyndrome des Kindesalters (tschechisch). In: Allgemeine Entwicklungsneurologie. Avicenum, Prag, S 155-209

Vojta V (1971 c) Reflexfortbewegung als Bahnungssystem in der Rehabilitation des zerebralparetischen Kindes. In: Spastisch gelähmte Kinder. Int Kongreß, Düsseldorf, Oktober 1969. Thieme, Stuttgart, S 181

Vojta V (1976 a) Prognosis der symptomatischen Risikokinder bei konsequenter Frühbehandlung. In: Hager H et al. (Hrsg) Sensomotorische Störungen bei frühkindlichen Hirnschäden. Int Symp 16.–18.5.1975, Gießen. Hansisches Verlagskontor, Lübeck, S 115-121

Vojta V (1976 b) Handwurzelreflex. (Vortrag in Mainz, Festtagung des Landesverbandes der Krankengymnasten Rheinland-Pfalz, Mai 1976)

Vojta V (1978) Differentialdiagnostisches Zeichen zwischen spastischer und dyskinetischer Bedrohung. Pädiatr Praxis 19/3:465-466

Vojta V (1979) Gli problemi physilogici therapeutici nella aplazzione della lokomozione reflex a Vojta. (Vortrag, Tavola rotonda, Instituto Carlo Erba, Milano, 19.5.1979)

Vojta V (1981) Kinesiologische Screening-Untersuchung bei der cerebralparetischen Bedrohung. Int Symp: Screening- und Vorsorgeuntersuchungen im Kindesalter. München, 28./29.11.1981

Vojta V (1983) Die wesentlichen Grundzüge der Behandlung nach Vojta. Überregionale Fachtagung „Aufgaben und Grenzen der Krankengymnastik heute“ 23.10–24.10.1982 München. Krankengymnastik 35:392-398

Vojta V (1984 a) The basic elements of treatment according to Vojta. In: Scrutton D (ed) Clinics in develop. Medicine 90. Management of motor disorders of children with cerebral palsy. Blackwell, Oxford, pp 75-85

Vojta V (1984 b) Theorie der Ersatzmuster bei infantiler Zerebralparese. (Inaugurationsvortrag am Catholic Medical Center, Seoul, Süd Korea, 2.11.1984)

Vojta V (1985) Lokomotorische Prognose der CP-Kinder bei Behandlung mit Reflex-Lokomotionssystemen. (Vortrag, Jahreskongreß des Zentralverbandes der Krankengymnastik, Mainz, Mai 1985)
Vojta V (1986) Is there any therapy for cerebral palsy children? Results of the reflex locomotion therapy in 328 children with cerebral palsy. (Vortrag am 4.11.1986 Korean Academy of Rehabilitation Medicine, Seoul, Süd Korea) J. of Korean Acad. of Rehab. Med., Vol 10, No 2, December 1986, pp. 87-95
Vojta V (1987) Zur Prognose der spätbehandelten cerebralparetischen Kinder. Z Kinderarzt 18:1161-1172
Vojta V ([5]1988, [1]1974, [2]1976, [3]1981, [4]1984) Die zerebralen Bewegungsstörungen im Säuglingsalter: Frühdiagnose und Frühtherapie, 5. Aufl. Enke, Stuttgart, 6. Aufl. Hippokrates 2000
Vojta V (1989 a) Die posturale Ontogenese als Basis der Entwicklungsdiagnostik. Z Kinderarzt 5:669-674
Vojta V (1989 b) The posturale activity and reactivity and its stages of ontogenetical maturation. In: Bottos M (ed) Neurological lesions in infancy. Liviana, Padova, pp 45-52
Vojta V (1994) Indikation der chirurgischen Intervention bei infantilen Zerebralparesen. (Vortrag, 6 th European Regional Conference of Rehabilitaion International, Budapest 4.-9. September 1994)
Vojta V, Bauer H (1983) Besteht eine Beeinflussung der Liquorzirkulation durch krankengymnastische Behandlung (Reflexlokomotion nach Vojta?) In: Voth D (Hrsg) Hydrocephalus im frühen Säuglingsalter. Enke, Stuttgart, S 366-370
Vojta V, Havel J (1987) Utilisation of the inborn global patterns in the early treatment of neuromotor lesions. In: Bottos M (ed) Neurological lesions in infancy. Liviana, Padova, pp 155-164
Vojta V, Véle F, Ackermannová B, Adamová V (1962) Elektromyographische Darstellung der Irradiation bei Spastizität im Laufe der Behandlung. (Vortrag, Neurologische Gesellschaft der ČSFR, Prag, April 1962)
Vojta V, Véle F, Ackermannová B (1967) EMG-evaluation of special treatment technique used in children with signs of spasticity in cerebral palsy. Abstract, 2nd Int Symp of Cerebral Palsy, Prague, August 14–18 1967, p 76
Vojta V, Bauer H, Schweizer E (1984 a) Posturale Ontogenese. In: Michaelis et al. (Hrsg) Entwicklungsneurologie. Kohlhammer, Stuttgart, S 25-29
Vojta V, Soerjanto R, van de Lint A, Bauer H (1984 b) Kinesiologic EMG-evaluation in cerebral palsy – reflexlocomotion according to Vojta. (Lecture, 7th Int Congress for EEG and Clinical Physiology, Prague, 27 April 1984)

# Sachverzeichnis

**I**



**K**

**T**



**U**



**V**



**W**

Druck: Saladruck, Berlin
Verarbeitung: H. Stürtz AG, Würzburg